司徒铃针灸传薪集

主 编 符文彬

人民卫生出版社
·北京·

图书在版编目（CIP）数据

司徒铃针灸传薪集 / 符文彬主编. — 北京：人民
卫生出版社，2022.8
　ISBN 978-7-117-33413-6

　Ⅰ.①司…　Ⅱ.①符…　Ⅲ.①针灸疗法 – 中医临床 –
经验 – 中国 – 现代　Ⅳ.①R246

中国版本图书馆 CIP 数据核字（2022）第 138913 号

人卫智网	www.ipmph.com	医学教育、学术、考试、健康， 购书智慧智能综合服务平台
人卫官网	www.pmph.com	人卫官方资讯发布平台

司徒铃针灸传薪集
Situ Ling Zhenjiu Chuanxinji

主　　编：符文彬
出版发行：人民卫生出版社（中继线 010-59780011）
地　　址：北京市朝阳区潘家园南里 19 号
邮　　编：100021
E - mail：pmph @ pmph.com
购书热线：010-59787592　010-59787584　010-65264830
印　　刷：保定市中画美凯印刷有限公司
经　　销：新华书店
开　　本：710×1000　1/16　印张：23
字　　数：338 千字
版　　次：2022 年 8 月第 1 版
印　　次：2022 年 9 月第 1 次印刷
标准书号：ISBN 978-7-117-33413-6
定　　价：79.00 元

打击盗版举报电话：010-59787491　E-mail：WQ @ pmph.com
质量问题联系电话：010-59787234　E-mail：zhiliang @ pmph.com
数字融合服务电话：4001118166　E-mail：zengzhi @ pmph.com

岭南司徒铃针灸流派传承工作室资助项目

主　　编　符文彬

副主编　张继福　王　聪　陈　裕

编　　委（按姓氏笔画排序）

马　瑞　王　聪　孔翊翌　司徒芳

司徒康　司徒杏嫦　李颖文　何江山

张继福　陈　裕　赵蒨琦　段　权

徐书君　符文彬　董嘉怡

符文彬，医学博士。主任医师、二级教授、博士生导师、博士后合作导师；中央和广东省保健会诊专家，广东省医学领军人才，广东省名中医，国家重点针灸专科学科带头人，广州中医药大学针灸推拿学科学术带头人，广东省中医院大针灸科主任，广东省针灸学会会长，岭南针灸推拿联盟主席，中国针灸学会常务理事及睡眠健康管理专业委员会主任委员。国家自然科学基金项目评审专家，深圳市"医疗卫生三名工程"团队负责人。广东省非物质文化遗产项目"岭南传统天灸疗法"代表性传承人。已培养研究生、弟子300余人。从事针灸医教研工作35年，提出"整合针灸学"与"一针二灸三巩固"的针灸阶梯临床治疗模式。在国内外学术刊物发表论文280余篇；主编、副主编教材8部，专著13部。主持国家"十一五""十二五"科技支撑计划、国家自然科学基金项目及各级别项目42项。曾获得国家科学技术进步奖二等奖1项，省部级及学会科技进步奖多项，拥有国家发明实用新型专利2项；获"全国百名杰出青年中医""南粤优秀教师"等荣誉称号。

前言

　　司徒铃教授是全国著名针灸专家，是岭南针灸医学的奠基人和杰出代表。他从事医、教、研工作 62 年，先后任职于广东中医院（现广东省中医院）和广州中医学院（现广州中医药大学），是针灸教育界的一代宗师、针灸临床大师。其医术精湛，医德高尚，一生活人无数，声名海内外。广东省针灸学科在国内外享有较高知名度，是与司徒铃教授及其他针灸界前辈的努力分不开的。我们对司徒老毕生为发展针灸事业勤勤恳恳、鞠躬尽瘁的精神，深表敬意。

　　2019 年 10 月，习近平总书记对中医药工作作出重要指示，强调要遵循中医药发展规律，传承精华，守正创新，加快推进中医药现代化、产业化。同年 10 月 20 日，《中共中央 国务院关于促进中医药传承创新发展的意见》颁布实施。在促进中医药传承与开放创新发展中指出：挖掘和传承中医药宝库中的精华精髓，加快推进活态传承，完善学术传承制度，加强名老中医学术经验、老药工传统技艺传承，实现数字化、影像化记录。为了传承创新发展中医药的目标任务，传承大师精髓，进一步整理司徒铃教授的学术思想和临床经验，特编撰出版《司徒铃针灸传薪集》。

　　我们深信，该书的出版对针灸学科的临床指导将起到积极的作用，必将为传承和发展针灸事业起到推动作用。由于司徒铃教授留下的针灸遗产非常丰富，离全面客观地呈现他的临床经验和反映他的学术思想尚存在一定距离，不足之处，恳请同道指正。

　　本书的编撰出版得到广州中医药大学老师的关心，感谢司徒芳、司徒康、司徒杏嫦等司徒家族给我们的帮助，感谢人民卫生出版社的支持。

符文彬

2021 年 6 月于羊城

目录

第六章　司徒铃针灸补遗

│第一卷│广东开平国医学社讲义

│第二卷│中华医学会广州分会针灸治疗学习班讲义

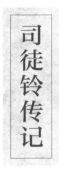

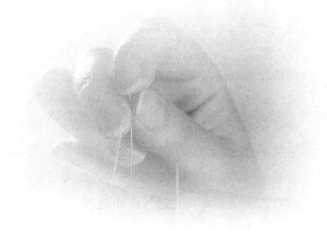

司徒铃，1914年7月11日出生于广州，祖籍广东省开平县（现开平市）赤坎镇上股乡书楼村。其先祖父、父亲均是小商人。1921—1925年在广州市第34初级小学读书，1925—1928年在市立第55高小学校读书，毕业后因父亲的商店歇业，经济困难，没有条件升中学，司徒老只好在家自修半年。1929—1931年在广州市粤雅国文补习学校读书，司徒老一边读书，一边想找工作，但因年幼无果。适逢当时其父亲患有水肿病，久治不愈，其间由于随其家父四处求医，目睹中医针灸治疗的神奇，司徒老渐渐对中医针灸学有所兴趣，立志学医，为劳苦大众服务。尽管家境贫寒且未读过初中，但是司徒老经过努力，凭借着从伯父那求来的几块银元报名参加考试，于1931年9月考上了广东中医药专科学校，学制五年。由于家境困难，司徒老勤奋刻苦，博览经典，成绩优秀，连续五年均排在全校第一，获得免收学费奖励。1936年8月毕业后，司徒老留在广东中医院（广东省中医院前身）任住院医师，当时其另有诊所开业，因其医术超群，活人无数，颇受病者欢迎。

司徒老是岭南针灸的奠基人，而他的哥哥司徒传是中国革命摄影的奠基人，艺名沙飞。沙飞第一次个人摄影展览于1936年12月3日至5日在广州长堤基督教青年会举行。摄影展后，《公评报》记者张天风报道："沙飞摄影艺术超群、誉满羊城。他是司徒铃医生的亲长兄。司徒铃是广东中医药专科学校优秀毕业生，在广东中医院做住院医师，医术高明、活人甚众，歌声载道，是社会上享有名望的医生，最难得的是，兄弟二人皆为社会上的知名人物，真可谓跻鬯联芳矣。"

1937年8月因日寇侵华，广州沦陷，医院被占，司徒老被迫带家人回开平赤坎做开业医生，全家依靠其诊所业务收入维持生活。1939年和张素平结婚，育有七个儿女。在家乡开诊所共8年，1942年3～7月期间，司徒老用业余时间帮其堂兄司徒慧在广东省地政局开平第二区临时办事处抄资料。抗战胜利后，1946年司徒老迁回广州复业。1947年5月代表开平县中医师公会参加广东省中医师公会召开成立大会，并被推选为该会理事。他的胞弟司徒彤1947年参加中国共产党，1948年底至1949年底在广州东北郊人民游击队工作，搞武装斗争，部队生活和医药有困难，司徒老为他们捐钱和捐药，游击队队员患疾也常常到其诊所或医院寻求诊治。1948—1949年，司徒老参加了广东中西医研究社主办的医学进修班，全班共二十多人，集体交费请老师上课，白天上班，每晚7～10点上课。同学中张景述、何信泉、梁士、杨流仙、杜明昭、杜蔚文、梁乃津、邓铁涛、黄耀燊、罗次梅、胡济生等均为国内外著名的中医专家。因为临床疗效好，患者多，有时患者煎药或携带不方便，他们共同研究中药剂型改革，以便在中医药行业推广应用，服务社会。于是他们共同集资开设广州星群中药提炼厂，为现广州星群制药厂的前身，并在各自诊所和广东中医院推广炼制中药。1951年6月，司徒老又与陈钜昌等七名中医师共同集资开设百龄中药店，并附设中医联合诊所，由司徒老和陈钜昌负责，大家轮值诊病，使用提炼中药。

1948年9月至1950年3月期间，司徒老在广东中医院做住院医师，兼任医务主任工作和广东中医药专科学校针灸教学工作。1952年5月在广州市中医进修班结业后，司徒老响应政府关于推广应用针灸疗法的号召，6月成立针灸推广中心，负责在广州和全省推广针灸工作。1952年12月，司徒老前往汉口参加由全国针灸名家执教的中南针灸师资训练班并全脱产学习半年。通过此次学习，司徒老不仅提高了针灸学的知识水平，还吸取现代科学知识，为继承和发扬祖国针灸医术打下坚实基础。由于他树立了济世救人、全心全意为人民服务的信念，把有限的精力放在广东中医院针灸事业上，司徒老结业后结束私人诊所，把所有时间均用于广东中医药专科学校针灸教学研究工作和广东中医院针灸临床研究工作。原先半天诊所半天医院的工作模式，1953年6月后司徒老转为全职在医院和专科学校工作。由于工作积极，司徒老被评为华南直属机关1954年第一届优良工作者，以及1956年和1958年的先进工作者。

20世纪60年代中期，司徒老响应毛主席"把医疗卫生工作的重点放到农村去"的号召，组织针灸医疗队奔赴本省各地农村开展巡回医疗工作。据资料统计，他带领的医疗组在1966年5月至6月期间，在梅县为贫下中农诊治患者共计18 237人次，治疗病种多达26种，除痛症、瘫痪、子宫脱垂外，还涉及胆道蛔虫和胆结石引起的胆绞痛、阑尾炎、毒蛇咬伤、晕厥、癫痫发作、流感、流行性结膜炎等急性病、传染病。因疗效显著，深受当地老百姓欢迎。

1970年7月，广东省卫生厅根据周恩来总理的指示成立"广东省针麻协作小组"，临床组组长由广东省人民医院麻醉科陈志明主任担任，理论组组长是陈培熹教授，成员有司徒铃、张尚礼、谭树嘉、李福金、陈志衡、陈再智等。

1952—1962年司徒老历任广东省中医院针灸科主任，1956—1984年历任广州中医学院针灸教研室主任，1981年被聘为中华人民共和国卫生部医学科学委员会针灸针麻专题委员，1986年被国务院学位委员会批准为广州中医学院针灸医学和临床医学博士研究生导师，担任国家中医药管理局重大中医药科技成果1986年度评审委员。司徒老曾任广东省第四、五届政协委员，广东省针灸学会主任委员，中华全国中医学会（现中华中医药学会）广东分会顾问，中国针灸学会理事，中国针灸专家讲师团讲师，中国针灸国际水平考试委员会、加拿大中医药针灸学会、阿根廷针灸学会、香港针灸学会顾问等职，并多次应邀前往日本、泰国、印度尼西亚等地讲学与交流医疗经验，声名海内外。

司徒铃教授医术精湛，是广州中医学院针灸学的奠基人，在针灸治疗中风、各种痛症方面疗效显著。1980年他应邀前往泰国抢救中风危重患者，获得一致好评。由于他在教学、医疗和科研中成绩卓著，1978年被广东省人民政府授予"广东省名老中医"称号；1986年被广东省人民政府授予"教书育人，桃李芬芳"称号。为表彰司徒铃教授对我国高等教育事业做出的突出贡献，中华人民共和国国务院决定从1990年7月起给予政府特殊津贴并颁发证书。

司徒铃教授1958年创制了教学和临床使用的"电光针灸模型"，获卫生部银质奖章和奖状；1960年对艾灸进行改革，创制外涂艾绒流浸膏进行电热艾灸方法；1978年创制了针挑疗法仪；1981年主持录制的"针灸补泻手法"电视录像片，解决了古典针法难学难懂的难题，获卫生部医学教育电化教学电视片奖。他发表学术论文30多篇，代表作有"针灸手法补泻的临床应用""背俞穴特异性的临床运用""子午流注取穴法治疗417例痛证疗效观察""循经取穴针灸处方原则""经络、脏腑辨证在针灸治疗上的运用"等。他是高等医药院校针灸学专业教材《针法灸法学》副主编，《针灸学辞典》编审委员会委员，曾编著《现代针灸资料选集》（第二集）。

《羊城晚报》港澳、海外版增刊第二十期（1987年春）刊登"针灸大师——司徒铃"：提起广州中医学院针灸学博士研究生导师司徒铃教授的针灸妙术，可谓久负盛名。1980年7月，在泰国经商的一位88岁高龄的华侨谢先生，突然中风晕厥，在当地著名医院抢救1个月，还一直昏迷不醒。谢先生的子女通过国内亲友，请司徒老前往诊治。8月28日司徒老携一名助手到泰国后，按照"回阳救逆，扶元固脱"的原则，运用循经远近配穴的方法进行治疗。经治疗1个月，谢先生便清醒过来，并渐康复。1年后，他特派夫人回国，向司徒老致谢。

司徒老用针灸治疗腹痛、胃脘痛、痛经、肾绞痛、咽喉痛、牙痛、腰腿痛等急痛症，更有"针到痛失"之效。从1983年6月开始，他利用晚间休息时间，每周五晚上带领研究生到附属医院急诊室参加急救工作，半年多的时间里治疗一系列急诊常见痛症患者约417例。患者不需打针服药，只用针刺艾灸，效果显著，总有效率达93%以上。

一位中年患者，甘某，一天下午上腹部剧痛持续四个半小时，伴有恶心、呕吐；当晚七点半左右，他被六位工友从三元里某工厂抬来急诊时，大汗淋漓，面色铁青，四肢厥冷，神志不清。司徒老诊断为感受寒邪、因气机不通所致的胃脘痛，认为可用"针引阳气，扶正祛邪"方法治疗，使患者阳气宣通，寒邪除，痛即止。于是，他活用传统子午流注辨证逢时开穴法，选取穴与病相宜的"束骨"和"冲阳"（胃经之原穴）行针治疗。当天壬戌时在患者足背开"束骨"穴，并取返本还原开胃经的原穴"冲阳"。约 10 分钟后，患者腹痛开始减轻。再经泻法行针 20 分钟，腹痛便完全消失。经检查腹部无压痛，脉搏也转平缓。患者可下地行走，抬患者前来就诊的六位工友见状，感慨地对医生说："要不是亲眼看见，我们根本不相信针灸治病能如此神速见效！"

广州中医学院一位老师为了验证司徒老的针效，采用一种心电脉象仪，在司徒老针灸治疗患者的同时进行观察，一共观察了 12 例。结果发现，针刺后，脉象仪描记出来的患者脉象图有显著改善。司徒老手中银针的神效，经现代科学验证，更加令人信服！

第一章

司徒铃针灸
基础知识诠释

第一节
关于十二经病候的诠释

　　《灵枢·经脉》："凡刺之理，经脉为始……经脉者，所以能决死生，处百病，调虚实，不可不通。"司徒老认为经脉篇所阐述的经脉循行及各经所主治症候的"是动病"与"所生病"，对指导针灸临床的辨证施治起着重要作用。对于"是动病"与"所生病"的含义，秦汉迄今诸家争论纷纭。有赞同《难经·二十二难》中关于"气为是动""血为所生"，"先为是动""后为所生"之说；有认为"是动者，病因于外，所生者，病因于内"；也有认为"是动为本经之病，所生是旁及他经之病"；更有的认为，所生病为是动病的补充，等等。于此，司徒老指出：经文中"是动则病……"是指此经受到病理因素的干扰，致使经气的变动而产生的一系列症候。此中不仅表现有经脉所过部位的病变，还有因经气变动波及其所属的脏腑所产生的病症；至于"所生病"，则是因经脉脏腑的阴阳虚实偏胜而产生的一系列病症。对此两者的取穴原则，司徒老认为：若属于"是动病"，多选取本经的五输穴，以调整气机的逆顺；若属"所生病"则除选取本经的腧穴外，还需结合相应的配穴法进行组穴。例如配合俞募配穴法、子母经取穴法及表里经配穴法等。

　　"是动病"与"所生病"病因病机不同，以手太阴肺经为例，"是动则病肺胀满，膨膨而喘咳……此为臂厥。是主肺所生病者，咳，上气喘渴……"从经文中可见，肺经"是动病"与"所生病"均有"肺喘咳"一症。然而两者实为病因不同，前者一般指外邪干扰，致肺经经气厥逆，波及肺脏，肺气壅阻不利而发生"膨膨而喘咳"，临床上取本经五输穴，平调其厥逆之气，往往应针而愈。而"所生病"的"咳，上气喘渴"乃指脏腑本身寒热虚实偏胜所产生，临床上若偏于热，则如《素问·刺热篇》所载"肺热病者……刺手太阴阳明，出血如大豆，立已"；若偏于寒，则如《行针指要赋》指出的"或针嗽，肺俞风门需用灸";若偏于虚,则需结合补脾胃以培土生金,才能取得满意的疗效。

至于经脉所过部位的病变,也须区分属"是动病"症,还是"所生病"症。如手太阳小肠经:"是动则病嗌痛颔肿,不可以顾,肩似拔,臑似折。是主液所生病者……颈颔肩臑肘臂外后廉痛。"从经文来看,小肠经的"是动病"与"所生病"均有"肩臑痛"一症。但两者的病因显然是不同的,"是动病"的肩臑痛,是因邪气居于小肠经,使小肠经气猝然阻滞不通而产生"不可以顾,肩似拔,臑似折",临床上似属风袭经络的新感病,如落枕一症,治疗可取本经腧穴后溪。而"所生病"之肩臑痛,是指与"液"有关的肩部疾患,如慢性肩凝风,在治疗上除了选择本经腧穴外,还需结合肩周局部穴位,如肩三针等。并且在治法上,若属络脉瘀阻的经络痼痹者,则可采用"锋针",即用三棱针挑刺,往往能取得较满意的疗效;如属风寒湿邪所致的寒痹证,可根据《灵枢·寿夭刚柔》所云,而采取"刺寒痹纳热法"或温针灸法等。

另外,在经脉所联系器官的病变上,亦当分辨属"是动病"症,还是"所生病"症。例如"耳聋"一症,三焦经"是动则病,耳聋浑浑焞焞",小肠经中"……是主液所生病者,耳聋目黄……"同属"耳聋",前者仅因三焦经经气阻塞而致,可取三焦经外关以通调本经经气便可取效。而后者的耳聋,属于与液有关的病候,则似属非化脓性中耳炎及化脓性中耳炎之类病症,可采用本经听宫结合耳周穴位治疗。

十二经主治病候中有六个"厥证",司徒老总结发现:在出现六个厥证的经脉中,除肾经外,其余均是经气由躯体走向四肢的经脉,如心经、肺经出现"臂厥",胃经出现"骭厥",胆经出现"阳厥",膀胱经出现"踝厥",肾经出现"骨厥"。正常的情况下,心、肺经经气由胸(脏)走手,足三阳经经脉是由头颈经胸腹走向下肢。一旦经气变动,厥逆之气便由肢体逆向上冲。此时不但引起沿经部位的病变,还会同时波及经脉所连属的脏腑及所属器官的病变,如肺经逆气从手臂上冲,阻遏肺气,肺气失于肃降而出现"肺胀满,膨膨而喘咳",心经逆气自手臂上冲,阻遏心经出现心痛、"咽干"。胃经厥逆之气由胫外足跗上冲于头,可出现"颜黑"及神明受扰的一系列症状,如"欲上高而歌，弃衣而走"。膀胱经循行起于目内眦，上巅入络脑。因此，当厥逆之气上冲便发生"冲额交巅"，"冲头痛、目似脱"及循经所过的项背腰尻腘腨脚皆痛。胆经经脉循行于人身之侧，厥逆之气上冲表现为胆气不舒，口苦、善太息，并见经脉所过胸胁部痛等。至于肾经的"骨厥"，与前述的五个"厥证"不尽相同，其非指"厥气"由骨而逆出，这里仅表示一种属阴、属寒、属里之厥证。依肾经的循行，其支脉联系多个脏腑，"属肾络膀胱""从肾上贯肝膈，入肺中……从肺出络心，注胸中"。因此，当经气厥逆时，可波及其经脉所过的多个脏器，而出现心、肝、肺、肾的症状，故称为"骨厥"。

手三阳经及足太阴、足厥阴经，其经脉是从肢体走向躯干，因此，某一经脉经气变动，虽不会产生一种由肢体逆冲而上的"厥证"，但可能会造成经气郁遏的一系列症状，如脾经"连舌本、散舌下"，因而当经气受阻遏可出现"舌本强，食则呕，胃脘痛，腹胀善噫"等症。又如肝经"过阴器，抵小腹……布胁肋"，当经气郁遏不通会出现胁部胀痛而连及腰，以致腰痛不可以俯仰，或卒疝暴痛，少腹肿等。手三阳经的经脉均在头部交接于足三阳的同名经，当经气变动，经气不能交通于足三阳，从而郁遏于头部器官，手阳明经气阻滞而见齿痛、颈肿，手少阳经气阻滞则见"耳聋浑浑焞焞"，手太阳则为"嗌痛颔肿"。

十二经"所生病"中，凡属五脏的阴经，都是主治本经所连属的内脏所产生的疾病。如心经"是主心所生病"，肺经"是主肺所生病"，肝经"是主肝所生病"，以此类推。显然，这句话本身包含很多内容，如包括了脏器本身及其所联系的器官的病症。如心主神明，心主血脉，心开窍于舌，因而心经主治神志疾患，心血管病变，舌疮，吐舌等症。又如肝藏血，肝开窍于目，肝主筋，因而肝经可主治肝失疏泄及藏血功能失调，出现呕血，视物不清，筋脉拘急或月经过多、过少等疾患，因此这部分只要熟悉藏象学说内容，则不难理解。

十二经脉中，属六腑的阳经，则根据六腑本身的功能、性质以及经脉所循行部位经常发生的病变，而归纳出各经的"所生病"。例如，足阳明胃经，因脾胃为生化之源，胃经是多气多血之经，故本经"主血所生病"，胃经从头走足，故对全身性的血热、血毒、血盛或气血亏虚所产生的病，可对症选用胃经经穴治疗。手阳明大肠经，因大肠属燥金，燥易伤津耗液，大肠经从手走头，循行于口颊、咽喉部，因此常出现津液伤耗的口干、鼻衄、喉痹等症，故谓本经是"主津所生病"。手太阳小肠经，因小肠属火，火盛易灼液为患，小肠经循行过颊、眼、耳周，这些部位亦经常发生液的病变，中耳炎、流行性腮腺炎及分泌物增多的眼疾，故谓小肠"主液所生病"。"三焦"司人体的气化，为原气之别使，又是水谷精微化生和水液代谢的通路，故三焦经"主气所生病"。至于足少阳胆经"主骨所生病"，这里是指诸骨关节疾患，因胆经从头走足，经脉循行绕过多个骨关节，如全身游走性关节痛，临床上多取胆经腧穴，如风市等治疗。至于足太阳膀胱经"主筋所生病"，这里的筋可理解为筋肉，膀胱经从头走足，沿途所经颈、背、腰、臀、小腿都有丰厚的肌肉，当其发生病变时，会产生全身筋肉酸痛，故谓之"主筋所生病"。另外要提及的是，手三阳经所主病中，亦包括一些腑症，如大肠"病泄泻"亦为津液之疾，三焦的"不得小便、窘急"之症亦属三焦气化失职范畴，临床上若出现这些腑症时，则根据《灵枢·邪气脏腑病形》不取本经经穴，而取相应的下合穴治疗，举例如下（表1-1）：

表1-1 六腑之病和治法

六腑	病候	取穴	刺法
足阳明胃	面热，两跗之上脉竖陷者，或腹胀，胃脘痛，上支两胁，膈咽不通，饮食不下	足三里	必中其穴
手阳明大肠	鱼络血者，与胃同候，泄泻，当脐腹痛，不能久立	上巨虚	必中其穴
手太阳小肠	小腹痛，腰脊控睾而痛时窘急，当耳前热，独肩上热，多及小指之间	下巨虚、气海	必中其穴
手少阳三焦	腹气满，小腹尤坚，不得小便，窘急，溢则水，留即为胀，候在足太阳之外大络，大络在太阳少阳之间，亦见于脉	委阳	必中其穴
足太阳膀胱	小腹遍肿而痛，以手按之，即欲小便而不得，肩上热，若脉陷，及足小指外廉及胫踝后皆热	委中	必中其穴
足少阳胆	善太息，口苦，呕宿汁，心中澹澹，恐人将捕之，嗜睡，在足少阳之本末，亦观其脉之陷下者灸之	阳陵泉	必中其穴

除上述病症外，尚有各经脉所过部位的病变，其中包括经脉的"有余"与"不足"两个方面，有余则肿痛，不足则经脉失于濡养而不用。此外，反应在脉象上的"有余"与"不足"同样亦是我们判断的依据。临床上，肢体的痛症，皮肤及筋肉病症，往往根据其病变部位来判断属何经之疾而选择何经的穴位治疗。即根据"经脉所过，主治所及"的理论而灵活运用循经取穴的法则。我们举心脏相关疾病为例（表 1-2）：

表 1-2　心脏的病变和治法

心脉	症状	取穴或治法	刺法
微急风寒伤脉	心痛引背，食不下	大陵、鸠尾、内关、膻中透鸠尾	深刺而久留针，得阳气至以胜寒
脉缓有热	狂笑，伏梁在心下	中冲(井)	浅刺速出针
脉大多气少血	喉吤，心痛引背，有泪出	大陵(输)	微泻其气无使出血，疾按其痛以和心脉
脉小血气皆少	善噎，气虚呃逆，阴阳之气亏损	调以甘药，调和营卫	勿取以针
脉滑阳气减	善渴	劳宫(荥)	疾发针浅以内之
脉涩多血少气	瘖	间使(经)	必中其脉，随其逆顺而久留之，以和其脉

以上是司徒老对十二经脉主治症候的诠释。

第二节
十四经与脏腑辨证诠释

　　针灸治病，是以中医基本理论——脏腑、经络、阴阳、五行为指导的。古人认为"治病不明脏腑经络，开口动手便错"，故临床上须运用四诊八纲进行分析，找出疾病的关键，辨别疾病的性质，确定病变属于哪一经脉、哪一脏腑，辨明它是属于寒、热、虚、实的哪一类型，以作出诊断。然后结合经络腧穴的功能，进行临床取穴，并决定宜针宜灸、当补当泻的处方进行治疗。

　　《灵枢·经脉》指出：盛则泻之，虚则补之，热则疾之，寒则留之，陷下则灸之，宛陈则除之。这就说明临床上应根据不同证候表现，加以具体分析，施用补虚泻实的不同方法来治疗，如对于热证、实证、络脉瘀阻者，宜用疾刺放血法，以泄除邪热；对于虚证、寒证、经气下陷者，宜用补法、灸法以温阳提气。现将八纲辨证与针灸施治的基本方法制图如下（图1-1）：

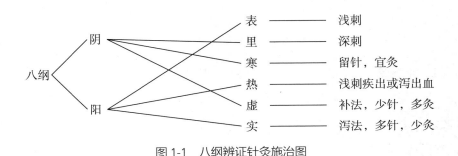

图 1-1　八纲辨证针灸施治图

　　在十四经脉中，每条经脉都有其一定的循行部位，并内连脏腑、外络肢节。各经都有其所属的固定腧穴以主治各脏腑经络所属的病候。现根据司徒老对针灸的临床实践，对十四经与脏腑常见病症的辨证做如下阐述：

一、手太阴肺经

诠译　肺属胸中，外应胸膺，主一身之气而司呼吸，是体内外进行气体交换及输布水谷精微的重要器官，以保证人体正常的循环与代谢功能。

肺的附属器官有气管、咽喉、鼻道等，统称"肺系"，为肺气出入的道路。如"肺系"有热，则可出现鼻渊、鼻血、失音、咽喉肿痛等病症。当病邪犯肺时，常以两条途径侵入：一从皮毛而入，症见恶寒发热，汗出咳嗽等，此因卫气虚弱，皮毛不固所致；二从口鼻而入，症见头痛鼻塞，咳嗽声嘶等症。故有"肺主皮毛"及"肺开窍于鼻"之称。

肺与大肠相表里，当肺经受邪可移热于大肠，如肺热喘咳一症常合并腹胀、泄泻等。肺的呼吸活动还与脾肾有密切关系，因脾为生痰之源，肺乃贮痰之器，肺能司呼吸，全赖后天脾土之濡养；因肾主纳气，故人体的呼吸活动虽然在肺，而气的根源在于肾，如肾气虚衰，不能纳气，就会出现气短气促、胸满咳嗽等症。

肺的病理表现主要是肺气的宣降失常，临床上主要表现为呼吸系统疾患。常见的有：咳嗽、咯血、胸闷、胸痛、哮喘等。肺经的病变可因邪热上冲而见咽喉肿痛或循经脉所过的臑臂内前廉疼痛等。

<hr>

辨证举要

1. **外感咳嗽**　因肺经受邪，邪束肌表，使肺气不宣所致。治宜宣肺解表，针刺用泻法，取肺经的络穴列缺，选配与肺相表里经的原穴合谷，以宣肺镇咳。并取大椎（督脉与手、足三阳经之交会穴）用以宣阳解表。当表邪已解，肺气宣降复常，咳嗽自可消除。

2. **小儿肺热喘咳**　因实邪上受，首先犯肺，肺失肃降，发为喘咳所致。治宜泄热宣肺，止咳平喘。《灵枢·顺气一日分为四时》指出："病在脏者，取之井。"取肺经的井穴少商，并取表里经的井穴商阳，以宣肺泄热；配合谷以退热，使肺气肃降，喘平咳止。

3. **寒证哮喘** 因素体阳虚，痰饮内停，遇寒则触发哮喘，治宜温肺散寒，除痰平喘。针刺丰隆健脾豁痰，刺肺经太渊以宣降肺气，灸肺俞、膻中、天突可温肺散寒平喘。若肾气不足，加灸肾俞、气海以固肾纳气。

4. **虚劳咳嗽** 因脾虚不能养肺，肺气不足，久咳不愈，治宜健脾养肺，理气除痰，以少针多灸为主。灸肺俞及膏肓以温养肺气，针灸足三里以健运脾胃，强壮后天生化之源，使水谷精气上归于肺，肺气充盈，气行津布，则痰除咳止，此属标本合治，培土生金的治法。

二、手阳明大肠经

诠译 大肠为传导的器官，职司传导糟粕，即承受小肠消化吸收后传送下来的废料，再吸收其水分，排出其糟粕。

大肠病证主要是传导功能的失常。常见的有：肠鸣泄泻、便秘、肠痈、痢疾等。若大肠受寒则腹中切痛，肠鸣濯濯，甚则泄泻；若因气滞血瘀，邪热蕴结大肠则可形成肠痈；若饮食不洁，使污浊物质下注大肠，可致下痢赤白。鉴于手三阳下合于足三阳，故古人有"手三阳无腑证"之称。所以手三阳腑证皆取下合穴，如大肠腑证取其下合穴上巨虚治疗。

由于大肠经"是主津所生病者"，如大肠燥气偏盛，灼伤津液，可见便秘，如因阳明火盛，循经上冲，则见齿痛，口干，鼻衄，颈肿，咽喉肿痛等；如属外邪痹阻经络，可致经脉循行部位酸痛。大肠经脉病变临床上取本经腧穴治疗。

辨证举要

1. **肠痈** 多因肠中蕴毒积热、气血壅阻而成。治宜清肠泄热镇痛，针刺宜用泻法。依据"合治内腑"的法则，取大肠下合穴上巨虚为主，配大肠之募穴天枢，以泄肠中之壅热，行气镇痛。如腹痛较甚者，可加刺足三里，伴有身热者，宜加刺曲池以退热。

2. **齿痛** 可因阳明火盛，热邪随经脉上冲所致。治宜泄热镇痛为主。泻手阳明大肠经之原穴合谷，以清火泄热镇痛，热痛较甚者，上牙痛配下关，下牙痛配颊车，并发齿龈红肿，恶寒身热者，加刺风池，有疏风清火的作用。

三、足阳明胃经

诠译 胃为水谷之海，其生理功能主要是受纳和消化食物，由脾再加以运化，以维持人体生命活动，故脾胃称为"后天之本"。人体五脏六腑，筋骨肌肉等皆禀气于胃，以供给养料，才能维持各组织器官旺盛的功能活动，故胃又称为"五脏六腑之海"。

胃腑的病变，由于腐熟水谷失职，升降功能失调，常见于消化道的疾病。如食呆、脘痛、腹胀、呕吐、呃逆、嗳酸等。临床上可分为胃寒、胃火、胃虚、食滞、胃气上逆、气郁（如肝胃不合）等类型。若阳明燥气偏盛，大便秘结，出现"胃家实"之证，"悍气上冲头"，扰乱神明，呈高热谵语，视物模糊，精神恍惚，甚至发为狂躁症等神志病变。此属实热亡阴之证，治宜急下存阴。

由于胃经"是主血所生病者"，手、足阳明又为多气多血之经，气有余便是火，故阳明经病变，多出现火气偏盛，血热、血毒等表现。若胃火循经上冲，可致鼻衄、齿痛、颈肿、口渴、唇疹、咽喉肿痛等；若火邪循经下注经络，则可致膝髌肿痛等热痹证。人体四肢的功能活动，皆禀胃的水谷之气，若胃病则"筋骨肌肉无气以生"，致宗筋弛缓，四肢不用而成痿证。临床上治疗痿证也多选用阳明经腧穴，故古人有"治痿独取阳明"的经验总结。

辨证举要

---

1. **胃脘痛** 若因肝气犯胃，气机阻塞，而出现胃脘胀痛，攻痛连胁，治宜理气和胃镇痛，依据"合治内腑"，"合主逆气而泄"的理论，取胃经的合穴足三里，配胃之募穴中脘，用泻法刺之，使胃腑之逆气顺降，以消除胃脘胀痛。同时刺心包经之络穴内关（络通三焦，三焦是"主气所生病者"），以行气疏肝，宽筋缓痛。

2. **膝髌肿痛** 多因阳明火邪下行，流注经络而成。治宜清泄阳明，消肿止痛，故取足阳明经的荥穴内庭，以疏泄邪热，取足三里以调阳明经经气，配局部穴位（如梁丘等）以消肿止痛，如有身热则可配曲池治疗。

3. **痿证**　由于湿热蕴蒸阳明，阳明受病，则宗筋弛缓，不能束筋骨而利关节，引起四肢筋肉弛缓无力，失去运动功能，而成痿证。治宜疏调阳明经气血，恢复阳明主润宗筋和恢复宗筋束筋骨而利关节的功能，也就是主运动的功能。依据"治痿独取阳明"之法，取阳明经穴为主。上肢：肩髃、曲池、合谷；下肢：髀关、伏兔、足三里、解溪；可交替使用。初发病时用泻法刺之，可促使其热清湿化，待热退后，宜用补法针灸，可通过阳明为之行气于三阳和阳明主润宗筋之作用，以促进其运动功能的恢复，达到治痿之目的。

4. **丹毒**　多为血分有热，郁于肌肤而出现皮肤发生红肿热痛，状如云片，边界分明，常发于面部或下肢阳明经所分布的区域部位。初起恶寒发热，每伴有烦渴、便秘等症。治宜疏散阳明风热、凉血解毒。取足阳明经的荥穴内庭，配相表里经的血海，以清泄阳明经之血热，泻火、解毒。取手阳明经之原穴合谷和合穴曲池，以疏散阳明风热，并取阿是穴用三棱针散刺出血，以泄阳明经中郁遏之瘀热。同时应注意密切观察病情，防其出现壮热，神昏谵语，时有痉厥等邪毒内攻的恶化病变。

四、足太阴脾经

诠译　脾属中州，职司运化，外应于腹，为人体气血生化之源，其生理功能是：运化水谷精气，以营养各脏腑器官；并配合肺、肾、膀胱、三焦运化水湿，以维持水液代谢的平衡；脾还统摄血液，以制血妄行，使其循经输运，故其作用实际上包括了消化系统和血液系统的部分功能。

由于脾主运化，如运化水谷精微功能失常，则见不思饮食，食后腹胀、呕吐，日久致肌肉消瘦、四肢无力；如脾不运化水湿，则水湿停留，出现全身浮肿，身重体倦，脘腹胀闷，大便溏泄，面色萎黄等；脾气主升而胃气主降，若中气不足，气虚下陷，则见短气懒言，久泻脱肛，或引起胃下垂、子宫下垂等症；人体血液循行有赖脾的统摄，若脾虚不能摄血，则可致血不循经，溢于脉外，临床便可出现崩漏、月经过多、便血、皮下出血等症。

1. 脾虚泄泻 多因脾阳不振，脾气虚弱，运化失职所致。治宜温运脾阳，补气健脾，理肠止泻。取足三里、中脘、脾俞予以艾灸。针刺需用补法，以奏温运脾阳、调补脾胃之效；取大肠之募穴天枢，配止泻穴以调理肠道气机，起止泻的作用。

2. 月经过多、血崩 因脾不统血、冲任失摄所致。治宜扶脾摄血、调补冲任之气。用艾灸脾经之井穴隐白，以扶脾补气摄血，起制血止崩的作用，配关元可调补冲任之气，加强固摄之疗效。

五、手少阴心经

诠译 心主血脉，又主藏神，外应"虚里"（左乳下心尖搏动处），在五脏六腑中居于首要地位，是人体生命活动的中心。其生理功能是维持血脉的循环不息，以及人的神志和思维活动。它包括了心血管系统及中枢神经系统的部分功能。

心的病变表现在血脉运行方面，若因心气虚弱，阳气不能充分鼓动血脉运行，可致心悸肢冷，脉微细无力，甚至脉结代等。严重者出现心气衰竭，可见肢冷汗出，面色苍白，口唇青紫；若因心血不足，则血脉不能充盈，可致头晕心悸、面色苍白、口舌淡白；若因心血瘀阻，血流不畅则可致胸痛、心绞痛、肩背痛等；又心主神明，为精神之所舍，故心的病变常出现神志症状，如心烦心悸、失眠健忘、惊恐发狂等。

古人认为"诸邪之在心者，皆在心之包络"，故凡外邪犯心，多由心包代其受邪，如温病出现高热谵语、妄动昏迷，属痰火蒙蔽心包之证，称为"邪入心包"，可取心包经治疗，而心经腧穴则主要用于治疗神志及血脉的病变。

1. 心悸 因心气虚弱、心失所养，而见惊悸不安，头昏气短、面色无华等。治宜补血益气、宁心安神。针心经之通里以宁心神，灸心俞以调补心气。配用足三里，以健运脾胃，增强消化吸收功能，对补益气血，恢复身体健康，有一定的促进作用。

2. **失眠** 因心阴亏虚，肾水不足，心肾经气相交失去平衡所致。治宜养心血，滋肾水而交心肾。取心经的输穴神门，配肾经的输穴太溪，用以养心阴、滋肾水，使水火既济，心肾相交，阴阳协调而心神得以安宁。若因思虑伤脾，脾虚血少，无以养心而致失眠者，则可取脾经的三阴交以调补脾气，配心经神门以安心神。

3. **舌疮** 口舌生疮一般由于心火上炎所致。临床上常伴有小便短赤、灼热刺痛的证候。治宜清泄心火与小肠之热。取小肠经的输穴后溪，透刺心经的荥穴少府，以泄心与小肠二经之邪热；兼取心包络的荥穴劳宫，以泄本经的火邪，而使心经不受侵扰。此外，临床上亦有独取后溪透少府、劳宫，一针三穴而取效的。

六、手太阳小肠经

诠译 小肠为受盛的器官，上接胃而下连大肠，职司分别清浊。它是承受从胃传送下来的食物，继续进行消化，吸收其精华以营养全身，并吸收其中水分，经肾而入膀胱，化为小便，其余糟粕传送至大肠。故古人认为"大肠司大便，小肠司小便"。

小肠经"是主液所生病者"，其病变主要是分别清浊功能失职，致使水谷不分，清浊混淆而出现大小便失调。由于小肠与心相表里，若心移热于小肠，或小肠实热可致舌赤、口腔糜烂、小便短赤、尿血、尿道刺痛等；若小肠虚寒，则肠中水液不能泌渗于外，可致大便泄泻、小便不利、小腹疼痛等。

小肠经脉病变，多循经脉所过部位疼痛，如耳聋、颈项强痛、肩胛部疼痛等。

辨证举要

1. **寒湿泄泻** 因肠胃消化、吸收和分别清浊功能的失常，寒湿停聚、水液泌渗失职所致。治宜温中散寒、利湿止泻。取六腑之会穴中脘施灸，以温中散寒、增强运化吸收功能；针灸小肠之下合穴下巨虚，小肠之募穴关元，以促进小肠分别清浊的功能，使水液泌渗于外，以达到通利小便而止泄泻之目的。

2. **落枕**　因风寒邪气侵袭经络，使经气阻滞，不通则痛，故沿手太阳经所过的部位，出现一侧颈项牵强疼痛，转动不灵，"不可以顾"之症。治宜疏通经络、祛风散寒。先用皮肤针，点刺项背部手足太阳经穴的皮部，以促进局部血行，疏通经气而散寒邪，则"通则不痛"。在针刺时，嘱患者转动颈项，以提高疗效。

七、足太阳膀胱经

诠译　膀胱经为主藏津液之腑，职司小便。尿液生成于肾，储藏于膀胱，经过气化的作用而排出体外。

膀胱的病变主要在于开闭的失职，如膀胱虚寒，则约束无力而致遗尿、多尿，若膀胱湿热，则小便不畅，淋沥、癃闭等。

由于膀胱经"是主筋所生病者"，其经脉循行"上额交巅"，"入络脑"，"挟脊抵腰中"，"过髀枢"，"以下贯腨内"。故其经脉病变，常因风寒湿邪痹阻经络而出现筋肉挛急、痹痛；并循经脉所过之处如头、颈、背、腰、小腿部出现疼痛。

《灵枢·根结》指出："太阳为开，阳明为合，少阳为枢，故开折则肉节渎而暴病起矣，故暴病者取之太阳。"临床上若由于外邪侵袭太阳而引起的急重症，如重感冒等，常取膀胱经腧穴治疗。

辨证举要

1. **膀胱湿热**　因湿热注留于膀胱，使气机失于宣化所致。症见尿频、尿急、尿痛、腰痛等。治宜清泄膀胱湿热、利尿镇痛。取膀胱之募穴中极以清泄膀胱的湿热，配脾经之三阴交、阴陵泉以通利小便。

2. **重感冒**　本病由于外邪侵袭太阳经而致。其起病多急暴，症见畏寒、高热，剧烈头痛、腰痛及全身酸痛，结膜充血，咽喉疼痛，脉浮紧等。治宜疏泄足太阳经之表邪，可取足太阳经之合穴委中，井穴至阴，以泄太阳之邪热，取督脉之大椎，配阳维脉之交会穴风池，以宣阳解表，并取手阳明经之原穴合谷、合穴曲池以行气于三阳，使之热退。

八、足少阴肾经

诠译 肾藏精而主水，外应于腰，又为一身元气之根，命火之源，是生命活动的根本，故称为"先天之本"。肾藏精包括由后天水谷生成的五脏六腑的精气，这种精气保证人体各种功能活动之精力充沛；另一种是禀受先天父母而来的精气，关系到人的生长、发育与繁殖，是生殖系统的主要器官。由于肾属水脏，职司水液的气化而排泄，代表了泌尿系统的部分功能。

肾脏有肾阴、肾阳，亦即元阴、元阳，一水一火，一阴一阳，以保持水火相济，阴阳平衡。若肾阴不足，则虚火上炎，常见心烦失眠，咽干喉痛，耳鸣耳聋，遗精，便秘等；若肾阳不足以致命门火衰，则四肢厥冷，腰痛背冷，滑精，阳痿，五更泄泻等，由于阳虚不能化水，则水液聚留，溢于肌肤，发为水肿。

肾为元气之根，若肾气虚衰则饥不欲食，精神萎靡，肾虚不纳气，可出现呼吸短促、喝喝而喘，坐而欲起等；肾主骨髓，脑为髓之海，若精气亏损，则髓海不足，可致脑转耳鸣，腰酸，痿软无力等。

由于肾藏精而主水，本经腧穴常用于治疗泌尿生殖系统的疾病，又因足少阴肾经通过膀胱经之经别而上走颠顶，故临床上治疗头顶痛常选用足少阴肾经井穴涌泉治疗。

辨证举要

1. **阳虚水肿** 此病因肾阳不足，气化失职以致膀胱不利，小便不通，泛为水肿。治宜温阳、行气、利水。灸脾俞、肾俞以温脾肾之阳，灸三焦俞、气海以行气利水，针刺足三里与三阴交能疏调脾胃之气，使水液的输流健运不息。

2. **遗尿** 因肾气不足，下元不固，致膀胱约束失司所致。治宜温补肾气，固摄下元。针肾经之原穴太溪或三阴交以通调经气，灸肾俞、关元以温补肾气，固摄下元，则使肾气充盈，膀胱约束有权。

3. **阴虚牙痛** 因肾阴不足，虚火上炎而隐隐作痛。治宜补肾阴，降虚火。先取合谷穴以通调经络，刺肾经之原穴太溪，以补肾阴，降虚火而镇痛。因为"肾主骨，齿为骨之余"，故临床上阴虚牙痛多用肾经腧穴治疗。

九、手厥阴心包经

诠译 心包络是心的外膜，附有络脉，是通行气血的径路。其生理功能与心基本一致，主管人体的血脉循行和神志思维活动，它为心的外卫，代心行令，当病邪入心，多由心包代其受邪。

由于心包"是主脉所生病者"，故其病理变化主要表现在血脉和神志两个方面。血脉的病变，其症状见心悸、心中憺憺大动、心烦、心痛，甚至发展为衄血、吐血等血液妄行之症；神志的病变，可由热病邪入心包出现烦躁、谵语、昏迷，或由痰火上扰心包出现狂妄、喜笑不休等症。

辨证举要

1. **心痛、心悸** 多因心阳不通，血脉痹阻，而致心动过速，心前区痛、心烦、心悸、失眠等。治宜通络活血、镇痛宁心。由于络穴功能活血通络，故取心包经之络穴内关以宽胸通痹。根据"五脏有疾，当取之十二原"之说，取心包经的原穴大陵以宁心安神，郄穴有镇痛作用，取郄门治心痛，其他如心俞、厥阴俞可配合使用。

2. **暑厥** 属中暑重症，因暑热内陷心包，症见高热，昏迷不省人事。治宜清暑泄热，开闭醒神。依据"夏取诸腧孙络肌肉皮肤之上"的方法，取心包经之曲泽穴，刺浮络出血，或刺中冲穴出血，泄心包经之热以醒神。并依据"太阳为开，暴病取之太阳（指太阳经）"，取足太阳经委中穴，刺浮络出血，用以开泄暑热；神昏是病在脏的一个主要症状，根据"病在脏者，取之井"的治法，刺十二井或十二宣以泄热开闭醒神，这也是"凉开法"在临床上的应用。

十、手少阳三焦经

诠译 三焦为六腑之一，位于体腔之中，是脏腑外围的一种组织，它的经脉与心包经相为表里。其生理作用比较广泛，与各内脏都有密切联系，但其主要功能是主一身的气化，《黄帝内经》指出上焦如"雾"，中焦如"沤"，下焦如"渎"，故它能主管输送水分、津液及排泄废料，是人体生理功能活动的一个组成部分。

由于三焦"是主气所生病者"，其病理变化主要是气化功能失调，水道决渎失职。临床上常见三焦腑证有腹胀、尿闭、肌肤肿胀；三焦经证有"耳聋浑浑焞焞"，以及沿经脉所过的肩、臑、肘、臂痛等症。

辨证举要

1. **暴聋** 多因外感风邪，郁而化热，以致少阳经气闭阻，壅遏耳窍所致。治宜宣通少阳经气，疏风宣窍。由于手足少阳两经的经脉循行都是从耳后入耳中，出走耳前的，故取手少阳三焦经耳区的翳风、耳门及络穴外关，以疏通少阳经气的闭阻；取足少阳经耳区的听会，以通窍聪听，风池善于疏风散热，常配合应用。

2. **尿闭** 小便出自气化，决渎在于三焦，气化失职则不能通调水道，下输膀胱而尿闭。治宜行气、泄湿热、利小便。依据"三焦者，决渎之官，水道出焉"的理论，取三焦经的井穴关冲，能通调三焦之气；根据"合治内腑"的道理，配三焦之下合穴委阳；取膀胱之募穴中极，配三阴交、阴陵泉以利膀胱，通小便。

十一、足少阳胆经

诠译 胆附于肝，内藏胆汁，与肝共主疏泄，助脾胃消化、吸收与排泄；因胆主决断，其性刚强，若胆气不足，则出现胆怯、易惊、善恐等症，说明胆的生理功能与消化系统及神志思维活动有关。

肝为风木之脏，内寄相火，而肝胆相为表里，故胆的病变多受肝的影响，出现阳亢火旺的证候，如头痛、目眩、耳聋、口苦、胁痛不能转侧等症。

胆"是主骨所生病者"，其经脉循行从头走足，行身旁，如因风寒湿邪客于经络，痹阻不通，则可见循经脉所过的部位病变，出现偏头痛、耳鸣、耳聋、颈项强痛，以及胸胁、肋、髀、膝外至胫、外踝前及诸节皆痛。

辨证举要

1. **胆绞痛**　因湿热闭结，胆失疏泄所致。症见上腹及右胁部胀痛，甚则剧痛如绞，并常伴有发热、呕吐等症。治宜泄热、利胆、镇痛，依据"合治内腑"的原则，取胆经的合穴阳陵泉，以利胆泄热，配肝经的原穴太冲，以疏泄肝气，背俞常用于治疗脏腑新发病痛之症，故取胆俞治疗。如伴有发热者可加刺曲池以退热。

2. **风湿关节痛**　因风寒湿邪，痹阻经络，使气血运行不畅而引发髋、膝、踝、肘等部位呈游走性关节痛（古称"行痹""风痹"）。治宜通调经络，祛风胜湿。按照"治风先治血"的原则，取曲池以祛风活血，又依据足少阳经"是主骨所生病者"的理论，故取足少阳胆经的环跳或风市，并取手少阳经的络穴外关（此属同名经相配取穴法），以加强疏调少阳经脉之气血，达到祛除风寒湿邪的作用。

十二、足厥阴肝经

论译　肝是人体的重要器官，主藏血，外应两胁，管理人身血液的贮藏与调节。若肝血不足，可致血不养筋而出现手足挛急，屈伸不利；肝受血而能视，如果肝血不足，则可出现雀盲，视物不清等眼疾；由于肝主疏泄，能升发透泄人体的气机，使全身气机舒畅，肝胆还能协助脾胃的运化，对人体的消化吸收与排泄有重要影响。

因肝为风木之脏，内寄相火，性喜条达。故其病理变化多见肝风内动，肝火上炎，肝气郁结，肝阳上亢等症。表现出阴虚阳亢、本虚标实的证候。故有"体阴而用阳"之称。

由于足厥阴经脉"与督脉会于巅"，又"循股阴入毛中，过阴器，抵小腹……布胁肋"，故其经脉病变时，常见眩晕、头顶痛、胁痛、小腹痛、疝气、痛经、崩漏等。

辨证举要

1. **雀盲症** 因肝血不足，目失所养而致。治宜养肝活血明目。《黄帝内经》指出："肝受血而能视。"故取肝俞以养肝明目，取血之会穴膈俞以活血，配胆经的瞳子髎，以理肝胆之气；又因肝脉连于目系，通至睛明，故取眼区睛明穴，具有明目的作用。

2. **头顶痛** 因肝阳偏亢，水不涵木所致。治宜平肝潜阳，育阴降火以镇痛。依据肝脉"与督脉会于巅"的关系，取肝经之原穴太冲，用于平肝。涌泉是足少阴肾经的井穴，刺之可滋水涵木，并通过足少阳之经别，以通达颠顶及脑部，起潜阳镇痛的作用（此为上病下取之法）。故涌泉是治疗发作性头顶痛的有效要穴。配足太阳经之合穴委中，用以降上逆之经气；如兼见有面赤者可加刺合谷，以清泄头面部的火邪，有增强降火潜阳和镇痛的作用。

3. **中风闭证** 因肝阳妄动，风邪直中脏腑所致。治宜平肝潜阳，和血息风以醒神，取肝经之原穴太冲以平肝潜阳，制止肝阳妄动。依据"治风先治血"，"足阳明经是主血所生病者"，"合主逆气而泄"的原则，可取手阳明经的合穴曲池，足阳明经的合穴足三里，泻之以降其厥逆的经气，和血息风。临床表明，针刺曲池、足三里具有降压作用。若昏迷不醒者，可并用凉开法，速刺十宣出血，以泄热开闭，针人中以开窍醒神。

4. **胁痛** 本病因肝气郁结所致。症见胁部胀痛，胸闷不舒。治宜疏肝、行气、通络。取肝俞及肝的募穴期门以疏肝通络；配手少阳三焦经的经穴支沟以行气，足少阳胆经的合穴阳陵泉以疏降肝胆经郁逆之气。如肝气横逆，犯胃克脾，出现胸闷不舒，气逆干呕，纳呆，隐痛等症，则可按上述穴位，加刺肝经之行间，以疏泄肝气而消除两胁中痛。根据"知肝之为病，当先实脾"的治则，取足三里以实其脾胃之气，抵御肝气的侮土犯胃。

十三、督脉

诠译 《素问·骨空论》指出："督脉者，起于少腹以下骨中央……上额交巅上，入络脑，还出别下项。"由于督脉行于脊里，统率诸阳经，又上下络属于肾，联络一身之阳气，维系人身之元气，对人的生命活动有重要作用。本经病变时一般有虚实两种表现：如出现高热惊厥、角弓反张，为"督脉为病，脊强反折"，多属实证；如出现头重、头晕、耳鸣、视物不清，多属虚证。《灵枢·经脉》指出："督脉……实则脊强，虚则头重。"由于督脉统率诸阳经，故亡阳证出现大汗不止、四肢厥冷、面色苍白、血压下降、脉细微欲绝，阳气虚脱之证，也归属督脉病变。

辨证举要

1. **小儿急惊风** 因督脉受邪，邪盛而实，高热不退，风火交炽，出现四肢抽搐、角弓反张（脊强反折），治宜泄热通络，息风解痉，取督脉络穴长强，以通络解痉，人中、十宣以泄热开窍，合谷以退热，太冲为肝经的原穴，能息风止抽搐，取肾经井穴涌泉，有醒神作用，并能改善排尿功能，使邪从尿解。

2. **血虚头晕** 因清阳之气不升，血液不能营养脑部，故时常出现头晕、头重、耳鸣，甚或起立时易于晕倒。《灵枢·海论》说："髓海不足，则脑转耳鸣，胫酸眩冒，目无所见，懈怠安卧。"治宜升阳益气，灸督脉百会，配血会膈俞，以温升阳气，养血活血，改善脑部的血液供养，兼取足三里，增强脾胃生化功能，使机体强壮，头晕则愈。

3. **亡阳证** 因阳气虚脱，出现大汗不止，面色苍白，四肢厥冷，脉微细欲绝，血压下降等证，治宜回阳救逆，扶元固脱。根据"督脉生病治督脉，治在骨上，甚者在脐下营"的方法，取督脉的百会、人中，并灸脐下的神阙、关元、气海等穴，用以回阳固脱，涌泉、足三里二穴，也可随证选取治疗。

十四、任脉

【诠译】 任脉起于胞宫，循腹上行，内连脏腑，统率诸阴经脉。《素问·骨空论》指出："任脉为病，男子内结七疝，女子带下瘕聚。"故本经常用于治疗生殖、泌尿系统等疾病。临床上多见寒热两种表现，如男子"寒疝"，症见阴囊觉冷，睾丸拘急，引少腹而痛；女子"瘕疝"，症见少腹瘕聚攻痛，均为任脉与足厥阴经脉气血凝滞所致；"湿热疝"症见阴囊肿热，睾丸胀痛，或伴有恶寒发热，为湿热下注任脉和厥阴之分所致。又如带下症当中，新病带下黏腻色黄，并有秽臭，或带色兼红，多属湿热，而久病带下清稀色白，气腥不臭，多属寒湿。

辨证举要

1. **寒疝** 因寒邪凝滞于任脉与足厥阴经而成，治宜温通任脉，散寒化结，取任脉的关元、气海以温经散寒，配三阴交，使任脉的气机通调，灸大敦以温通足厥阴之经络，并具有散寒化结的作用。

2. **湿热带下** 因湿热下注，任脉、带脉受邪所致。治宜通调任脉、清热化湿。取气海穴以通调任脉之气，取脾经的阴陵泉、三阴交以清利湿热，由于带脉穴能固摄带脉，故临床上常配合使用。

十五、分经、分类总结经络腧穴的主治特点

运用针灸治疗疾病的关键是必须熟悉腧穴的主治范围，由于周身的腧穴很多，加以每个腧穴的主治又非常烦琐和复杂。因此，它在针灸学习中最难入门。司徒老从历代主要文献中提炼了一种分经、分类总结的方法，他主张用这种方法来掌握腧穴的主治规律。这样既系统又易于记忆。

归纳的方法是先将每一经各个腧穴的主治作用加以总结，然后再结合每经的主治重点，按照手足三阴三阳的排列进行分类、对比，再总结。这样不但掌握了每一经的主治要点，并且能系统地掌握手足三阴三阳，阴经与阳经的主治

相同点与不同点，同时对手足三阴三阳主治某部疾病的主要和次要之处，也可以通过对比得到一个明确的认识。

（一）手三阴经

手太阴经主治喉、胸、肺。

手厥阴经主治胸、心、胃、神志病。

手少阴经主治胸、心、神志病。

三经主治对比：肺以手太阴经为主，心与神志病以手少阴经为主，心、胃病以手厥阴经为主。

三经主治总结：手三阴主治胸，包括胸部内脏疾病，心与心包二经主治神志方面疾病。

（二）手三阳经

手太阳经主治头、项、眼、耳、鼻、喉、脑病、发热病。

手少阳经主治头、耳、目、喉、胸胁、发热病。

手阳明经主治头、面、眼、耳、鼻、喉、发热病。

三经对比：头、面、颈、喉以手阳明经为主（正面），头两侧及耳部以手少阳经为主（侧面），目及头、项以手太阳经为主（背面）。

三经主治总结：手三阳经主治头面五官、颈、项、发热病。

（三）足三阳经

足太阳经主治目、鼻、头、项、腰、背、后阴、脑病、发热病。

足少阳经主治头、目、耳、鼻、喉、胸胁、发热病。

足阳明经主治头、面、鼻、齿、喉，以及脑病、肠胃病、发热病。

三经主治对比：足太阳经以治背面疾患为主，足少阳经以治侧面疾患为主，足阳明经以治正面疾患为主。

三经主治总结：足三阳经主治部位，从上而下，包括人体全部；主治头面五官疾患，以足部腧穴为主；主治身躯脏腑、脑病、发热病的腧穴，大都在膝以下。

（四）足三阴经

足太阴经以胃肠疾患为主，其次是生育、小溲疾患，并治舌本强（生育、小溲相当于生殖泌尿，以下同）。

足厥阴经以生育疾患为主，其次是小溲与肠部疾患，并主胸胁、目疾。

足少阴经以生育、小溲、肠部疾患为主，并主治喉部与肺部疾患。

三经主治对比：足厥阴经主生育、小溲疾患为主，足太阴经以胃肠疾患为主。足少阴经主治生育、小溲，不及足厥阴；主治胃肠，不及足太阴，但足少阴既主治生殖、小溲，又主治肠部疾患以及咽喉部疾患。

三经主治总结：足三阴治腹，包括腹部内脏疾患，重点以治少腹及其内脏疾患为主。

（五）任督二脉

任督二脉，四肢无穴，穴皆在头身，故除了某些腧穴具有全身性的作用以外，局部病皆宜取局部腧穴为主。

以上手足三阴三阳各经的重点，是指四肢方面的腧穴主治，头与躯干方面的腧穴没有包括在内，因为头与躯干方面的腧穴，除任督二脉的某些腧穴以外，绝大部分都是局部穴主治局部病，以及局部穴主治邻近器官病变等，因此对于这些穴位，只要掌握经和穴的位置，基本上就可以了解它的重点所在了。

掌握腧穴主治功能可以分为两个方面：第一，腧穴在四肢，则以经脉循行通路作为主治的指导原则；第二，腧穴在头身，则以腧穴所在部位及其邻近组织作为主治的指导原则。

根据以上原则，在四肢由于上下前后的位置不同，而有主治上的差异，在头身由于腧穴分布区域不同，主治范围的大小亦有显著差异。懂得这种规律以后，再熟悉某些腧穴特点，对烦琐的腧穴主治，便可全面理解了。

十二经脉主治特点见表 1-3。

表 1-3 十二经脉主治特点

十二经脉		起始穴	终止穴	分布于四肢部	分布于头部或躯干	所属脏腑	所络脏腑	肘膝以下穴治病	主治重点
手三阴经	手太阴肺经	中府	少商	手内侧前线	胸部第三侧线	属肺	络大肠	喉、胸、肺	肺
	手少阴心经	极泉	少冲	手内侧后线	腋下	属心	络小肠	胸、心、神志病	心、神志病
	手厥阴心包经	天池	中冲	手内侧正中线	腋下乳头中线外侧	属心包络	络三焦	胸、心、胃、神志病	心、胃
手三阳经	手阳明大肠经	商阳	迎香	手外侧前线	头部口鼻区	属大肠	络肺	头、面、目、耳、鼻、喉、发热病	头、面、颈、喉（正面）
	手太阳小肠经	少泽	听宫	手外侧后线	头部耳颊区	属小肠	络心	头、项、脑、目、鼻、喉、发热病	目及头顶部（背面）
	手少阳三焦经	关冲	丝竹空	手外侧正中线	头部耳区	属三焦	络心包	头、目、喉、胸胁、发热病	头两侧、耳部（侧面）
足三阳经	足阳明胃经	承泣	厉兑	足外侧前线	胸腹部第二侧线	属胃	络脾	头、面、鼻、齿、喉、脑、胃病、发热病	头部及人体正面疾患、胃肠病
	足太阳膀胱经	睛明	至阴	足外侧后线	背部第一侧线、第二侧线、头部第一侧线	属膀胱	络肾	眼、鼻、头、项、腰、背、后阴、发热病	头部及人体背面疾患
	足少阳胆经	瞳子髎	足窍阴	足外侧正中线	躯干第二侧线、头部第二侧线耳颞部	属胆	络肝	头、目、耳、鼻、喉、胸胁、发热病	头部及人体侧面疾患
足三阴经	足太阴脾经	隐白	大包	足内侧小腿上段前线、下段中线	胸腹部第三侧线	属脾	络胃	胃肠疾患、生殖、泌尿疾患	胃肠疾患
	足少阴肾经	涌泉	俞府	足内侧后线	胸腹部第一侧线	属肾	络膀胱	生殖、泌尿、肠部疾患、喉部及肺部疾患	生殖、泌尿疾患、咽喉部疾患
	足厥阴肝经	大敦	期门	足内侧小腿上段中线、下段前线	躯干胁侧线	属肝	络胆	生殖、泌尿疾患、胸胁、目疾	生殖、泌尿疾患

第三节
针灸治疗原则的诠释

一、针灸施治原则

我国传统的针灸治疗方法，常规是选取一定数量的具有相应主治作用的腧穴，通过针刺或艾灸来完成。针灸临床是以辨证施治为原则。首先必须明确诊断，辨别其病位，是属哪一经的病，或是属哪一脏腑的病，是在表还是在里，区分其属性——寒、热、虚、实等；在明确辨证的基础上，确立治则。结合"盛则泻之，虚则补之，热则疾之，寒则留之，陷下则灸之，宛陈则除之"的针灸施治原则，以确定治疗时是用针，还是用灸，当用补法，还是用泻法。并结合腧穴的特异性能，正确选取有相应主治作用的穴位，共同组成针灸治疗的处方，然后进行治疗，通过对穴位进行有效的刺激量，发挥经络的作用来调整已失去平衡的脏腑、气血功能，使其恢复常态而达到治病之目的。

现把八纲辨证与针灸疗法的应用，简列为表 1-4：

表 1-4　八纲辨证与针灸疗法的应用

八纲	阳	表	浅刺
		热	浅刺疾出或泻出血
		实	泻法,多针少灸
	阴	里	深刺
		寒	留针,宜灸
		虚	补法,少针多灸

二、循经选穴原则

古代医务工作者，在针灸医疗实践中，通过归纳主治作用基本相同的腧穴，整理成为每一条经脉分布着一定数目专属的腧穴，并观察到针灸各经腧穴，能治疗相应经脉循行所通过的部位及脏腑的疾病，因而认识到各经腧穴是人体经络脏腑之气输注于体表的部位，哪一经有病，就可以选取相应的经穴治疗。

循经取穴是在脏腑经络理论指导下进行的。包括循本经取穴、循他经取穴、循多经取穴等。

（一）循本经取穴

《灵枢·经脉》中，叙述了十二经脉每一条经脉的体表循行路径和体内属络脏腑之后，便指出本经循行所通过的脏腑肢节患病时所出现的"是动病"和"所生病"病症。同时指出在脉证合参的辨证基础上，运用"盛则泻之，虚则补之，热则疾之，寒则留之，陷下则灸之，不盛不虚，以经取之"的原则。凡本经及其所属脏腑在发病初期，机体未形成邪实正虚或阴阳偏盛的现象，而仅仅是本经经气发生厥逆者，可循本经取穴治疗。临床上哪一经病就应选取相应之经的经穴治疗，称为循本经取穴。

循本经取穴包括取近端穴和取远端穴，在患病脏器的远端循经取穴，是经络理论的一个特点。《灵枢·顺气一日分为四时》说："五脏有五变，五变有五输"（井荥输原经合）。又如《素问·缪刺论》说："邪客于足少阴之络，令人卒心痛暴胀，胸胁支满，无积者，刺然骨之前（然谷穴，荥穴）出血，如食顷而已，不已，左取右，右取左，病新发者，取五日已。"这就是循经远取本经的五输穴，以治疗本经病新发者的典型例证。

（二）循他经取穴

十二经脉之间并非孤立存在，而是由大大小小的脉络，及其他经脉的别络将其互相沟通，形成人体整个"网络系统"。当某一脏腑经脉发病时，极易累及他经他脏。因此，在临床上往往不限于使用本经穴位，而是常结合有关之经的穴位，称为循他经取穴。其方法有：①相表里经取穴。某经（脏）有病时，可根据病变的情况，依据络脉沟通相表里经关系，从而选取相表里经的穴位，以辅助本经更有力地发挥治疗作用。如风热之邪客手太阴肺经，可选用肺经的井穴为主，同时选取肺之相表里经大肠经的原穴为辅穴组成处方，用泻法刺之，可发挥宣肺泄热的作用，达到退热和消除咽喉痛的治疗效果。②要经取穴。依据《灵枢·终始》"刺诸痛者，其脉皆实。故曰：从腰以上者，手太阴阳明皆主之；从腰以下者，足太阴阳明皆主之"之意。因阳明为多气多血之经，临床治疗气血有余之痛证、实证，所以取阳明经穴或取其相表里的太阴经穴皆可以达到主治的作用。③子母经取穴。由于每一经脉都内属脏腑，而脏腑之间存在五行相生相克的关系，在疾病发展过程中，若出现阴阳偏盛或邪实正虚的现象时，宜考虑运用"虚则补其母，实则泻其子"的治则。例如治疗虚劳久咳肺气不足之证，取胃经足三里穴以配肺俞、孔最等，就是运用"虚则补其母"的子母经取穴。④俞募取穴。十二经脉各经均有所属脏腑的俞穴和募穴，背俞穴是脏腑经气所输注的穴位，募穴是经气所聚结的穴位。《难经·六十七难》说："阴病行阳，阳病行阴，故令募在阴，俞在阳。"由于阴阳经络、气相交贯、脏腑腹背、气相通应，所以阴病有时而行阳，阳病有时而行阴也。如《灵枢·五邪》指出："邪在肺，则病皮肤痛，寒热，上气喘，汗出，咳动肩背。取之膺中外腧（中府穴是肺之募穴），背三节五脏之傍（肺俞穴），以手疾按之，快然，乃刺之。"这就指出了在脏器近部取相应的背俞与募穴，以泄除邪气的方法，由于肺俞具有反映内脏疾病和治疗相应内脏疾病的主治作用，所以肺俞虽然不是肺经的经穴，但从治疗上需选取具有相应主治作用的穴位，也就是属于有关之经的循他经取穴的一种方法，也是属于患病脏器近部取穴的方法。

（三）循多经取穴

某种疾病，本身就是属于多经的疾病，如《素问·缪刺论》叙述："邪客于手足少阴太阴足阳明之络……令人身脉皆动，而形无知也。其状若尸，或曰尸厥。"并指出刺上述五经之井穴治之，立已。又如《素问·阴阳别论》叙述："三阳三阴发病，为偏枯痿易，四肢不举。"现在临床上治疗中风、半身不遂（属风中经络），取手足阳明经穴为主，辅以太阳、少阳经穴；治疗中脏腑之闭证，常取督脉经穴和十二井穴为主。这是一种常用的循多经取穴治疗的方法。

另外，随着疾病的进一步发展，所侵犯和累及的经脉越多，便可形成多经的病变。如《灵枢·四时气》叙述："小腹控睾，引腰脊，上冲心。邪在小肠者，连睾系，属于脊，贯肝肺，络心系。气盛则厥逆，上冲肠胃，熏肝，散于肓，结于脐，故取之肓原以散之，刺太阴以予之，取厥阴以下之，取巨虚下廉以去之，按其所过之经以调之。"这就是在疾病进展过程中累及多经病变，需运用循多经取穴，按其所过之经以调之的治疗方法。从而启发我们对一些病变侵犯部位较广者，宜考虑循多经取穴之法。本病是邪在小肠，书中取巨虚下廉（小肠之下合穴），是循经远道取穴，同时取肓之原气海穴，乃是脏器近部取穴。这样共同组成处方，就是临床常用的循经远近配穴的治疗方法。

三、循经配穴原则

临床取穴方法很多，但可以归纳为循经配穴和病位近部配穴两种。

循经配穴是以"经络所过，主治所及"的原则，在疾病部位所属经脉（本经）或有关的经脉（表里经、同名经等）上选取穴位治疗的选穴方法。尤其是以五输穴、原穴、络穴、郄穴较为常用。

病位近部配穴是根据穴位一般能治疗其所在部位病变的特点，而选取病位附近腧穴治疗的选穴方法。俞募穴尤为常用。

根据上面两种选穴方法，临床针灸处方的配伍通常有如下两种类型：

（一）循经远道配穴

循经远道配穴是选取本经肘膝关节以下（远道）的穴位为主穴，配伍有关经脉的远道穴为辅穴，共同组成治疗处方。例如外感风热所致发热、微咳、咽喉痛之症，选用少商为主穴，合谷为辅穴组成处方。少商是肺经的远道穴（井穴），合谷是大肠经（表里经）的远道穴（原穴），配之可用以宣肺泻热，有退热和缓解咽喉痛之作用。又如落枕之症，选用后溪为主穴，列缺为辅穴组成处方。后溪是手太阳经的远道穴（输穴），列缺是肺经的远道穴（络穴），配之可用以疏通枕项和肩胛区之经气，祛散风寒从体表而去。这些都是循经远道配穴治疗的方法。常用于各经的新感病、初发病、疼痛性疾患。

（二）循经远近配穴

循经远近配穴是选取病位近部有相应主治作用的穴位为主穴，配伍本经或有关之经的远道穴为辅穴，共同组成治疗处方。例如胃脘痛可选用中脘为主穴、足三里为辅穴组成处方，中脘是近病位的穴位，也是胃的募穴，足三里是胃经的远道穴（合穴）。又如眼部疾患可选用睛明为主穴、至阴为辅穴组成处方。睛明是病位近部的穴位，也是足太阳膀胱经的结部穴，至阴是病位的远道穴，也是膀胱经的根部穴，睛明和至阴存在着根结关系，也是循经远近配穴的一种方法。

一般来说，目前临床以循经远近配穴组成的治疗处方较为常用，脏腑病变局部选取相应的俞募穴又是较为有效的；对于新感初发病，采取循经远道配穴法也常常可以达到治疗目的。当然，处方的配伍也不必局限于这两种，可根据具体的病案进行灵活配方。

四、循经取穴针灸处方举要

针灸治疗处方：需辨证论治循经选穴，同时结合腧穴的特殊作用，选取具有相应主治作用的穴位，并对证采用相应的补泻及刺灸手法，共同组成针灸处方，若处方恰当，就能提高针灸疗效。现结合我们在针灸临床上对十四经常见病证的辨证施治做主要阐述。

由于手三阴经从胸（脏）走手的经脉循行起止，和腧穴的主治作用，所以手三阴经主要治疗胸部内脏（心、肺、心包）的疾病，可对症选取相应的经穴治疗。如临床上治疗中暑，取手厥阴心包经的井穴中冲为主；治疗小儿肺热喘咳，取手太阴、阳明经的井穴为主。

由于手三阳经都是从手走头，循经联系头部器官的，所以头部器官的疾病，就可以对症选取相应的经穴治疗。如治疗落枕，取手太阳经的腧穴后溪为主；治疗口眼歪斜，取手阳明经的原穴合谷，配器官近部的地仓穴为主；又依据"合治内腑"的理论，临床上治疗胃脘痛，取足阳明胃经之下合穴足三里，配脏器近部胃之募穴中脘为主。

由于足三阳经都是从头走足，循经联系躯干整体，因而周身性游走性的病证，就可以对症选取足三阳经相应的经穴治疗。如治疗"赤游丹"，取足阳明经之荥穴内庭、合穴足三里为主；治疗游走性多关节痛，取足少阳经之风市穴为主；治疗重感冒周身疼痛、腰背痛，取足太阳经之委中穴为主。

由于足三阴经都是从足走腹，循经联系腹部内脏的，所以腹部内脏（肝、脾、肾）的疾病，就可以对症选取相应的经穴治疗。如治疗肝气郁结胁痛，取足厥阴肝经之荥穴行间为主；治疗肾气不足遗尿，取足少阴肾经之原穴太溪为主，配脏器近部的肾俞穴；治疗久痢脾虚，取足太阴脾经之合穴阴陵泉为主。

由于督脉有统督诸阳经的作用，循行于背部正中线，循脊里，入属于脑，如治疗晕厥证，因短暂性的脑缺血、缺氧所引起的昏倒、不省人事者，可选取督脉的人中、印堂穴为主。

由于任脉有统任诸阴经的作用，行于腹部正中线，如治疗疝痛之证，可选取任脉的关元、气海穴为主。

我们通过临床实践，验证了十四经腧穴各具主治本经"所生病"的相对特异性能。以下为病案选介：

病案一 黄某，男，36岁，教师，初诊日期：1974年6月15日。

病史：患者在乘火车旅途中，出现头晕，头痛，思睡，胸闷，神志不清，面红，脉数。

辨证：先兆中暑。按通络泄热、开窍醒神的治则取穴：内关，中冲。

治疗经过：先用泻法针刺内关，针后患者自觉胸闷已减轻，因而不愿针刺中冲穴。观察5分钟后，患者仍思睡、神志不清，因而即用泻法刺中冲穴出血，经针刺两侧中冲穴后，患者立即清醒过来，约10分钟后，患者神志已恢复正常，谈笑自如，继续观察了 2 小时，精神活泼，已恢复健康。

按：本病因暑邪由血脉内传心包，出现胸闷，思睡，神志不清的现象，但病员未有高热邪盛的临床表现，尚属"不盛不虚"的证候。所以运用"以经取之"的方法，选取心包经的络穴内关。根据"心藏神"，"病在脏者，取之井"，"夏取诸腧孙络肌肉皮肤之上"（见《灵枢·本输》）。并取本经之井穴中冲，用泻法刺出血，以达通络泄热，开窍醒神之作用。从本病刺心包经的经穴能治心包受邪的病症，即可验证心包经经穴具有主治脉所生病的相对特异性能。从本病症见神志不清，但不在头部选取人中穴，而要在手指末梢取中冲穴获得显效，这就是循经远道取穴治疗的方法。也就是根据"经络所过，主治所及"的原则循经取穴的。从本病先刺内关没有显效，随后选取中冲获显著疗效，可显示穴位具有特异性能。

病案二　患者为外国人，男，41 岁，1974 年 2 月 28 日初诊。

病史：今晨睡醒起床时，忽然感觉颈部连左肩胛区牵强疼痛，活动受限，不能向右、向后转动四顾。检查：枕后下方左侧颈部有明显压痛区，舌苔薄白，脉弦实。

辨证：落枕（风袭太阳经络）。按祛风散寒，舒筋活络的治则取穴：后溪（左），列缺（右）。

治疗经过：运用"刺寒清者，如人不欲行"，"寒者留之"的刺法。针刺后溪穴和列缺穴。进针得气后，进行"得气，动而伸之"的泻法。通常是针下辨得有"紧而疾"的经气已至时，即行重刺激，疾速刺入一定深度后，便徐徐提针，边捻边退，依上述手法，适当进行若干次，继续观察，至针下辨得有"徐而和"的经气活动状态时，同时配合边针边转动颈部，约 15 分钟后，患者感觉颈项部已不痛，并已能向右、向后转动。脉象已经好转为平缓，达到气至而有效的表现，乃出针。出针后患者能立即把脖子向前后左右转动几次，给围观的外宾看。第二天这个外宾在出境途中，对我国翻译说，脖子至今一直没有再痛，确实治好了。

按：我们根据《灵枢·邪气脏腑病形》"荥输治外经"，这个循经远道取穴法，选取手太阳经的输穴后溪为主穴。并依据《针灸大全》"胸项如有痛，后溪并列缺"的循经远道配穴法，选取对头项痛有相应主治作用的列缺为辅穴。两穴共同发挥通畅经气、祛风散寒、舒筋活络的治疗作用，这种病属于风寒外侵经络而引发的新感病初期，疼痛性疾患，临床上就可用这个循经远道配穴针灸处方进行治疗。

病案三　仲某，男，16 岁，学生，1976 年 8 月 13 日初诊。

病史：患者 2 天前的晚间发现口角向右歪斜，漱口时右侧口角漏水，吃东西时食物藏于左侧颊内，左侧鼻唇沟变浅，额纹消失，左眼闭合不全，不能皱眉，左侧口角下垂，不能吹口哨，余未见异常。舌苔薄白，脉缓。

辨证：口眼歪斜（周围性面神经麻痹）。按温通经络，活血散寒的治则取穴：地仓（左），翳风（左），合谷（右），阳白（左），外地仓（地仓外开 2 寸）。

治疗经过：针刺地仓透颊车，中度刺激手法。用补法针刺合谷时，可有针感循经传导气至病所，然后用艾炷灸外地仓和阳白（无瘢痕灸），并让患者把艾条带回家悬灸患侧阳白、外地仓和下颈夹脊穴，注意不要烧伤皮肤。第一次复诊时症状已有好转，随后按原方针灸三次（隔天针一次），症状已完全消失，一个半月随访，没有复发。

按：本病多属阳明经络受寒引起，患侧口角下垂，鼻唇沟变浅，都是阳明经经气陷下的表现。据"陷下则灸之"的原则，应在病位近部的穴位施用艾灸，温通经络，活血散寒为主，临床上可指导患者掌握艾条灸的技术，做好配合治疗工作。临床观察这类病症，应针灸并施，早灸、多灸就能获得较好疗效。

病案四　陈某，女，45 岁，干部，1976 年 1 月 30 日初诊。

病史：患者有胃痛史，每于进食后不久出现上腹部隐痛。今晨早餐后约过半小时，患者突觉上腹部剧烈疼痛，疼痛一直持续了 8 小时，反复不已，经多种方法治疗未效，转来单用针灸治疗。症见：上腹部剧烈疼痛，面色苍白萎黄，腹软微胀，喜热怕冷，按压局部痛稍缓解，舌苔淡白，脉弦细迟。

辨证：脾胃虚寒胃脘痛。按温中散寒、理气和胃的治则取穴：脾俞、足三里、内关、中脘。

治疗经过：用泻法针刺足三里、内关、中脘后，胃脘痛暂时缓解，约20分钟后，疼痛复发，配刺耳穴交感，痛仍不止，究其病因，本病属于脾胃虚寒证，因而确立了艾灸为主，针灸并用的方法。即用艾炷灸脾俞、中脘，以及一侧足三里穴后，胃脘痛即减退，同时予一侧足三里留针1小时，上腹痛完全消失，脉象已转平缓，乃出针，继续观察了数小时，没有复发。

按：足三里是胃经合穴，"合治内腑"，所以足三里是治疗胃病的常用穴，中脘为胃之募穴，是近部取穴，内关为心包经络穴，络通三焦，三焦是主气所生病，故内关有理气宽中（中焦）缓痛的作用；三穴配伍是治疗胃脘痛有较好疗效的处方。对于实证胃脘痛，用泻法刺之每奏良效。但对虚寒型胃脘痛，若单用针刺，没有起到温中散寒缓痛的作用，所以疗效不佳，必须加艾灸才能获效。因此，体会到《灵枢·官能》"针所不为，灸之所宜"具有重要的现实意义。

五、小结

1. **循经取穴的基本方法** 包括循本经取穴、循他经取穴、循多经取穴等。循经取穴是在脏腑经络理论指导下，进行针灸治疗的重要环节，是提高针灸疗效的关键所在。

2. **针灸治疗处方原则** 是通过辨证分经进行循经取穴，结合腧穴的特殊作用，选配具有相应主治作用的腧穴，拟定针灸补泻的具体操作，以共同组成循经取穴针灸治疗的处方。

第四节
对针灸补泻手法临床应用与发展的诠释

补泻手法是针灸治疗的重要措施之一，同在一个腧穴上进行施治，由于手法的不同，所产生的作用也不同，关于这些手法，在古书中论述得很多。一般来说，强刺激相当于泻，弱刺激相当于补。在针刺过程中，正确运用补泻手法和掌握有效刺激量，对于提高针灸疗效可起到重要作用。

一、针灸补泻的临床应用

（一）针刺补法

针刺补法是一种轻刺激量的针刺法，在进针得气后，给以较弱的刺激（可根据患者对针刺的反应情况和耐受性而适当调节），即使用"得气推而纳之"，"徐入疾出"的手法，并可给以小角度的捻转或轻轻提插、轻轻刮针柄等柔和的刺激。这种手法有助于正气的恢复，使某种低下的功能恢复旺盛作用，使病变的脏腑器官功能得到改善和提高，因此普遍地应用在虚证的病案上。

（二）针刺泻法

针刺泻法是一种重刺激量的针刺法，在进针得气后，给以较强的刺激（可根据患者对针刺的反应情况和耐受性而适当调节），即使用"得气动而伸之……疾入徐出"的手法，并给以大幅度捻转或提插捣针等强烈的刺激。这种手法有利于祛除病邪，使某种亢进的功能恢复正常，具有泻实止痛之功效，因此，它普遍地应用在实证的病案上。

（三）平补平泻法

平补平泻法是一种中等刺激量的针刺法，在进针得气后，给以平缓的刺激，即使用"徐入徐出"的手法（导气手法），并可给以缓缓的提插或刮针柄等，这种手法具有调节有关脏腑器官功能，使之趋于相对的协调和平衡，临床上用于气机逆乱、功能失调、虚实不显著的病症。

（四）灸法的补泻

《灵枢·背腧》说："以火补者，毋吹其火，须自灭也；以火泻者，疾吹其火，传其艾，须其火灭也。"前者是较弱的刺激，后者是较强的刺激。《针灸大成》说："以火补者，毋吹其火，须待自灭，即按其穴；以火泻者，速吹其火，开其穴也。"二说意义相同。操作时采用艾炷灸法，点着艾炷后不吹其火，等待它慢慢自灭，再用手按其穴位，则真气可聚，这叫作补法；如点着艾炷后用口速吹其火，燃尽而不按穴位，则邪气可散，就叫作泻法。

（五）要掌握有效的刺激量

所谓有效的刺激量是指达到治病目的的刺激总量。在针灸时，我们要很好地掌握这个有效的刺激量。临床上判定针灸的疗效，不但要观察症状是否已改善，还要诊察其脉象是否亦已平缓，也就是说，要脉证合参。总的说来，有效刺激量的重要指标是临床症状的消失和病脉的消除。也正如《灵枢经》中所指出的那样："气至而有效，效之信，若风之吹云，明乎若见苍天"，"所谓气至而有效者，泻则益虚，虚者，脉大如其故而不坚也；坚如其故者，适虽言快，病未去也。补则益实，实者，脉大如其故而益坚也；夫如其故而不坚者，适虽言快，病未去也。故补则实，泻则虚，痛虽不随针，病必衰去"。

（六）病案

陈某，女，40岁，农民，1975年4月20日初诊。病史：患者上午乘汽车远行，晕车呕吐多次，继而出现晕倒，不知人事，微有汗出，肢冷，面色苍白，唇淡；脉沉细弱，证属晕厥。治则：温行气血，升阳醒脑。取穴：人中、内关、合谷。

治疗经过：经用补法针刺人中、内关二穴之后，未见苏醒，随即用艾炷如黄豆大，使用补法灸合谷一穴，灸完两壮之后，患者即迅速苏醒，并能自己坐起来。

按：晕厥症见有面色苍白、唇淡、脉沉等，已具有经气陷下的表现。当针人中、内关二穴，未见苏醒，显示没有效应的情况时，应立即运用"陷下则灸之"的方法，用艾灸合谷穴，以发挥温行气血，升阳醒脑的治疗作用。通过实践，使我们认识到，《灵枢·官能》指出的"针所不为，灸之所宜"，确是总结实践经验所得出来的要诀，并说明灸法可以补助针刺之不足。辨证使用灸法，对于提高针灸的疗效，是具有一定意义的。

二、补泻法的发展

传统的补泻手法包含许多具体内容，目前一些疗法如针挑疗法、水针疗法、电针疗法等，可以认为是补泻法的发展。现简述如下。

（一）针挑疗法

针挑疗法是用锋利钩状的粗针或三棱针样式的粗针，一般叫作针挑针，刺破表皮的某些部位（腧穴或阳性反应点），挑出皮下白色纤维样物，并施以适当的刺激手法而进行治病的一种方法；针挑疗法来源于古代的"半刺"，也是"九针"之中锋针疗法的发展。《灵枢·官针》所述锋针（即三棱针）常用于"病在经络痼痹者"，"病在五脏固居者"。具体地说，就是使用锋针针刺放血来治疗这些顽固性的实证疾病，其实质是一种针刺的泻法。这种方法近几年来更有所发展。针挑具有刺激强度大、维持时间长（针挑创口存在着组织再生过程，并且在较长的一段时间里，延续一定的刺激作用，相当于瘢痕灸的刺激度）的特点。对疏通经络、调畅气血的功能相当大，所以临床常用于实证、痹证、痛症等疾患。我们在既往 104 例的临床病例小结中，发现针挑治疗对肩周炎、神经血管性头痛、颈椎综合征、慢性喉炎等病的实证，有显著疗效。

（二）穴位注射疗法

穴位注射疗法是用药液注射到人体某些有相应主治作用的穴位，利用药液的药理作用和药液本身对穴位的刺激作用联合治病的一种方法。它是中西医结合的新疗法，根据药液药理性质的不同，可以产生不同的补泻作用。如使用北黄芪、当归、维生素 B 等具有补益作用的药液来进行穴位注射，可以认为是补法的发展。使用丹参、红花、七叶莲、黑老虎等具有泻实作用的药液来进行穴位注射，可以认为是泻法的发展。

（三）电针疗法

电针疗法是在针刺得气后，连接各种的电针机，使穴位得到一定规律的刺激，而进行治病的一种方法。随着所采用波形和"电量"的不同，它可起着不同的补泻作用。疏波是以兴奋为主（久之亦起抑制作用），给以适当的"电量"可以认为是补法的发展，密波是以抑制为主，宜用于痛症，并用于针刺麻醉，若适当增加"电量"可以认为是泻法的发展。

（四）病案

谭某，男，58 岁，工人，1976 年 5 月 1 日初诊。病史摘要：去年 10 月底在工作时因用力过猛而扭伤右肩部，此后疼痛不已，每于夜静时剧痛呻吟而不得眠，经服中西药及针灸治疗半年之久，仍未见好转而来诊。查右肩胛冈上处有明显压痛点（阿是穴），活动受限，右臂外展约 90° 则痛，不能上举摸及头部，舌质淡红，舌苔白带腻，脉弦。证属肩凝症（肩周炎）。治则：疏调气血，通络祛瘀。取穴：夹脊穴 2 点（颈 4～胸 2 找 2 个阳性点），肩胛区 3 点（压痛点亦属阳性点范围），肩三针（右），阿是，曲池（右）。治疗经过：在相应夹脊穴处和肩胛区共找 5 个阳性点，用较强的刺激手法将针挑针进行反复旋转拉动；按摩该部经络以行气血，并留有较广深的创口以维持较长时间的刺激作用。用泻法针刺右肩三针、阿是、右曲池，同时加以密波脉冲电流刺激。按上方隔日一次，进行 2 次后，症状大减，5 次后症状基本控制，功能亦逐渐恢复，8 次后肩痛消失，脉转平缓，可以进行拉单杠活动。随后用当归注射液2ml、维生素 B_{12} 100mg 交替分注于右侧的曲池、天宗穴。隔日一次，共 5 次，以巩固疗效。5 个月后随访没有复发。

按：本例患者以肩痛为主诉就诊，病已半年，仍剧痛难眠，活动受限，说明病邪亢盛，根深蒂固，绝非一般之泻法所能奏效，故使用刺激手法较强的针挑疗法为主，配合电针以共同达成通络祛痹止痛的作用。但患者病久，元气必虚，故在痛止之后，合用具有补益作用的药液进行穴位注射，以促使它达到温经养血营筋之功，并可增强其抗病功能，防止其复发，从而提高针灸的疗效。本案例通过临床实践来谈论针灸的补泻手法。指出了补泻手法是在明确辨证的基础上使用，补泻不明，则针灸无明显效果。强调了掌握有效刺激量的具体内容，提出了补泻手法有效刺激量的主要标准，并说明要注意"脉证合参"。针挑和电针治疗具有较好的泻实祛痹止痛的疗效。用补性药液的水针治疗，具有较好的补虚作用，我们从效果的角度看问题，因而认为这是针灸补泻法的发展。

第二章

司徒铃
学术思想

第一节
注重经络脏腑辨证

　　经络是人体运行气血的通路，人体每一个脏腑都有其所属的一条经脉，而且有一定的循行路径，每一经又分布着一定数目的腧穴。腧穴是人体经络、脏腑之气输注于体表的部位，因此对腧穴进行针刺或艾灸，就可发挥相应经脉的作用，以调节脏腑气血的功能，发挥机体内在的抗病能力，达到防治疾病的目的。

一、经络的理论基础源于针灸医疗实践

　　我国古代劳动人民在长期与疾病做斗争的过程中，总结了针灸医疗实践经验，特别是针刺腧穴实践的体会：一是观察针刺四肢各部腧穴的针刺感应向一定方向传导的路径，发现从"点"到"线"的经络传导现象，因而认识"经络"是客观存在的。二是观察到针刺各经腧穴能治疗相应脏腑的疾病，并发现经络还能把内脏的病变，反映到体表的相应经穴或某一特定部位，出现压痛、过敏等病理反应。因而认识了经络与脏腑的联系，从而创立了"十二经脉者，内属于脏腑，外络于肢节"的理论。三是通过归纳主治作用基本相同的腧穴，整理成分布于特定经脉、具有一定数目的一组腧穴。并总结了从点到线，从局部到整体的认识，以及各条经脉之间复杂的内在有机联系，由此形成"十四经腧穴的经穴体系"。该经穴体系是指导针灸治疗实践的重要组成部分。

二、经络理论指导针灸治疗实践

　　针灸治疗以辨证施治为原则，首先必须明确诊断，辨别其患病部位，是属于哪一经、哪一脏腑，是在表还是在里；其属性是寒证或是热证，是虚证或是实证等等。在这个辨证的基础上，确立治则和治法。依据针灸施治的原则，以

确定治疗是用针，还是用灸，当用补法，还是用泻法。并正确选取具有相应主治作用的经穴，组成循经远道配穴，或循经远近配穴的处方，进行治疗，才能取得预期的治疗效果。

关于以经络理论指导针灸施治的原则，在《灵枢经》就已有较具体的论述，《灵枢·经脉》叙述了十二经脉每经的循行分布，从起点到终点，每经都络属一脏一腑；以及每经的"是动病"和"所生病"的具体症状；每经的虚实病证所出现的脉象，以及针对出现的脉象和各经的病变，所应采取的治疗原则，主要是在十二经脉中，每经都指出"为此诸病，盛则泻之，虚则补之，热则疾之，寒则留之，陷下则灸之，不盛不虚，以经取之"，其实质就是循经取穴与针灸补泻相结合的方法。这个针灸施治的原则，是前人的经验总结，对指导针灸治疗实践具有重要现实意义。《灵枢·九针十二原》指出"五脏有疾，当取之十二原"，并与针刺补虚泻实的技术操作相提并论。实际就是以经络理论指导针灸治疗实践的具体措施。

关于指导临床取穴方面，《灵枢·顺气一日分为四时》说："五脏有五变，五变有五输。"这里指出了可选用五输穴治疗五脏不同的病变，并说明治疗各经新感病初发病期，以循经远取五输穴为主穴的方法。《素问·缪刺论》说："邪客于足厥阴之络，令人卒疝暴痛，刺足大趾爪甲上，与肉交者（大敦穴）各一痏，男子立已，女子有顷已，左取右，右取左。"这就是一种循经远道取穴治疗的方法。临床实践证明治疗各经新感病，初发病期，疼痛性疾患，运用循经远道取穴（以五输穴为代表，但不限于五输穴）进行针灸治疗，是一种以经络理论指导针灸治疗的基本方法。

背俞穴是内脏与体表联系的部位，具有反映内脏病变和治疗相应内脏病变的相对特异性能，《灵枢·背腧》指出选取五脏背俞穴治疗相应内脏病变，是一种病位近部取穴治疗的方法。临床实践证明，治疗各脏腑有关功能性疾病，选取具有相应主治作用的背俞穴治疗具有一定疗效，一般取背俞穴配循经远道穴组成远近配穴处方进行针灸补泻治疗。这也是一种以经络理论指导针灸治疗的基本方法。

三、注重脏腑经脉辨证

针灸治病，必须按照辨证施治的原则，运用经络、脏腑、八纲辨证，对疾病的各种临床表现进行分析，以作出临床诊断，并分清标本缓急，抓住其主要矛盾，确定治则和治法，然后按照针灸施治的原则，对证选穴，组成循经远道配穴，或循经远近配穴的针灸治疗处方，进行治疗，才能更好地调动人体内在的抗病因素，取得较好的治疗效果。司徒老在针灸临证中，每按辨证施治原则。先通过四诊，运用经络、脏腑、八纲辨证，分析病情，确定病属何经、何脏腑，并辨明疾病的性质，属寒热虚实哪一类，以作出诊断，并分清标本缓急，抓住主要矛盾，确定治则。然后依照治则，结合腧穴主治作用，进行临床取穴配合，组成处方，依针灸性能决定用针还是用灸，或针灸并用，当补还是当泻，往往取得预期治疗效果。他根据《灵枢·经脉》所述十二经脉各经"是动病""所生病"的虚实证候，归纳认为"是动病"是该经受某种刺激因素的干扰，而造成了经气变动而产生一系列症候，这些症候，不但表现有经脉所过的病变，而且还有经气变动而波及所属脏腑产生的病证，治疗上多选本经五输穴，以调整气机逆顺。而"所生病"是出于各种因素影响，形成了经脉脏腑的阴阳虚实偏盛而产生的综合征，它与"是动病"有本质的区别，治疗除选用本经腧穴外，还需结合其他配穴法，如俞募配穴法、子母经取穴法及表里配穴法等。例如其治喘证，若外感而致者，常取肺经五输穴治之。若为肺脏本身寒热虚实偏盛所致，临床上偏热者，刺少商、商阳出血；偏寒须灸风门、肺俞，偏气虚补足三里以培土生金；痰阻加俞府、丰隆。另外，还可根据手阳明"络肺"，手少阴"从心系却上肺"，肾经"入肺中"，肾主纳气，肝经"上注肺"，脾为生痰之源，适当选取合谷、内关、太溪、太冲、太白、脾俞、肾俞、中脘等穴治疗。又中风闭证，因肝阳妄动，风邪直中脏腑所致。司徒老常取肝经原穴太冲以平肝息风，制止肝阳妄动，依"治风先治血""足阳明胃经是主血所生病者"的方法，取手足阳明（多气多血）的合谷、曲池、足三里，用泻法刺之，以降其逆气，和血息风。他认为针刺用太冲、足三里、曲池，用泻法有降压作用。如针刺后血压下降，仍昏迷不醒者，可按"病在脏取之于井"，速刺十二井穴以泻热开闭，刺人中开窍醒神。

四、从实验观察探讨经络理论的主要论点

司徒老等在针灸足三里、阴陵泉、天枢为主，治疗 200 多例急慢性菌痢获得显效的实践基础上，开展下列几种实验观察。

1. 针刺感应传导观察的 20 例病员中，共针刺 87 穴次，在针刺过程中，得气而循本经传导者有 65 穴次，循本经传导并内联脏腑者有 10 穴次，循本经并向他经放射者有 12 穴次，行补针手法时，针下有热感，行泻针手法时，针下有凉感者共 33 穴次。从客观针感传导反映了经络现象。

2. 通过经络测定数值的观察，见到调补脾胃二经合穴以后，所有十二经原穴的导电度均有不同程度地增高，但针心经之合穴少海和小肠经之小海，却得不到十二经原穴导电度增高的反应，从而验证了"十二经皆取气于胃""脾胃为后天之本"。脾胃对十二经有调整作用，是有一定理论依据的。

3. 通过 X 线钡餐透视胃肠功能变化情况的观察，在用补法针刺胃经足三里穴之后，见到胃蠕动波速度加快、波深加深、波频率加快、胃排空时间加速的实验结果，使我们体会到针刺下肢胃经穴可明显促进胃运动功能的加强，具体验证显示了"十二经脉者，内属于脏腑"的表现，同时通过针灸上述脾胃二经腧穴后，见到结肠排空时间加速，肠蠕动功能有所增强。

4. 对吞噬作用和血液生化变化情况的观察。司徒老在 20 例菌痢病员中，进行了针刺脾经阴陵泉穴，胃经之足三里、天枢穴前后（针前和针后 1 小时），吞噬作用和血液某些生化指标的观察。见到针灸具有促进机体代谢和增强机体防御功能等作用，前者表现在谷胱甘肽和血浆蛋白量的变化，后者表现在白细胞吞噬细菌能力和机体防御代偿功能增强，从而产生治疗作用。

五、病案选介

病案一　杨某，男，32 岁，医务人员。1958 年 7 月 5 日初诊。

病史：患者自觉咽喉部疼痛，尤以吞咽时疼痛明显，口鼻觉有微热，舌苔薄白，脉略数，查咽部有轻度红肿充血，体温正常。

辨证：咽喉痛（急性咽喉炎）。

治则：清肺热、利咽喉。

取穴：少商（双）。

治疗经过：经用泻法针刺两侧少商穴出血之后，患者反映吞咽正常，咽喉疼痛消失。

按：喉连气管，肺系通于喉，本病因肺热而致咽喉疼痛，但由于是新感病初发病期，只是初见咽喉痛而未引起发热，未见肺热过盛的表现，所以依据"不盛不虚，以经取之"的原则，选取肺经井穴少商以泄热止痛、利咽喉治之而获效。

病案二 叶女士，女，30 岁，医务人员。1976 年 9 月 18 日初诊。

病史：患者平素体质较弱，今天上午于所在地区人民会场开会时，自觉头晕眼花，恶心作呕，继而昏倒不省人事，当时站在身旁的两个医务工作者扶住她，并就近到可以平卧的长凳上，施行针灸以作应急处理。证见：面色苍白，唇淡白，四肢冷，汗出，脉细虚数。

辨证：晕厥。

治则：温行气血，通阳醒脑。

取穴：人中、内关、印堂、足三里。

治疗经过：经用补法针刺人中、内关二穴，并用麦粒大的艾炷灸印堂两壮后，患者立即清醒过来，休息一会儿，就可步行归队，再参加开会，但站立不足 15 分钟患者又复昏倒，我们再按照上述方法针灸，患者又迅速清醒过来。但患者自觉精神疲乏，肢体无力，难以举步行动。当时有人建议，立即护送她返回卫生院打葡萄糖针才行。我们就根据病情需要，立即用艾炷直接灸双侧足三里穴各五壮后，病员即觉有神、有气、有力，能自己站起来，并步行两里多路，返回卫生院。

按：刺人中可以通阳醒脑，配内关行气血以宁心，灸印堂可以温行气血而苏厥，用补法灸足三里温通；阳明行气于三阳，主润宗筋、束筋骨而利机关，故能促进其运动功能的恢复。

第二节
善用背俞疗痼疾

　　背俞穴是五脏六腑之气输注于背部的一些特定穴，是内脏与体表联系的部位，具有反映内脏疾病和治疗相应内脏疾病的特异性。《灵枢·背腧》首载了心俞、肺俞、肝俞、脾俞、肾俞和膈俞的具体定位和穴名，并提出了"欲得而验之，按其处，应在中而痛解，乃其输也"的取穴标准和"灸之则可，刺之则不可"的刺灸方法。而《素问·气府论》记有"六腑之俞各六"，但未列出穴名。直至《脉经》才明确提出了五脏俞加大肠俞、膀胱俞、胆俞、小肠俞、胃俞这十个背部穴的名称和位置。以后《针灸甲乙经》又补充三焦俞，《备急千金要方》又补充了厥阴俞而使五脏六腑背俞完善。在背俞应用上，《难经·六十七难》提出"阴病行阳，故令俞在阳"，《素问·阴阳应象大论》指出"阴病治阳"，《灵枢·五邪》载有"邪在肺，则病皮肤痛，寒热，上气喘，汗出，咳动肩背。取之膺中外腧，背三节五脏之傍（肺俞），以手疾按之，快然，乃刺之"。这是内脏有疾可反映到背俞和背俞可治疗相应内脏疾病的案证。司徒老根据文献记载，认为背俞穴除五脏六腑的背俞外还应包括膈俞，并且在运用背俞穴治病的方法上，发展了《黄帝内经》背俞穴"只灸不可刺"的观点，提出除灸背俞穴外，还可针刺背俞穴、针挑背俞穴、点刺背俞穴、背俞穴拔罐和背俞穴埋针、背俞穴穴位注射等多种治疗方法，体现他师古而不泥古的学术思想。

　　由于背俞穴是脏腑经气输注之所，具有调整五脏六腑功能的作用，而背俞穴位于膀胱经第一侧线上，故司徒老认为"足太阳膀胱经是人体经络之枢纽"。他根据《灵枢·本藏》"视其外应，以知其内脏，则知所病"的观点，经过几十年临床观察，发现了当脏腑有疾时，在相应的背俞穴处可出现阳性反应区、点或阳性反应物，通过观察背俞穴处的皮下组织有无隆起、凹陷、松弛和肤温、肤色的改变等反应现象，可以此分析推断属于何经的病变与疾病的性质等。如诊察肝胃不和型胃脘痛的病员，可看见肝俞、脾俞处出现指甲大小、淡暗红色的阳性反应区，并在这个阳性区中出现有灰白色粟粒样小点，稍突出于皮面，以及圆形略带光泽，压之不褪色的阳性点，同时用手指按压第九、十一胸椎旁近肝俞、脾俞处，病员有一种特殊的感觉传导到胃脘区，并觉疼痛有所减轻的阳性反应现象。又如脾胃虚寒型胃脘痛者，可发现脾俞穴处略为下陷，弹力差，皮温低，并见有方块形暗灰蓝色的阳性反应区，并且在脾俞用艾炷灸时比其他背俞穴耐热。此外，司徒老通过观察验证了心俞、肝俞、脾俞、肺俞、肾俞等各具有主治相应内脏相关疾病的特异性能。如心俞能治疗心血管疾病、神志病，又可治疗与心有关的面部疾病（如面瘫、痤疮等）、语言障碍、脱发等；肝俞能治疗肝病、气机升降失调（如呃逆、噎膈、奔豚气、哮喘等）、目疾、筋脉挛急等疾病；脾俞治疗消化道疾病、痔疾、血液病（如血小板减少性紫癜、白细胞减少症、贫血等）、水液代谢障碍（如水肿、流涎）；肺俞能治疗哮喘、咳嗽、荨麻疹、痤疮、虚人感冒、变应性鼻炎等；肾俞可治疗肾炎、水肿、腰痛、阳痿、不育、不孕、耳聋、耳鸣、骨关节退行性变、白发、脱发等。另外，还用胃俞治疗胃痛、狂证、鼻炎；膈俞治疗血液病、久病、呃逆、哮喘；三焦俞治疗风湿、水肿、盆腔炎；大肠俞治疗痔疮、便秘、坐骨神经痛；小肠俞治疗尿床、口腔炎、口臭；膀胱俞治疗小便异常、前列腺炎、坐骨神经痛；厥阴俞治疗癫狂痫、痴呆；胆俞治疗胆结石、胆囊炎、偏头痛、耳鸣、膝关节增生、皮肤瘙痒等。司徒老善于以背俞穴为主，在辨证基础上，共同组方治疗顽固性疾病，效如桴鼓。

一、五脏俞加膈俞治疗中风后遗症、脱发

司徒铃教授认为中风证乃由阴阳失调、脏腑失和、气血逆乱所致。他根据《素问·风论》"风中五脏六腑之俞，亦为脏腑之风，各入其门户所中，则为偏风"，《备急千金要方》"肺中风，灸肺俞、膈俞、肝俞数十壮"，"肝中风，灸肝俞百壮"，"脾中风，灸脾俞百壮"，"肾中风，灸肾俞百壮"，"心中风，

灸心俞百壮"的论述，选用了能调和五脏功能之五脏俞（心、肝、脾、肺、肾俞之统称）和活血行血之膈俞，治疗中风后遗症的偏瘫、肢体麻木、痉挛、活动不灵、流涎、失语等，或针或灸，加强疗效，诚如尤在泾《金匮翼·中风统论》中治中风八法的灸背俞一法。如1985年3月20日医罗某，男，53岁，因"蛛网膜下腔出血"遗留四肢活动不灵，不能走路，家人夹扶行走时向后倾倒近半年，经中西医治疗进步不大，要求针灸治疗。查患者四肢肌力2~3级，肌张力偏高，心肺无异常，舌暗苔白，脉弦细。给予针刺五脏俞加膈俞6次后自己能行走自如，12次能上楼梯，慢跑。

中医认为肾"其华在发"，"心主血脉"，而发为血之余，肝主疏泄，脾主运化，是气血生化之源，肺主气。人体之发依靠气血精津之濡养，方能有光泽、乌黑而不易脱落。若心、肝、脾、肺、肾某一脏虚损，或加上外在精神刺激，均可造成脏腑功能失调，导致肌肤血络失充或阻塞，发失血濡，逐渐脱落。故用五脏俞加膈俞治疗脱发体现了中医治病的整体观念。如曾治伍某，男，35岁，工人，经常头发脱落近1年，以致头顶发稀少，且干燥，眠可，夜尿1~2次，舌淡红苔白，脉细。经用某生发精及中药治疗3个月，时好时坏。1985年4月3日开始针刺肺俞（补）、肝俞（补）、脾俞（补）、心俞（补），艾灸膈俞、肾俞各5壮，半个月后发落减少，3个月后基本无发脱，头发变黑而有光泽，继调整治疗2个月而愈。

二、肺俞、膈俞主治哮喘和荨麻疹

司徒老认为哮喘一证是以肺病变为主，与血瘀有关。正如陈无择《三因极一病证方论·喘脉证治》所说"夫五脏皆有上气喘咳，但肺为五脏华盖，百脉取气于肺，喘辄动气，故以肺为主"。他根据王执中"因与人治哮喘，只缪肺俞，不缪他穴""凡有喘与哮者，为按肺俞无不酸疼，皆为缪刺肺俞，令灸而愈"的论述，临床上选肺俞、膈俞理肺活血为主，配大椎、天突、鸠尾，或针加拔罐，或艾灸，或针挑治疗，疗效显著。如1986年1月3日治疗袁某，女，30岁，变应性鼻炎、哮喘反复发作3年，每于下半夜见喉间痰鸣，咳嗽、气促，痰多色白，每闻煤气即胸闷难受喘发、打喷嚏，经中西药治疗未能控制，舌淡暗苔白，脉细。给予针挑肺俞、膈俞、鸠尾、天突，每周1次，针挑1次后气喘发作减轻，8次控制，1年后随访诉无复发。

另司徒老根据中医"肺主皮毛"理论，选用肺俞、膈俞、大椎疏风活血为主治疗荨麻疹取效迅速。如曾治吴某，女，32岁，工人。病者有周身瘙痒，抓之疹块融合近10年，于月经前后加剧，每晚需服氯苯那敏方能睡觉，病情反复发作，舌暗有瘀点，苔薄白，脉细。给予艾灸上方，每穴5壮，隔日一次，治疗18次后，周身瘙痒消失，但天气转变时有复发，再艾灸1个月，十年之疾不再复发。

三、四花穴的妙用

四花穴即膈俞、胆俞，因临床上常配合一起使用而得名。四花穴首载于《崔氏别录》，后《医学入门》称之为崔氏四花，《针灸聚英》明确指出"四花乃膈俞、胆俞"，并引《难经》曰："血会膈俞。疏曰，血病治此，盖骨蒸劳热，血虚火旺，故以补之。胆者肝之府，藏血，故亦取俞是也"。《医学正传》指出："骨蒸劳热，元气未脱者，灸崔氏四花穴。"由上所述，四花穴能治疗劳瘵、咳嗽、哮喘、虚弱羸瘦等疾病。司徒老认为膈俞为八会穴之血会，属阴，有行血活血宽胸之功；胆俞为胆腑之气在背部输注之部位，《医学见能》有"胆者，肝之腑，属木。主升清降浊，疏利中土"，故胆俞具有疏利肝胆、升清降浊之功。胆俞属阳，膈俞属阴，一阳一阴，一气一血，相互制约，相互为用，调气和血，调整阴阳，相得益彰。临床上四花穴单用或配伍其他穴治疗疾病疗效较佳。四花穴可以治疗高血压、偏头痛、呃逆、失眠、噎膈、周身痹痛等病证；配合翳风可治疗久治不愈的面瘫，配鸠尾、长强治疗癫痫，配长强、风府医帕金森病，配肺俞治久咳，配胃俞治瘀血型胃脘痛，配阳陵泉治肋间神经痛，配足三里疗虚劳，配脾俞治贫血、血液病，配膀胱俞治疗坐骨神经痛。司徒老运用四花穴治多病体现了中医异病同治的特点。下面举例说明之：

梁某，女，26岁，广州某针织厂工人。1986年10月27日来诊，患左偏头痛反复发作近8年，每于经前后即发，经常早起作闷，每次头痛难忍不能上班，需服止痛片方缓解，舌淡暗、苔薄白，脉弦细。因久病入络，气滞血瘀，给予艾炷灸四花穴，每穴 5 壮，每周治疗 2 次。治疗 15 次后，头痛发作减轻，无须服止痛片；治疗 45 次后无发作。随访 2 年偏头痛已治愈。

四、脾俞、膀胱俞疗腰腿痛、前列腺炎效验

脾俞为脾脏之气转输、输注之所，具有健脾利湿行血之功。《备急千金要方》载有"腰脊强急""腰疼不得俯仰"脾俞主之；膀胱俞为膀胱之气转输、输注之部位，有宣调下焦气机、培补下元、约束膀胱、通利水道、祛风湿利腰脊之作用，《针灸甲乙经》言"腰脊痛强引背、少腹，俯仰难不得仰息，脚痿重，尻不举，溺赤，腰以下至足清不仁，不可以久坐，膀胱俞主之"，《循经考穴编》载有"腰腿疼痛"膀胱俞主之。故司徒铃教授选取脾俞、膀胱俞，两穴相配，相辅相成，可加强健脾祛湿、利腰脊、调下元作用，治疗腰腿痛、前列腺炎效验。如 1985 年春曾治戚某，男，45 岁，有腰部疼痛并大腿后侧、小腿外侧放射痛近 3 个月，夜甚不得安睡，活动受限，有腰部扭伤史。查左直腿抬高试验 45° 阳性，右侧阴性，L_4 左旁及沿坐骨神经通路有多处压痛，舌边红、苔薄白，脉弦数。给予针挑脾俞、膀胱俞，加针泻阳陵泉（左），第一次针灸治完后腰腿痛好转，当晚能安睡，每 5 天针挑一次，治疗 4 次诸症若失。

前列腺炎是引起男性不育的主要原因之一，本病迁延难治，用针挑疗法有较好效果。司徒老曾治吴某，男，30 岁，1987 年 7 月 10 日初诊。病者结婚 3 年，夫妻同居，性生活正常，不育，经外科检查诊为前列腺炎，经常小便淋沥，大便有白色黏液，无腰痛，胃纳可，舌淡红，苔白厚，脉滑。查精液常规，量 2.8ml，活动率 30%，超过 1 小时不完全液化，畸形精子 10%。取穴以脾俞、膀胱俞为主，配合命门、中枢，每周针挑一次。治疗 2 个月后，临床症状消失，精子活动率升到 60%，精液 1 小时完全液化。继续治疗 2 个月，复查精液正常，后生一男孩。

除此之外，司徒老常用脾俞、肾俞、大肠俞配合神阙艾灸治疗慢性结肠炎；三棱针点刺肺俞、膈俞加拔火罐治疗痤疮；针灸胃俞、膈俞治疗胃溃疡；

针灸心俞、脾俞、膈俞治疗冠心病、高脂血症；针灸肝俞、膈俞治疗目翳；针灸肺俞、胃俞、肾俞医糖尿病等。

五、典型病案

病案一 陈某，女，32 岁，炊事员。1975 年 9 月 10 日初诊。

病案摘要：8 岁时患麻疹后，偶因不慎跌落河水里，湿身受寒反复发作哮喘二十多年，每因感冒受寒后诱发，每年发喘很多次。10 天前感冒后哮喘发作。现感冒诸症已减退，哮喘持续发作，每晚发喘时气促不能平卧，咳出白痰甚多，两肺有哮鸣音，舌淡红，苔白腻，脉弦细滑。

辨证：肺失宣降，痰阻气逆之哮证（支哮）。

取穴：肺俞、大椎、百劳。

治疗经过：挑刺肺俞、大椎、百劳穴，并用梅花针点刺颈背腰骶部的背俞穴及颈前天突区皮部，每周 2 次，治疗 8 次后症状已基本控制，再巩固治疗 2 周后停止治疗。2 年后随访，经针挑疗法治愈后未复发。

病案二 陈某，女，50 岁，医务人员。1976 年 3 月 8 日初诊。

病案摘要：近 1 年来有心前区不适，胸闷、心悸不宁，有时睡眠不好，胃纳尚可，二便正常，面色无华，舌淡红苔少，脉沉缓而结，血压 126/82mmHg，曾在某医院做心电图检查，诊为早期冠心病（冠状动脉供血不足）。

辨证：心气不足，虚劳心悸。

取穴：心俞、膏肓俞、足三里、内关。

治疗经过：针刺内关，起针后取绿豆样大小的艾炷用补法交替灸心俞与膏肓俞，配合灸足三里，隔日 1 次，10 次为一疗程。病员在第一次灸心俞后立即感觉心胸舒适，有明显效应，灸背俞穴 6 次后，心前区不适等诸证明显减退，胃纳增，精神好，脉平稳。第二疗程结束乃告临床治愈，重返单位恢复正常工作。

病案三 谢某，男，45 岁，干部。1977 年 4 月 7 日初诊。

病史摘要：反复头痛十余年，伴有泄泻，频率一个月几次至几个月一次不等，发作时头顶部及两颞区部剧烈胀痛，有搏动样痛，持续十几分钟或几天不等，甚则几个月内反复发作不能上班，严重影响工作。近 1 周来，头痛剧烈，伴有间歇性腹痛，大便溏泄，每天泄泻 4 ~ 5 次，口淡，吃些东西就想呕吐，不能吃饭，胃纳差，伴有手部多汗，面色黄而暗淡，舌质淡、苔白润、脉缓弱而弦，曾在某医院神经科诊断为：①自主神经功能紊乱；②血管性头痛。

辨证：脾虚泄泻，厥阴头痛。

取穴：脾俞、膈俞、足三里、颈椎夹脊穴。

治疗经过：用艾炷直接灸脾俞（双）、膈俞（双）、足三里（双），左右交替，并挑刺颞区阿是穴、颈椎夹脊穴，交替点刺背腰部背俞区及头项颞区皮部。隔两天刺灸一次。经上述方法治疗 3 次后，腹泻头痛已显著减退，上法共治疗 6 次后告临床治愈而恢复正常工作。1978 年 8 月随访，1 年多来未见复发。

病案四　邝某，男，49 岁，工人。1977 年 2 月 10 日初诊。

病史摘要：腰痛甚剧，活动受限已 1 周。自诉弯腰下俯困难，起床站稳困难并举步困难，行动时腰痛增剧。1 周前因劳动时过度用力而突然腰痛，左侧肾俞穴区有明显压痛，患者伴有胃脘痛史，舌淡红，苔白，脉弦。

辨证：急性腰痛（急性腰肌劳损）。

治则：通络活血，舒筋缓痛。

取穴：肾俞、委中、脾俞、阴陵泉、足三里。

治疗经过：用泻法艾炷灸肾俞并挑刺双侧肾俞、委中二穴后，患者即觉腰痛大减，同时刺灸脾俞，并用泻法针刺阴陵泉、足三里用以消除其胃脘痛，也作为辅助配穴治疗的方法。经照上述方法治疗 3 次后，腰痛及胃脘痛症状完全消失，恢复正常工作，4 个月后随访未见复发。

第三节
妙取五输起沉疴

　　五输穴是十二经穴中分布在四肢肘、膝关节以下的五个特定穴，即井、荥、输、经、合五穴，简称五输穴。《灵枢·九针十二原》指出："经脉十二，脉络十五，凡二十七气以上下，所出为井，所溜为荥，所注为腧，所行为经，所入为合。二十七气所行，皆在五腧也。"这是古人把人体经脉运行的情况用自然流水的运动做比喻，谓经脉之气运行，犹如水之流动，由小到大，由浅到深。《难经正义》注解："井，山谷中泉水之所出也。荥，小水尚未能流利者也。输，输泻之所注也。经，由输而经过之径也。合，水流而会合之处也。"《灵枢·本输》记载了五输穴名、部位和五输配五行（阴经井穴属木，阳经井穴属金），并指出"凡刺之道，必通十二经络之终始，络脉之所别处，五输之所留，六腑之所与合，四时之所出入，五脏之所溜处"。

　　《灵枢·九针十二原》又指出"五脏有六腑，六腑有十二原，十二原出于四关，四关主治五脏"，说明用肘、膝关节以下的五输穴能治疗内脏疾病。而《灵枢·顺气一日分为四时》明确指出"病在脏者，取之井；病变于色者，取之荥；病时间时甚者，取之输；病变于音者，取之经；经满而血者，病在胃；及以饮食不节得病者，取之于合"，以及五输应五季，即"冬刺井""春刺荥""夏刺输""长夏刺经""秋刺合"。另《灵枢·本输》亦依"四时之序，气之所处，病之所舍，脏之所宣"来选取五输治病。《难经·六十八难》补充了五输穴治病时："井主心下满，荥主身热，输主体重节痛，经主喘咳寒热，合主逆气而泄。"这是五输结合五行的具体运用。因井属木，与肝相关，肝脉自足上行贯膈膜，散布胸胁，故有"心下满"取之；荥属火，与心相关，火为热病，所以"身热"可取荥治疗；输属土，与脾相关，脾主肌肉、四肢，故"体重节痛"可取输治疗；经穴属金，与肺相关，肺主皮毛，司呼吸，邪犯皮毛，开阖失常，则恶寒发热，肺失宣降则喘咳，所以"喘咳寒热"可取经穴；合属水，与肾相关，肾主水，水积于下则气逆，水流于肠，则便泄，所以"逆气而泄"可取合以治疗。司徒铃教授认为五输的临床应用应辨清病证，根据脏腑经络关系灵活运用，此乃《难经正义》"然《内经》辨病取穴之法，实不止此，不可执一说而不知变通"之意。

此外，《灵枢·邪气脏腑病形》指出了"荣输治外经，合治内腑"补"五脏应五输"之不足，而《灵枢·寿夭刚柔》根据阴阳内外与疾病关系来刺五输，"病在阴之阴者，刺阴之荣输，病在阳之阳者，刺阳之合，病在阳之阴者，刺阴之经"。《灵枢·官针》提出九针治病选用五输，"病在脉，气少当补之者，取以锟针于井荣分输"，"病在五脏固居者，取以锋针，泻于井荣分输，取以四时"，还提出了"输刺"乃"刺诸经荣输脏腧"的刺法。

《黄帝内经》不仅记载了五输穴名称、治疗规律，还论及十二经五输穴的治疗实例。例如，《灵枢·邪气脏腑病形》指出胃痛取胃合穴足三里，胆病取阳陵泉，小腹偏肿而痛取膀胱经合穴。《灵枢·五邪》言邪在肝两肋中痛、寒中取行间以引胁下，补足三里以温胃，取耳间青脉以刺其挛；邪在脾胃皆调于三里；邪在肾取之涌泉、昆仑；邪在心调其输。《灵枢·热病》提出"热病挟脐急痛，胸胁满，取之涌泉与阴陵泉"，"热病而汗且出，及脉顺可汗者，取之鱼际、太渊、大都、太白"，"厥心痛，痛如以锥针刺其心，心痛甚者，脾心痛，取之然谷、太溪"。《灵枢·五乱》述及"气在心、肺、肠胃、头、手、臂、足等"的五输穴治疗。另外，《灵枢·癫狂》也有讲到五输穴治疗精神病。其他实例不一一列举。

司徒铃教授在临证中，多选取本经五输穴治疗"是动病"，以调整经络气机逆乱。尤其妙用五输穴治疗急症、痛症，常有起沉疴之功。

一、井穴的运用

《灵枢·本藏》指出"五脏者，所以藏精神血气魂魄者也"，古人以失形神知者为病在脏。依"病在脏者，取之井"，"井主心下满"，"十二井十宣能使气血流通"，"井穴是十二经之枢"，运用井穴抢救神志不清、不省人事的危重病有显效。如高热昏迷暑厥重，取十二井刺出血，以泄热开闭醒神；十二井穴也用来抢救中风阳闭证，不省人事。大敦刺灸治疗癫痫昏迷、小儿急慢惊风；灸刺涌泉、隐白疗血厥；关冲、少冲醒酒精中毒；少泽主鼻衄不止；点刺商阳、少商止肺炎喘咳；涌泉、至阴医颠顶头痛；至阴、窍阴祛坐骨神经痹痛；灸大敦除疝气之肿痛；灸至阴、隐白升眼睑下垂；灸至阴催产；崩漏灸隐白；灸刺大敦调月经过多；少商放血治疗急性扁桃体炎、腮腺炎；隐白灸刺治疗暴泄；十二井穴放血也疗疟疾寒热往来。司徒老运用井穴救治急症、痛症，得心应手，诚如《标幽赋》所言"拯救之法妙用者针"，例如曾治朱某，因头痛剧烈而致晕厥不省人事，诊为血厥突证，取少商（双）、中冲（双）、人中，均用泻法，针刺约 15 分钟即苏醒。按《素问·举痛论》所说："寒气客于五脏，厥逆上泄，阴气竭，阳气未入，故卒然痛死不知人，气复反则生矣。"故选少商、中冲、人中调气和血、降逆开窍，即能起死回生。

二、其他五输穴的运用

司徒老除应用井穴治急痛之症，采取其他五输穴医急症、痛症，亦获得显著疗效。如取阳陵泉配太冲疏利肝胆行气，止胆绞痛，足三里配曲池疗急性阑尾炎、急性胰腺炎所致腹痛，大陵、支沟止心绞痛，后溪治急性腰扭伤、落枕，委中配尺泽刺络放血治急性胃肠炎之呕泄，鱼际配太冲止支气管扩张咯血，通里、经渠开暴喑不出声，侠溪、中渚止偏头痛。三叉神经痛，太冲、内庭、三间、足临泣可取；小儿发热抽搐取行间、鱼际和印堂；热病汗不出，大都更须经渠寻；尺泽、曲池、足三里，能医肩痛夜难忍；太冲与曲池，平肝潜阳可降压；风疹须用曲池、足三里和血海；脐周痛泻阴谷与行间；肋间神经痛取手足少阳之阳陵泉与支沟；反胃呕吐刺劳宫与足三里；行步艰难太冲、三里、中封寻；大都、太渊与曲泉，眼痛难睁效如神；牙痛头痛与咽痛，先针二间，后刺足三里与太溪；神门、内庭定癫狂；太冲、神门醒癫痫、癔病之昏迷；商丘、曲池医痔疮疼痛；委中、曲泽止丹毒之皮痛；后溪、阳陵泉加束骨治坐骨神经痛；胃脘疼痛寻足三里、大都；牙痛常取三间、内庭与太阳；喘急取足三里与尺泽；商丘、足三里配曲池止腹泻；太冲、足三里与劳宫医呃逆不止。

总之，司徒老根据五输穴的特性，依"实则泻其子，虚则补其母"的原则，以及中医整体观点、辨证论治特色，灵活运用五输穴抢救危重患者和治疗痛症，常有立竿见影之效果。

三、典型病案

病案一　梁先生，57 岁，工人。1970 年 8 月 27 日初诊。

病史摘要：患者昨晚起床小便时突然昏倒在地，牙关紧闭，两手握拳，不省人事已 6 小时。面色潮红，血压 210/116mmHg，左侧肢体瘫痪。舌质红，苔黄白腻，脉弦大有力。

辨证：中风、半身不遂（脑血管意外）。

治则：平肝息风，调气和血以醒神。

取穴：太冲（双）、足三里（双）、曲池（双）。

治疗：用泻法刺上述穴位，留针约半小时，其间反复用泻法行针。出针后不久，血压下降为 180/90mmHg，神志清醒，脉象亦较前好转。但左侧肢体瘫痪现象仍存在，于是选用肩髃、曲池、环跳、阳陵泉、足三里（均左），用泻法刺之，并用梅花针点刺背部腧穴区及头眼区皮部，每天一次，针三次后，患者即能扶杖起床站立学行，再针三次后，即能自行扶杖前来针灸治疗。

按：中风昏迷不醒的当时，开窍通神是首先要处理的。患者由于肝阳上亢，风火相煽，气血上逆而致昏迷不醒，故取肝经输穴、原穴太冲以平肝降火，曲池和足三里是阳明经的合穴，用以调和气血，降压息风。三穴合用可奏通神开窍之功，使患者从昏迷中得以苏醒。神志清醒后，则可治疗其偏瘫肢体。阳明经是气血俱多之经，故取穴偏重于阳明经穴，并可结合具体情况配用其他经穴，也可交替使用，灵活掌握。

病案二　李先生，18 岁，广州某机械厂工人。1980 年 5 月 10 日急诊。

病史摘要：患者因左腹部阵发性疼痛 2 个多小时来急诊。患者当天中午吃萝卜牛腩等食物后，下午 5 时突然左上腹部疼痛，无恶心呕吐，无腹泻及向背部放射。查左上下腹均有压痛，无反跳痛，舌红、苔黄微腻，脉弦滑数。

中医辨证：腹痛（湿热型）。

治则：清热利湿止痛。

治疗经过：针内庭（双），行泻法，左侧有触电感，右侧有痛痹，行针 19 分钟后腹痛消失，留针 20 分钟，腹部无压痛，乃出针，取得明显疗效。

第四节
精于针刺补泻手法

司徒老的针刺补泻手法，主要继承《黄帝内经》《难经》。强调运用毫针治病，须坚持辨证施治，注意针下辨气，在得气基础上，按补虚泻实的法则行针。要求达到补则实，泻则虚，气至而效。兹简述如下：

一、入针法（进针法）

司徒老认为"入针法"在针刺操作技术上是很重要的一部分，若不很好掌握，就会给患者带来不必要的痛苦。如持针术式不当，就难以入针；不顾患者的反应而主观强行入针，就易引起患者剧痛；刺激太猛，感觉过分强烈，可发生晕针、折针等。因此必须很好地掌握入针的方法。

（一）持针方式

一般有三种：

1. 用手的拇、食二指指尖持住针柄。

2. 用手的拇、中二指指尖持住针柄。

3. 用手的拇、食、中三指指尖持住针柄，而食指略向下压，帮助进针。

（二）避开痛点

在入针时首先要避开痛点，免得患者疼痛。避开痛点的方法是先将针倾斜或直立地放在欲刺穴位的皮肤上，探触患者的痛觉，但探触的程度不应太重或太轻，太轻则没有感觉，太重针尖可能已刺入皮肤，如此均达不到探触痛点的目的。

主要是将针尖加以适当的力量压触皮肤，若患者感到疼痛，则稍微移开一点另行试探，直待患者不疼痛时再开始入针，这样做一般都能避开痛点，达到进针不痛的目的。

（三）入针的操作方法

入针的操作目的是要将针刺入真皮以下，常用的方法有三种：

1. 缓慢捻入法 这是一种用毫针刺入皮下的方法，最为常用，无论深浅部位均可使用。操作的方法是：当针尖避开痛点以后，就以手指稍加压力，在用力均匀、捻转角度适宜、针体保持直立的原则下，轻轻地缓慢捻转，边捻边进，直到针尖部感到轻松，手指放开针柄，针能直立，才算完成了这个操作。入针时切忌急躁，以免针弯反而不易入针，甚至引起患者疼痛，捻入法的手势又有两种：

（1）用押手法：用押手的目的一方面是固定针体，另一方面是固定被刺部位的皮肤。此法多用于年幼、体位不易固定以及皮肤松弛的患者，对初学者也有一定的帮助。用押手法又分为以下两种：

1）单指押手法，是用拇指或食指的指尖压住被刺的部位，另一手持针捻入的方法。

2）双指押手法，是将拇食二指尖端或食指及中指放平，押在穴位的皮肤上，另一手捻转入针的方法，此法将二指向外舒张拉紧皮肤，以免针动，并给该部有指压错觉可达成无痛进针。但用押手时一定要注意押手的消毒，在皮肤上还要避免移动穴位，因此一般捻转入针常有不用押手的。

（2）不用押手法：就是单手持针，捻转进入，必要时也可双手持两根针同时捻入。此法在技术熟练者常用之。

2. 迅速浅刺法 这是一种用圆利针或短毫针入针的方法，入针时一手固定针刺部位的肢体，并用手指将该部皮肤绷紧，另一手持针用力迅速刺入一二分，此法多在小儿疾病或成人晕厥时用之。

3. 刺入捻进法 此法是以消毒棉球或纱布裹住针体的尖端，露出针尖约一分，将针尖迅速刺入真皮以下，此后再像捻转入针法持住针柄，慢慢向下，边捻边进。此法适用于肌肉较厚的部位（如臀部的穴位），以及精神紧张、过于怕痛的患者。

（四）入针困难的处理

一般患者用缓慢捻入法均能顺利入针，但对疼痛特别敏感的患者，往往不易避开痛点，此时可用刺入捻转法处理。

二、关于针刺补泻

我国传统的针灸疗法，是通过辨证而选取具有相应主治作用的经穴，运用适当的针刺、艾灸来完成的。《灵枢·九针十二原》首节即提出："欲以微针通其经脉，调其血气，营其逆顺出入之会。"这就初步阐明了毫针治病的原理。并以"小针之要"为纲，指出了运用毫针治病，必须坚持辨证施治，注意针下辨气，在得气的基础上，按补虚泻实的法则行针。要求达到补则实、泻则虚，气至而有效。

（一）得气与候气

得气，是进针后，在进针的部位产生经气已至的感觉，亦称"针感"，得气时患者可出现酸、胀、沉、重等感觉，部分患者可有不同程度的循经传导；而医者则会有针下沉紧如鱼吞钩饵之沉浮的感觉。在针刺过程中，如得气较慢或不得气，就可采取行针催气或留针候气的方法。《灵枢·九针十二原》指出"上守机"，提示术者要注意针下气至的有机活动。同时还指出："刺之而气不至，无问其数（指呼吸定息的次数）。"提示了针刺候气的时间或长或短。《难经·七十六难》指出："当补之时，从卫取气；当泻之时，从营置气。"指出了补法与泻法候气的部位。

（二）针刺补泻的法则

《灵枢·官能》记载："用针之服，必有法则。"《灵枢·九针十二原》指出："刺之微，在速迟。"这就显示了"徐而疾则实"，即徐疾法则的实际意义。同时指出"逆而夺之，恶得无虚，追而济之，恶得无实"的明显对照，从而确立了迎随法则。同时又指出"排阳得针（即摇大其穴出针），邪气得泄"与"按而引针……外门已闭，中气乃实"的明显对照而确立了开阖法则。综观本节原文所载，实际上提示了针刺补泻是解决虚实两类不同性质病变的两种方法。一曰补法，一曰泻法，并指出补法的操作：要求按照补性的法则（徐疾、迎随、开阖综合运用）行针。泻法的操作：要求按照泻性的法则（疾徐、迎随、开阖综合运用）行针。

《灵枢·官能》指出："泻必用员，切而转之，其气乃行，疾而徐出，邪气乃出，伸而迎之，遥大其穴，气出乃疾。补必用方，外引其皮，令当其门，左引其枢，右推其肤，微旋而徐推之，必端以正，安以静，坚心无解，欲微以留，气下而疾出之，推其皮，盖其外门，真气乃存。"根据杨上善的解释："员，谓之规，法天而动，泻气者也；方，谓之矩，法地而静，补气者也。"我们认为本节原文，是重点突出了以"泻必用员"为纲，指出泻法操作时，必须用"动"的行针方式，灵活捻转针身，促使其气行，以结合"疾而徐出"（泻性的徐疾法则）、"伸而迎之"（泻性的迎随法则）、"遥大其穴"（泻性的开阖法则）进行综合运用行针的全过程。综观全节原文，实质就是更具体地阐述《灵枢·九针十二原》所指出的泻法操作：以泻性法则（徐疾、迎随、开阖综合运用）行针，及补法操作：以补性法则（徐疾、迎随、开阖综合运用）行针的全过程。从而充实了针刺补泻手法的内容。在《灵枢经》的原文中，并没有提出疾徐补泻、迎随补泻、开阖补泻、呼吸补泻等名词。

《素问·离合真邪论》提出在泻法行针当中，应结合"吸则内针""候呼引针"；在补法行针当中结合"呼尽内针""候吸引针"的内容。《难经·七十八难》说："补泻之法，非必呼吸，出内针也……得气、因推而内之是谓补，得气、动而伸之是谓泻。"综观本节原文，就是运用"非必呼吸"的术语，以排除呼吸对补泻之法的不必要的混集。

《灵枢·四时气》"补阴陵泉，皆久留之，热行乃止"，这就指出了补法行针时可出现针下热的感应。但还未定为补性法则的范畴。由此可见《灵枢经》

立法严谨，且原则性很强。

《黄帝内经》针刺补泻的法则及其操作：

泻性的法则：①迎而夺之，恶得无虚。②疾而徐则虚。③必持内之，放而出之，排阳得针，邪气得泄。

泻法的操作：进针得气后，按照泻性的法则行针，可参阅"泻必用员""动"的行针方式进行操作。如出现"菀陈"现象，则可使用"宛陈则除之"的法则，进行刺络放血的操作。

补性的法则：①随而济之，恶得无实。②徐而疾则实。③随之，随之意若妄之，若行若按，如蚊虻止，如留如还，去如弦绝，令左属右，其气故止，外门已闭，中气乃实。

补法的操作：进针得气后，按照补性的法则行针，可参阅"补必用方"的行针动态进行操作。

（三）司徒老补泻手法的操作

补法的操作：准确取穴后，以左手拇指在穴位上沿经循按推引，促其气至。右手持针刺入，进针之后，在浅层（卫分）候气，出现针下沉紧，便可运用"得气、因推而内之"的手法，先浅后深地用隐力把针徐徐推进，纳入 1~2 分，相当于"沉重如豆许"，一般就会有酸、胀之感觉。再慢慢纳入至一定深度为一度，患者可能出现热胀感和循经传导的感应。如在针刺过程中，出现针下松而不紧，就应把针提至浅层（卫分）候气。务令得气后，再依前法行针；针下热，乃去针，出针时，可揉按其穴位。

泻法的操作：进针后，在（营分）候气，出现得气针下沉紧时，就可把针疾速插入一定深度，同时进行先深后浅地边捻针边提退，并可结合伸而迎之的操作，继而把针徐徐提退至浅层为一度，患者可出现酸、胀感和循经传导等针感。如遇针下轻松不紧，就可把针稍向下按，并留针，务令得气后，再依前法行针，反复行针多次。患者可出现有凉感（部分患者不一定出现）。摇大其穴，出针勿按，令邪气得泄。

平补平泻法操作：即导气法，《灵枢·五乱》指出："徐入徐出，谓之导气，补泻无形，谓之同精。"在进针"得气"的基础上，再运用徐入徐出、均匀提插捻针的手法。这种手法一般用于乱气之相逆而发生的病症，或虚实不太明显，或虚实兼有之病症。此法易于将针感送至病所。

补泻兼施：有些病症，需要先补后泻或先泻后补，可依前述补泻操作。《灵枢·经脉》指出："陷下则灸之。"病属虚寒或经气下陷之证，每多结合灸法。主要采取艾炷灸 3～7 壮。阳虚甚者，可增加壮数或采用压灸法。久病瘀阻或有瘀热者，则采用锋针或挑刺出血。

（四）要掌握有效的刺激量

司徒老强调：所谓有效的刺激量是指达到治病目的之刺激总量。在针灸时要很好地掌握有效的刺激量。要判定针灸后的疗效，不但要观察症状是否已改善，还要诊其脉象：补法应使其脉象由原来的弱小变得充实有力，泻法则应使其脉象由原来的坚实变得和缓不坚；如果症状得以改善或消失而脉象仍处于原来病态的话，表示疾病仍未去净，也就是还未达到有效刺激量，应继续增加刺激量，才能使患者康复；相反地，如果脉象由病态转变为平和的话，虽然症状未完全消失或改善不大，也标志着疾病向好的方向转归，再适当增加刺激量，有望达到症状消失而获痊愈。总的来说，有效刺激量的重要指标是临床症状的消失和病脉的消除。也正如《灵枢经》中所云："气至而有效，效之信，若风之吹云，明乎若见苍天""所谓气至而有效者，泻则益虚，虚者，脉大如其故而不坚也；坚如其故者，适虽言快，病未去也。补则益实，实者，脉大如其故而益坚也；夫如其故而不坚者，适虽言快，病未去也。故补则实，泻则虚，痛虽不随针，病必衰去"。

（五）针刺补泻手法的临床实验研究

司徒老为了证实针刺补泻手法的有效性，通过运用辨证施治的原则，在应用补法、泻法的针刺治疗前后，通过脉证合参、脉象图对照等进行实验。

1. 针刺补泻手法对血管容积波作用的实验 司徒老等将 433 例次胃十二

指肠溃疡患者，分为补法与泻法两组，在针刺足三里穴前后，用反射式光电血管容积描记器，描记同经的梁丘穴和下巨虚穴局部血管容积脉波，观察其变化。结果，补法引起波幅增大率较高，泻法则较低。经卡方检验，此两率有非常显著的差异（$P < 0.01$）。

2. 针刺补泻手法对脉象图的影响 司徒老等使用心电脉象仪，对部分患者描记了针刺补泻手法前后的脉象图。结果，全部病案在症状减轻以至消失的同时，脉象及脉象图也有相应的明显变化，说明疗效显著。如凌女士，45岁，患荨麻疹，证属阳明经风热。用泻法针双侧曲池及右侧足三里。针时痹胀感分别向上、下循经传导。针后 5 分钟症状减轻，半小时后全身疹退痒止，脉搏由浮洪实转为平缓。脉象图的主波幅下降，重搏波上升，与主波融合。又如吴女士，65 岁，患冠心病，期前收缩，证属气血不足。用补法针右侧内关、左侧大陵，针时胀感循经传至上臂。针后，心悸、胸闷明显减轻，脉搏由弱兼有间歇，转为较有力且无歇止。脉象图主波幅降低，重搏波及降中峡上升，原来提前出现的小脉波消失。

（六）病案选介

病案一 梁某，男，49 岁，干部。1981 年 5 月 3 日初诊。

病史摘要：患者腰连左腿剧痛已 3 天，呈阵发性剧痛，稍动则痛增剧，不能起坐、站立和步行，近两夜剧痛至不能入睡，经针药治疗未效，而抬来我院急诊。经针灸科会诊，检查：腰椎部压痛（+++），直腿抬高试验阳性，X 线片示腰椎 1~5 椎肥大性改变，影像：根性坐骨神经痛急性发作。舌质淡红、苔黄白，脉弦略数。

辨证：腰腿痛。风寒湿邪，郁而化热，痹阻经络。治则：泄热通络除痹。

取穴：环跳（左）、外关（左）、足三里（左）、昆仑（左）、肾俞。

治疗经过：用泻法针刺外关，则有酸、胀感，循经向上和向下感传，针刺环跳穴时，有针感循经向下传至足背外侧及小趾次趾部，伴有凉感，遂针刺昆仑穴加强刺激，巩固针感。针足三里穴时，有胀热感循经上传至髀关。并在腰

2～4 夹脊肾俞穴区拔火罐。经治疗，腰腿痛已明显减轻，2 周后已能自行步行，而告临床治愈。9 月随访未复发。

病案二 周某，女，43 岁，服务员。1981 年 10 月 30 日 19 时 15 分初诊。

病史摘要：患者今天下午突发哮喘，呼吸困难。经本单位卫生所治疗，服止喘方药，未能控制，病情继续发展，由护士送来本院急诊。症见剧烈气喘，张口抬肩，不能平卧，痰多、咳嗽不停，冷汗出，喘咳哮鸣音响彻急诊室。

检查：呈急性病容，双肺布满哮鸣音，心率 108 次 /min，律齐，呼吸 40 次 /min，舌质淡，苔白，脉细滑略数。

既往病史：患者有哮喘史两年余，反复发作；剧烈时每须急诊进行静脉滴注某药方能缓解。

辨证：哮喘。外邪引动内伏痰饮，阻塞气道，肺失肃降所致。治则：宣肺降气，除痰平喘。

取穴：列缺、大椎。

治疗经过及即时效果：经用泻法针刺大椎穴，针感向下传至十二胸椎部，上传至颈椎；针刺列缺穴时，针感循经上至胸膺部中府穴。用泻法行针 10 分钟后，开始喘减、冷汗止，持续行针半小时后，喘症明显缓解，气已平顺，脉率 86 次 /min，呼吸 30 次 /min，继留针 15 分钟后，患者喘平气顺，能讲话，精神好，脉率、呼吸已恢复正常。乃出针，未用其他药物，患者已能步行回家，整夜未发作，即时效佳。

病案三 吴某，女，40 岁，医生。1981 年 9 月 28 日上午 8 时初诊。

患者近几天来突发左肩关节及周围疼痛，活动受阻，局部肌热而未见红肿，初起病时，伴有身热恶寒等外感症候，舌淡红、苔薄黄，舌体有瘀点，脉弦滑。

辨证：肩痹。风寒湿邪，郁而化热，阻痹经络。治则：通络泄热除痹。

取穴：①尺泽（左）、曲泽（右）；②曲池（右）。

治疗经过：先用三棱针点刺曲泽、尺泽的浮络出血（宛陈则除之）。继用透天凉手法刺右侧曲池穴，进针得气后，先深后浅，用六阴而三出三入。皆细细搓之，紧提慢按，寒至徐徐举针，行针时胀感从曲池循经上传至肩，下传至中指，并有吹风样凉感，出针后观察半小时，仍有凉感，肩痛显著减退，即时效佳。1982 年 5 月 18 日随访，症状全消，至今未复发。

司徒老认为《灵枢·九针十二原》首节，以"小针之要"为纲，指出了运用毫针治病，必须坚持在辨证的基础上用针。后世"烧山火"手法治顽麻冷痹证是在《素问·长刺节论》所载"多发针而深之，以热为故"的刺法基础上发展起来的。"烧山火""透天凉"等手法，可随证选用。

三、补泻手法在急诊中的运用和观察

《灵枢·九针十二原》指出："凡用针者，虚则实之，满则泻之，宛陈则除之，邪盛则虚之。"《灵枢·经脉》亦指出："盛则泻之，虚则补之，热则疾之，寒则留之，陷下则灸之，不盛不虚，以经取之。"这些论述，是要求我们在临床中除注意运用经络理论指导选穴配方外，还必须注意从神、色、形、脉等方面对患者进行辨证，视其虚实而运用不同手法，这是提高针灸疗效的关键。

为了验证古人所提出的补泻手法的临床价值，从 1981 年 10 月至 1982 年 8 月我们曾对部分急诊患者进行治疗观察，强调先辨证，后循经取穴及定出虚补实泻的治则。在针刺治疗过程中，密切观察患者，达到临床症状消失，病脉消除，出现脉证具显著好转为准则，乃出针。我们认为这是可以提高针灸疗效的重要环节。兹将研究做法及结果分述如下：

（一）一般资料

在急诊室中选择胃脘痛、腹痛、风疹、心悸、淋证、闪腰、外感发热、哮喘、头痛、泄泻、痛经等病症共 111 例。其中年龄最大者 70 岁，最小者 9 岁。性别：男性 59 例，女性 52 例。将病案分为实证（泻法组）、虚证（补法组）和虚实夹杂（补泻兼施组）等三种类型。

（二）针刺手法

基本是按《黄帝内经》的补泻法。凡行补泻手法，必须在得气的基础上进行。因此，不论行补法、泻法或补泻兼施，进针后，首先候气，待针下沉紧，有"如鱼吞钩饵之沉浮"的感觉方可行补泻。《灵枢·九针十二原》指出"上守机"，就是提示医者注意针下"气"的有机活动。"邪气来也紧而疾，谷气来也徐而和"是提示我们，在临床上除注意四诊辨证外，尚须注意结合针下气至的情况来行补泻。

补泻操作：准确取穴后，以左手拇指在穴位上沿经循按推引，促其气至，右手持针，刺进皮下后，在浅层（卫分），候气，出现针下沉紧，便可运用"推而内之"的手法，先浅后深地用隐力将针徐徐推进，纳入1~2分，患者一般就会有酸胀感，再慢慢纳至一定深度，患者会有热胀或沿经传导感。若反应不明显者可依前法，再度行针。出针后，揉按针孔。

泻法操作：准确取穴后，沿经循按推引，促其气至；进针后，在深层（营分），候气，出现针下沉紧，即迅速插至一定深度，由深至浅地用隐力将针上提，即"动而伸之"的手法。并细细搓动针体，边捻边退，徐徐提至浅层，患者可出现酸胀或循经传导感，或针下凉感。若反应不明显者，可依前法再度施针，出针时，摇大针孔而不按。

导气法：《灵枢·五乱》指出："徐入徐出，谓之导气，补泻无形，谓之同精。"这种手法用于乱气相逆而致的病症或虚实不明显的病症。有时在补泻法中结合运用。此法易于将针感送至病所，操作时，在得气的基础上，徐缓而均匀地将针上下提插。

（三）治疗结果

1. **疗效标准**　以即时效果为主，结合追踪观察，分为优、良、一般、无效四级。

优：症状消失，当夜（天）未做其他治疗而症状未见复发者。

良：症状明显缓解，未做其他治疗而当夜（天）仅有轻微不适者。

一般：症状有所缓解，停针后或需配合其他疗法。

无效：针刺无效，用其他疗法。

2. 疗效分析　111 例中，有效 106 例，无效 5 例，总有效率为 95%。其中疗效优良者 89 例，优良率为 80%（表 2-1）。

表 2-1　运用补泻手法治疗急诊痛症 111 例疗效观察表

分组	总例数	疗效			
		优	良	一般	无效
泻法组	59	30	17	8	4
补法组	17	9	4	4	0
补泻兼施组	35	15	14	5	1
合计	111	54	35	17	5

（四）体会

1. 我们通过辨证运用补泻手法，对 111 例急症患者进行治疗，有效率达 95%，优良率 80%。

2. 首先进行明确的辨证，对证运用宜针、宜灸、宜补的方法。在针刺补泻手法的实践过程中，必须密切观察所治疗的病员临床症状消失，病脉消除，"脉""证"皆有显著好转，已达到补之则实，泻之则虚的有效准则，乃出针。这是提高针灸疗效的关键。

3. 我们是采用《黄帝内经》《难经》的补泻法。"得气因推而内之是谓补"，"动而伸之是谓泻"。据临床观察，此法能发挥较好的针刺调整作用，达到补虚泻实的目的。

4. 5 例无效患者中，除 1 例为 9 岁患者不能配合手法治疗外，有 3 例为高热患者：一为外感风热，一为胁痛（未排除胰腺炎），一为肺炎。有 1 例分析原因尚不详。这几例在退热及缓解症状上，未取得理想效果，从而启发我们，针灸退热会有一定作用，但不易即时显效。尤其是对有炎症病灶者，是否应反复多次针刺或需配合药物，有待今后继续研究。

第五节
针灸并用，善用灸法

　　我国唐代医学家孙思邈精通《黄帝内经》，擅用针灸方药，活人甚众，除在他所著《千金方》详述针灸医学以外，还绘制了正人、背人、侧人三幅全身经穴彩色挂图，并首创针灸歌诀，如"千金十要穴歌诀"等，用于传授后学。他同时提出了"为医知药而不知针，知针而不知灸，不足以为上医，必也药与针灸三者俱通，始可与言医已矣"。明代医家杨继洲编著《针灸大成》一书，其中在卷二杨继洲注解《标幽赋》"拯救之法，妙用者针"一节，杨氏指出"劫病之功，莫捷于针灸"，并云："一针、二灸、三服药。"又杨继洲注解《通玄指要赋》云"必欲治病，莫如用针"一节，杨氏指出治病之法，有针灸，有药饵，然药饵或出于幽远之方，有时缺少，而且有新陈之不等，真伪之不同，其何以奏桴功、起沉疴也。惟精于针，可以随身带用，以备缓急，从而反映了他对"一针、二灸、三用药"的个人见解，这是十分难能可贵的。《针灸大成》卷十一杨继洲医案中，共三十二例，其中单纯用针法治病者九例，用灸法治病者一例，用服药治病者四例，针灸与服药并用治疗者六例，针与灸并用治疗者十二例，从阅读杨氏医案总的看来，他是忠实贯彻"一针、二灸、三服药"中医传统思想方法的医学家。为了继承中医传统疗法，积极发挥针、灸治疗的优势，司徒老随身携带针灸工具几十年，针灸并用于应急处理急重病症，卓有成效。

一、司徒氏灸法

　　司徒老在长期临床实践中对于灸法的运用已形成自己的特色，从艾草选用、艾绒加工、艾灸方法，以及艾灸的适应证、禁忌证、注意事项等均有自己的见解和特点，我们称之为司徒氏灸法。

（一）灸法原料选用

灸法是用一种燃烧的物体如艾绒等接近皮肤一定部位，借着温热刺激达到治病或增强体力作用的治疗方法。

灸料主要使用的是艾绒，乃是将艾叶晒干捣碎，去掉渣滓制成，艾绒越陈越好，古书上有"七年之病，求三年之艾"的记载，就是说应使用陈艾来治旧病，好艾绒的特点为细软呈淡黄色，内无杂质，干燥易燃，灸时烟少，热度虽高而火力温和，因此在用灸法时，尽可能选择质量较好的艾绒作为灸料。

（二）艾绒加工

司徒老非常重视艾绒加工，主要是把粗糙的艾绒放在竹盆上用手反复推磨，不断筛选达到好艾绒的标准。

（三）艾灸方法

司徒老在灸法上主要用艾炷灸，其中，最有特色的灸法是压灸，有时用艾条灸和隔药灸。对无瘢痕灸，用于痹证、寒证、痰证，选用背俞穴、募穴、五输穴以及其他特定穴；瘢痕灸主要用于疑难病症如哮喘、肿瘤等。

（四）艾炷灸法的标准

艾炷灸以壮计数，是以壮年人为标准的意思，一般地讲，少则一至三壮，多至数十百壮。《医学入门》上说："针灸穴治大同，但头面诸阳之会，胸膈二火之地，不宜多灸。背腹阴虚有火者，亦不宜灸，惟四肢穴最妙。凡上体及当骨处，针入浅而灸宜少；凡下体及肉浓处，针可入深，灸多无害。"司徒老在临床上认为，病有久新，体有强弱，部位有宜忌，先后多少，均要适合。如新病灸炷宜大宜多，逐渐而小而少；久病艾炷宜小宜少，逐渐增大增多；头面胸肋宜小宜少，腹部腰臀宜大宜多，四肢末梢可酌量减少至中等大小。此外，还须注意时令的寒暖与地区的燥湿等不同情况。至于艾炷的大小，小炷如麦粒、雀粪，大粒如箸头、毛枣核，这是古法的规定，但在特殊情况下，如吐利失水，肢冷脉伏，或处穷乡僻壤，无法抢救，或将急剧衰脱，时不可待，若予隔盐灸法，炷宜大且多，不计壮数，以阳回脉起为度。

（五）关于灸法的适应证

司徒老认为"古人谓当灸不灸，留邪以成痼疾；不当灸而灸，未免焦筋伤骨"，确属至理名言。临床上，凡属急性实证具有高热的，确以针术为上；凡属慢性久病，阳气衰弱，如肺痨、痰饮、胃肠病、风寒湿者而不去致成痿痹等症，则非灸不为功；但不宜以虚实寒热而绝对化。至于灸炷之大小，用量之多寡，都需在临床斟酌，勿太过或不及，要以适合病症为原则。

（六）关于灸法的禁忌

一般认为禁灸孔穴如下，大致与刺禁所载相同：

哑门、风府、天柱、承光、临泣、头维、丝竹空、攒竹、睛明、素髎、禾髎、迎香、颧髎、下关、人迎、天牖、天府、周荣、渊腋、乳中、鸠尾、腹哀、肩贞、阳池、中冲、少商、鱼际、经渠、地五会、阳关、脊中、隐白、漏谷、阴陵泉、条口、犊鼻、阴市、伏兔、髀关、申脉、委中、殷门、承扶、白环俞、心俞。

司徒老认为以上四十五穴，与《黄帝内经》《针灸甲乙经》互有出入，虽未说明施灸有什么危害，但是古人之经验，当未可忽视，尤其如哑门、睛明、人迎等穴，确有不可灸的道理。但有些部位则不可拘泥，如少商灸治鼻衄，隐白灸治崩漏，心俞灸治肺痨、衰弱、羸瘦诸不足，确有奇效的事实。其他如颜面禁用火炷，因怕遗留瘢痕，有碍美观；至于经期胎产患者、孕妇等灸腹部穴位时亦要注意。

（七）司徒氏百会压灸法

1. **穴位** 百会。

2. **操作方法** 患者正坐或平卧，医者将患者百会头发向两侧分开（也可将局部一小撮头发剪掉），局部涂上万花油，置艾炷（约麦粒大）于穴位上并点燃之，待局部有灼热感时，医者用右手拇指将艾火压灭并停留片刻，使热力向内传。每次压灸 3～5 壮，每 3～5 天 1 次。

3. **适应证**　颈椎病性眩晕、低血压、梅尼埃病、脑动脉硬化、经期眩晕、神经衰弱、鼻咽癌放疗后、脑震荡后遗症、不明原因等引起的眩晕，证属虚寒或气血虚衰者，均可用。

4. **注意事项**　每次灸时艾炷要如麦粒或绿豆大小，且每次灸时应在原来的灸疮进行；灸后当天局部不能水洗；每次治疗完要注意保护灸疮清洁。

5. **百会压灸治疗眩晕的机制**　眩晕一症，历代医家多有论述，病因有肝阳上亢、肾精不足、气血亏虚、痰浊中阻、瘀血内阻等。朱丹溪力倡"无痰不作眩"，因痰浊中阻，阻遏经络，清阳不升，清空之窍失其所养，所以头目眩晕。百会为手足三阳、督脉和足厥阴之会穴，具有升阳豁痰、降浊开窍作用，是治疗眩晕的要穴。张登部等艾灸百会、天窗治疗中风偏瘫患者前后脑血流图分析发现，脑血流的若干指标均有显著变化，提示灸法有扩张脑血管，改善脑血管弹性，增加脑血流量的作用。周静玉等艾灸百会治疗眩晕症的临床和实验研究表明，艾灸百会能够扩张血管，增加脑部血流量，改善大脑的血液循环。因而，司徒老认为通过压灸百会，能有效改善脑部的血液循环、改善脑供血，从而达到治疗眩晕的目的。

（八）善用背俞穴灸法疗痼疾

司徒老在灸法上多遵循《灵枢·背俞》的观点，背俞穴多灸，常单独用灸法或针灸并用。如曾治疗一 60 岁女性患者，因慢性心功能不全出现胸闷气促并双下肢微肿，中医辨证为心阳不足，通过每周两次直接灸双侧心俞、膈俞、肾俞各 5 壮，半年后症状明显改善。

（九）化脓灸治疗疑难病

对疑难病治疗，司徒老常用化脓灸。如化脓灸肺俞、中脘、膈俞等治疗哮喘；化脓灸四花治噎膈、顽固性失眠；化脓灸三焦俞、脾俞、水分等治疗水肿、痛风；化脓灸肝俞、肾俞、脾俞等治疗肝功异常；化脓灸心俞、俞府治疗心律失常；化脓灸足三里、中脘、气海、绝骨、脾俞治疗放疗、化疗引起的贫血、白细胞减少；化脓灸四花、章门、中脘治疗腹部肿块等均取得较好疗效。

（十）司徒氏灸法的临床应用

1. **急性气管支气管炎** 悬灸：哑门，风池，肺俞。单用药艾悬灸，每次15分钟。

2. **慢性支气管炎** 直接灸：百劳（双），肺俞（双），中脘，每穴5～7壮。

3. **颈淋巴结核** 悬灸或直接灸：大迎、风池、曲池、合谷。悬灸，每次15分钟。若直接灸每穴5～7壮。

4. **贫血** 直接灸：鸠尾，脐中，大椎，大肠俞。每穴7壮。

5. **牙龈出血** 悬灸或隔盐灸：神阙悬灸每次15分钟，隔盐灸5壮。

6. **脑缺血** 直接灸：百会，哑门，肩井，支沟。每穴5～7壮。

7. **三叉神经痛** 悬灸：神庭，百会，脑户，曲差，头维，丝竹空，听会，大迎。每穴5～10分钟。

8. **偏头痛** 悬灸：头维，大迎，脑户，风池。每穴5～10分钟。

9. **肋间神经痛** 大杼、肝俞、俞府、步廊等直接灸，每穴5壮；神阙用悬灸，每次10分钟。

10. **坐骨神经痛** 环跳、大肠俞、足三里直接灸，每穴5壮；神阙用悬灸，每次10分钟。

11. **遗精** 关元、大肠俞、命门、足三里直接灸，每穴5壮；神阙用悬灸，每次10分钟。

12. **遗尿** 关元、肾俞、足三里直接灸，每穴5壮；神阙用悬灸，每次10分钟。

13. **阳痿** 命门、肾俞直接灸，每穴5壮；神阙用悬灸，每次10分钟。

14. **痛经** 上髎及局部痛处直接灸，每穴5壮；神阙用悬灸，每次10分钟。

15. 闭经 命门、足三里直接灸，每穴 5 壮；神阙用悬灸，每次 10 分钟。

（十一）病案举例

病案一 叶女士，47 岁，教师。1992 年 9 月 24 日初诊。

主诉：眩晕伴颈项疼痛 2 个月。

病史：病者于 1992 年 7 月始出现眩晕，伴颈项疼痛，头部转侧加剧，双手麻痹，胸翳（胸部闷痛），恶心，经多种方法治疗未见好转。检查：颈椎 3～7 两侧均有压痛，血压正常，舌淡暗、苔白润，脉滑。X 线片示"颈椎 3～6 骨质增生"。

中医诊断：眩晕、痹证，痰浊中阻型。

西医诊断：颈椎综合征。

治则：化痰降浊、通络止痛。

取穴：双风池，双丰隆，双新设，百会。

治疗经过：开始针刺风池、新设、丰隆，行泻法，治疗 3 次颈项疼痛及手麻基本消失，但眩晕、胸翳、恶心未减。9 月 28 日改用百会压灸，每次 5 壮，隔 3 天 1 次，共治疗 3 次，诸症消失，随访半年无复发。

病案二 黄女士，65 岁，退休工人。1992 年 12 月 12 日初诊。

病史摘要：患者因鼻咽癌，经化疗病情控制，时有耳鸣。6 天前突然眩晕，天旋地转，恶心，痰多而白，经某医院静注维生素 B_6、ATP 等，及服中药半夏白术天麻汤治疗无效。检查：血压 128/75mmHg，血常规正常，舌淡苔白，脉滑。

中医诊断：眩晕，痰浊中阻型。

西医诊断：鼻咽癌放疗后。

治则：豁痰降浊。

取穴：百会。

治疗经过：当天压灸百会 5 壮后，眩晕即刻减轻，无天旋地转感。12 月 14 日复诊时，眩晕明显好转，耳鸣、恶心消失，守原方治疗 2 次，眩晕消失，随访 8 个月未复发。

第六节
擅长子午流注针法

一、概述

　　司徒老认为皇甫谧是子午流注针法的倡导者。1700多年前，晋代皇甫谧把古代著名的三部经典著作，即《素问》《灵枢》《明堂孔穴针灸治要》作了一番整理，再结合他本人的临床经验编写成《针灸甲乙经》一书。原名《黄帝三部针灸甲乙经》，它是一部理论联系实际、有重大价值的针灸专书，一向被列为学中医必读的古典医书之一。此后，唐代医署开始设立针灸科，并把它作为医者必修的教材。公元701年在日本法令《大宝律令》中，明确规定用《针灸甲乙经》等医书作为学习医学和针灸学的必修课目。公元1136年，朝鲜政府正式规定以中国医书《针灸甲乙经》等作为学习医学针灸的必修课程。现在，世界针灸学会联合会也把《针灸甲乙经》列为必读的参考书之一。足见皇甫谧的《针灸甲乙经》影响之深远，受到各国的重视。

　　在《针灸甲乙经》卷之一"精神五脏论第一"，就指出了用针治病时，应观察患者精神活动和脏气虚实发病情况的重要性（凡刺之法，必先本于神）。在卷之一"五脏变腧第二"就指出："人有五脏，脏有五变，变有五腧，故五五二十五腧，以应五时。"并指出应时辨证取相应五输穴治疗的方法。在卷之一"气息周身五十营四时日分漏刻第九"，就论述了"岁有十二月，日有十二辰，子午为经，卯酉为纬。天一面七宿，周天四七二十八宿。房昴为纬，张虚为经。是故房至毕为阳，昴至心为阴。阳主昼，阴主夜。故卫气之行，一日一夜五十周于身，昼日行于阳二十五周，夜行于阴亦二十五周，周于五脏……问曰：卫气之在身也，上下往来无已，其候气而刺之奈何？对曰：分有多少，日有长短，春秋冬夏，各有分理，然后常以平旦为纪，夜尽为始。是故一日一夜漏水百刻，二十五刻者，半日之度也，常如是无已，日入而止，随日之长短，各以为纪。谨候气之所在而刺之，是谓逢时。病在于阳分，必先候其气之加在于阳分而刺之；病在于阴分，必先候其气之加在于阴分而刺之，谨候其时，病可与期；失时反候，百病不除。"这就着重指出辨证择时选穴治疗的重要性。

《灵枢经》是把卫气运行的情况，编入卷之十一"卫气行第七十六"。而《针灸甲乙经》则把《灵枢经》阐述卫气运行的情况，编排在卷之一，因而突出说明病在于三阳，必先候其气之在于阳分的时机而刺之；病在于三阴，必先候其气之在于阴分的时机而刺之。由此可见，皇甫谧作为"子午流注针法"的倡导者，是值得我们好好学习的。

癸亥年季夏戊申之日戊时（1983 年 6 月 20 号晚上 7 点到 9 点），我们在急诊室诊治一名学生，李某，男，22 岁，因当天参加宴会，喝酒过多而出现胸腹满闷，呕吐食物，烦躁不宁。诊见面赤、唇舌红，神志欠清，呈急性面容，脉洪数。治则：平调胃气，泻火苏厥。治疗经过及结果：经我们运用子午流注纳甲法，取开穴"束骨"，开返本还原开穴"冲阳"，双侧用泻法刺之。进行针刺治疗时，患者大声暴躁地呼叫，施行泻法操作 15 分钟后，上述症状已消失，继续行针 15 分钟，脉象已转为平缓，乃出针，完全没有使用其他药物，患者便应针而愈。

按：本病因伤食醉酒而出现神志暴躁之阳证。病邪在于三阳之阳分，时逢癸亥年、季夏、戊申日、戊时，属阳日阳时，开足太阳经之输穴束骨，并当天返本还原足阳明胃经之原穴冲阳。所以我们认为"病与穴相宜"，便选取上述逢时的开穴，用泻法刺之。在针刺的实践中，通过针下辨气，迎其经气来盛之时机，运用疾入徐出，得气"动而伸之"的泻法以泻其盛之阳邪，以平为期。因而获得满意的疗效，从而体会皇甫谧重视人与自然统一的整体观。对《灵枢经》"天人相应"的理论有所发挥，强调辨证逢时循经选取相应的五输穴针灸治疗的观点。所以我们认为皇甫谧这一观点对于子午流注针法理论基础的形成，起到了最古老的倡导作用。希望进一步通过实践、认识、再实践、再认识的提高，向继承与发扬中医学的道路大踏步前进。

司徒老对时辰针法研究尤其深刻。他认为人体是一个统一整体，人和自然也是一个统一整体，这是中医的整体观。子午流注等逢时针灸法，就是中医学天人相应的整体观在针灸治疗学上的具体运用，每一个穴位既具有非特异性的一方面，又具有特异性的一方面。穴位的非特异性说明逢时开穴可以取效，穴位的特异性说明逢时加上辨证循经开穴则疗效更速。这好比行船既找到一条通往目的地的最捷航线，又顺风顺水，这样船的航行速度当然比一般情况快得多。这里穴位的特异性可比航线，逢时就好比顺风顺水。司徒老认为，逢时辨证循经取穴治疗痛证是科学的、合理的。

《灵枢·卫气行》指出："谨候其时，病可与期，失时反候者，百病不治。故曰：刺实者，刺其来也；刺虚者，刺其去也。此言气存亡之时，以候虚实而刺之。是故谨候气之所在而刺之，是谓逢时。在于三阳，必候其气在于阳而刺之；病在于三阴，必候其气在阴分而刺之。"认为辨证逢时循经取穴是运用子午流注针法、灵龟八法和飞腾八法的关键。使用时辰针法既要考虑逢时选穴，又需考虑穴位治疗的相对特异性，使所开之穴位主治合乎病情，辨证又逢时，疗效相得益彰。司徒老认为子午八法是在辨证循经取相应的五输穴和辨证取相应的八脉交会穴的基础上形成的，故辨证逢时循经开穴是其科学内容。临床证明辨证逢时开穴疗效比单纯逢时而不重视辨证或单纯辨证而不重视逢时的疗效为优，所以针灸临床工作者应该做到"逢时不忘辨证，辨证注意逢时"。另外，通过临床实践表明，子午八法对新起病、暴发病、慢性病急性发作、脏腑功能失调，疗效较佳。正如《子午流注针经》所云："知本时之气开，说经络之流注……移疼住痛如有神，针下获安，暴疾沉疴至危笃，刺之勿误。"其中子午流注纳甲法最宜应用于病新发者，如逢时开曲池治高热，开束骨、冲阳治胃痉挛所致的腹痛、肾结石所致的肾绞痛，逢时开阳陵泉治胆囊炎、胆石症引起的胁痛，均可取得明显效果。子午流注纳子法，最宜于慢性病定时施治，如心肾不交所致的失眠、神经衰弱，可以戌时补复溜、泻大陵，各种类型心脏病所致的心悸，均可于午时针神门治之。灵龟八法最宜用于各种痛证，一般采取父母、夫妻、男女、主客相配，使接气通经疗效更佳，如公孙配内关治胃脘痛，外关配临泣治少阳头痛等。飞腾八法对某些痛证，往往有一针见效之妙。

二、运用时辰针法的 10 条规律

司徒老在运用时辰针法治病过程中，总结了 10 条规律：

1. 阳日阳时开阳经，阴日阴时开阴经的规律 《子午流注说难》指出："何谓流，阳日开阳时阳穴，依相生次序，仍流在阳日阳时之谓也。何谓注，阳日阳时取穴不足，则转注而取阴日之阳时。反言之，阴日阴时取穴不足，则转注而取阳日之阴时，均谓之注，流与注不同。"总之，其精神实质就是"阳日阳经引气先行，阴日阴经引血先行"。

阳日是指甲丙戊庚壬等日，阳时是指子寅辰午申戌等时，如甲戌时开足窍阴，甲日为阳日，戌时为阳时，胆经为阳经，足窍阴为胆经之井穴，该日为胆引气行。阴日是指乙丁己辛癸等日，阴时指丑卯巳未酉亥等时，如乙日酉时开大敦，乙日为阴日，酉时为阴时，肝经为阴经，大敦为肝经之井穴，该日为肝引血行，余皆仿此。

案例 李某，女，24 岁，工人。因右下腹持续性疼痛一个多小时而于 1984 年 1 月 10 日晚上 9 时 45 分来急诊。

病史摘要：患者来诊的当天早上自觉畏寒，发热，脐周不适，继则右下腹部持续性疼痛，恶心欲呕，有里急后重之感，自述 1981 年曾患阑尾炎住院保守治疗。检查：体温 37.3℃，神清，面色苍白，腹部不紧张，麦氏点压痛，反跳痛不明显，腰大肌试验阳性，肠鸣音正常，舌尖红苔少，脉弦。血常规：WBC（白细胞）9×10^9/L，N（中性粒细胞百分比）为 68%，L（淋巴细胞百分比）为 20%。

辨证：腹痛（瘀滞型）。

治则：行气止痛。

治疗经过：用子午流注纳甲法取涌泉，双穴用泻法，有胀痛感，持针操作 15 分钟后汗出，右下腹部疼痛明显减轻，面色转红，能自行下床行走。随后给予大柴胡汤加味两剂，第三天来诊时告知自针灸后一直无疼痛，服两剂中药后，大便三次，为溏便，诸证消失，已照常上班。

2. 刚柔相济，阴阳相共的规律 子午流注纳甲法运用这一规律，当值日经所开之穴为主穴，和之相合的经所开之穴为客穴，主客可以相配使用，也可以互用，称为夫妻相配或主客相配。甲己相合、乙庚相合、丙辛相合、丁壬相合、戊癸相合，这是根据天干配五行的理论提出来的，如甲日未时主穴为尺泽，己日未时客穴为鱼际，两者相互为用。若主穴闭可开客穴，如甲日亥时，主穴为闭穴，则客穴开中封；客穴闭，可开主穴，如己日丑时客穴为闭穴，可开行间。灵龟八法也运用这一规律，如开公孙穴同时也开内关，公孙为父，内关为母，称为父母相配；后溪为夫，申脉为妻，称为夫妻相配；临泣为男，外关为女，称为男女相配；列缺为主，照海为客，称为主客相配，概属刚柔相配，阴阳相贯。

（1）上下相应配穴是根据八法的所属阴阳契合八卦属性，即一阴一阳"刚柔相济以相合"的原则，而采用上肢穴位配合下肢穴位的方法。

（2）左右对应配穴是根据九宫数字错综交会的道理，采用左右对应配穴的方法。

案例 葛某，男，20岁，工人。1983年8月16日晚上8时因上腹部疼痛3天，加重1天急诊。

病史摘要：患者于3天前出现上腹部疼痛，拒按，反酸嗳气，来诊当天疼痛加重，小便色黄，痛甚时汗出，有3年胃脘部疼痛病史。检查：BP（血压）：110/70mmHg；上腹部及脐周压痛，以上腹部明显。舌质红，苔黄厚而干，脉弦略数。

辨证：胃脘痛（气滞实热证）。

治则：泻胃热，理气止痛。

治疗经过：来诊为丙子日，时辰为戌时，按灵龟八法开公孙（双），并取内关（双），为上下相配取穴，均用泻法，有胀麻感，行针操作30分钟，腹部疼痛完全消失，复查腹部无压痛，脉象由弦数已转缓，应针获安。

3. 逢时补母泻子的规律 这一规律主要应用于子午流注纳子法，它是根据十二经所属五行，将各穴在井荥输经合中所相配的五行相互联系起来，从五行相生的规律中，构成母子关系，并根据十二经配合十二时辰，按"虚则补其母，实则泻其子"的治疗原则，凡十二经脉中的阴阳失其平衡，在某经循行线路及其相连脏腑出现邪盛正衰的各种疾患时，都可以通过该经的子母穴，补虚泻实，恢复阴阳平衡。在运用时，泻其子宜在本经当旺之时，补其母宜在本经已过而渐衰的一个时辰施治。

案例 李某，女，24 岁，工人，因头顶疼痛，精神疲倦 2 天而于 1983年 8 月 9 日晚上 7 时 50 分来诊。

病史摘要：诊时症见身体瘦弱，头痛，以头顶疼痛较甚，下午低热，腰部酸痛，手心热，尿赤，无汗，舌尖红、苔薄少，脉细数略弦。

辨证：头痛（内伤肾阴虚头痛）。

治则：补肾水，泻心火。

治疗经过：晚上 7 时 50 分为戌时，按子午流注纳子法取大陵（双）行泻法，复溜（双）行补法。针大陵麻胀感向肘部传导，针复溜有胀感向小腿内侧传导，行针操作 20 分钟，头痛完全消失，精神转佳。

4. 逢时应用补虚泻实手法的规律 有些逢时针法，本身就包含补泻之义在内，如纳子法，而有些则需根据病情施行一定的补泻手法。司徒老在急诊治疗 417 例痛证中，用泻法 295 例，占 70.74%，用补法 64 例，占 15.35%，补泻兼施者 58 例，占 13.91%。

案例 叶某，男，28 岁，工人，1983 年 7 月 21 日晚上 8 时来诊。

病史摘要：发热，头痛，咽喉痛，周身骨痛，无汗，舌质红苔白，脉弦。

辨证：外感头痛，为风热之邪所致。

治则：疏解风热表邪。

治疗经过：是日为庚戌日，其时为戌时，按灵龟八法开足临泣，并取外关，为男女相配开穴，双侧行泻法，反复行针，当针退至天部时患者有全身发凉感，针 15 分钟后，头痛消失，针前体温 38.1℃，针后体温降至 37.3℃，诸症明显减退，精神转佳，脉象变缓。

5. 多种逢时开穴法综合应用规律 如戊日壬戌时纳甲法开束骨、冲阳，可配纳子法开穴大陵，二者均为逢时开穴。

案例 邓某，男，49 岁，教师，住本院。因左腰部及小腹绞痛 2 小时而于 1983 年 9 月 2 日晚上 8 时急诊。

病史摘要：患者下午 6 时许开始左腰部绞痛，继则出现小腹部绞痛，连及两少腹，有下坠之感。来诊时呈急性痛苦面容，弯腰按腹，坐卧不安，面色发青，眩晕欲倒，不能自持，小腹拒按，左肾区明显叩击痛，舌质红苔黄干，脉弦。

辨证：石淋。

治则：调气止痛。

治疗经过：是日为癸巳日，壬戌时，子午流注纳甲法为闭穴，戊癸相合，客闭开主，取戊日壬戌时开束骨，冲阳。戌时为心包经所旺之时，心包经属心系，下络上中下三焦，故加用纳子法开穴大陵，行泻法，疼痛随即缓解。

6. 辨证逢时治疗规律 辨证逢时是运用子午流注针法、灵龟八法和飞腾八法的核心。在针灸时既考虑逢时选穴，又考虑穴位主治的相对特异性，使所开穴位的主治合乎所患疾病，辨证又逢时，相得益彰。

案例 黄某，女，35 岁，农民，1984 年 4 月 12 日上午 11 时来诊。

病史摘要：心悸气促 4 个月，伴有眩晕，纳少，全身疲乏无力，有腰痛及关节疼痛史。查体：面色萎黄无华，眼眶微黑，颈静脉怒张，心律齐，心率 84 次 /min，心界向左扩大，心尖区可闻及Ⅲ级收缩期杂音和Ⅱ级舒张期杂音，肝肋下 2cm，双下肢无水肿，舌质淡红、苔白，脉滑。超声心动图提示：二尖瓣狭窄，未排除轻度闭锁不全。

辨证：心悸（心气虚）。

西医诊断：风湿性心脏病，二尖瓣狭窄。

实验室检查：心脏向左扩大，心功能Ⅱ级。

治则：补益心气。

治疗经过：辨证逢时循经开穴，是日为丙子日，其时为午时，为心经所旺之时，子午流注纳子法取原穴神门，行补法，局部有胀麻感，无传导，行针操作 10 分钟，患者气促减轻，乃出针。

7. 按时开穴加配穴的治疗规律 按时开穴加配穴治疗就是在气血流注按时开穴的基础上，根据病情，酌情选配其他与病情相适宜的腧穴治疗之，这样不但不影响流注针法的规律，反而增加治疗效果，但配穴不宜过多，否则互相干扰，反会使疗效减低。其选配原则，皆可先取流注开穴，后配局部循经或经验证有效的腧穴针治之。如陈某，女，45岁，工人。1983年7月5日晚上8时因头痛眩晕间歇性发作，每次发作持续月余。就诊时按子午流注纳子法，该患者每天晚上7~9时来治疗，针复溜，用补法留针30分钟，后配灸百会，直接灸10壮，经3次治疗后眩晕头痛明显减轻，双下肢迈步较前有力。

案例　李某，男，35岁，工人，因头顶胀痛2天而于1983年8月4日晚上9时5分就诊。

病史摘要：患者来诊的前一天头顶胀痛，有搏动感，恶心呕吐，甚则心胸部位也疼痛，呼吸时加重，疼痛持续时间轻则3~4小时，严重则达20多个小时，伴有畏寒，但无发热，无耳鸣，有类似病史已3~4年，舌质淡红，苔白厚，脉滑。

辨证：头痛（痰瘀内阻）。

治则：化痰活血，通络止痛。

治疗经过：是日为甲子日，其时为戌时，按子午流注纳子法宜开大陵，再配膈俞，大陵反向泻法，局部有麻胀感，15分钟后出针，灸膈俞（双）、中脘各3壮，经针灸后头部疼痛明显减轻。

按：《灵枢·经脉》云心包"主脉所生病"。大陵为心包经之原穴，用泻法以心包经当旺之戌时疏通其脉气。血会膈俞，灸膈俞以温通血脉，使瘀滞得通，配中脘化痰健脾而头痛顿减，为证治合拍。

8. 根据病情定时开穴规律　病有虚实缓急，而腧穴又有其主治范围，如遇慢性疾病，而按病开穴的腧穴，又与病情不相适应，此时为提高疗效，在不影响病情的原则下可以采用"定时治疗"的方法，选择流注经穴与病情相适的时间进行治疗。

案例　许某，男，32岁，教师。1983年7月25日下午7时30分因失眠20余年来诊。

病史摘要：患者失眠约20年，伴迷离多梦，颠顶疼痛，记忆力减退，面容憔悴，咽部疼痛，腰痛耳鸣，经常夜寐 2 ~ 3 小时，严重时通宵达旦未能入睡，膻中部位可见如拇指大小的色素沉着（疾病反应区），舌尖红苔薄白，脉沉细。

辨证：不寐，心肾不交所致。

治则：滋水济火。

治疗经过：子午流注纳子法定时开穴，心属火，心火盛宜泻其子，故选用心包经之输土穴大陵，于心包经经气当旺之时行泻法，双穴同用。肾属水，虚则补其母，故于肾气已衰的戌时补其经金穴复溜，双侧行补法，每次留针 30 分钟，经 6 次治疗后患者睡眠转佳，每天能睡 6 ~ 8 小时，咽部疼痛亦随之减退，出院后 1 月余，曾来信告知未见反复。

9. 本原相合取穴规律　原穴是脏腑原气经过、留止的部位；合穴则为四肢经气逐渐汇聚的部位。相伍为用可增加本经的气化作用，用于虚证颇益。

案例　马某，女，45 岁，工人，因腹痛腹泻 1 天而于 1983 年 10 月 19 日上午 8 时 40 分就诊。

病史摘要：患者于 10 月 18 日晚，饮糖水后即觉腹部疼痛，继则腹泻 4 次，为稀溏便，喜按，伴脐周疼痛，舌淡苔白，脉弦缓。

辨证：腹痛（虚寒型）。

治则：理气和胃。

治疗经过：上午 8 时 40 分为辰时，辰时为胃经所旺，应泻厉兑，但本症为虚寒，故取胃经原穴冲阳（双）及合穴足三里（双），针左足三里针感向足底传导，针右足三里有酸胀感上下传导，针双冲阳有酸胀感，行针 20 分钟，腹痛完全消失，无压痛。次日回访：患者自针灸后未服任何药物，腹泻已完全停止，无明显腹痛，取效显著。

10. "病浅刺浅，病深刺深"的规律　《灵枢·终始》云："脉实者，深刺之，以泄其气；脉虚者，浅刺之，使精气无得出，以养其脉，独出其邪气。刺诸痛者，其脉皆实。""病痛者阴也，痛而以手按之不得者阴也，深刺之。病在上者阳也，病在下者阴也，痒者阳也，浅刺之。"说明病邪深宜深刺，病浅宜浅刺。司徒老认为，在应用逢时开穴治疗过程中，掌握好针刺的深浅，是提高针灸疗效的另一个重要环节。

案例 韦某，女，27 岁，工人，因剑突下疼痛 3 小时而于 1983 年 10 月 26 日下午 7 时 50 分急诊。

病史摘要：患者当天下午 4 时出现剑突下疼痛，有上顶之感，恶心呕吐，皆为胃内容物，伴有头部觉热，汗出，口淡，尿黄，上腹部拒按，舌淡红，苔白，脉沉弦细。

中医辨证：胃脘痛（实寒）。

治则：散寒止痛。

治疗经过：是日为丁亥日庚戌时，按飞腾八法开双侧外关，用泻法，深刺之，双手有麻痹感，针 10 分钟后腹痛完全消失，剑突下无压痛。

按：证属实寒，宜深刺之，逢时开穴行泻法，效如桴鼓。如窦氏所说："除疼痛如手拈"。

三、子午飞灵钟的编制和使用

工欲善其事，必先利其器。司徒老查阅了全国各地的子午流注推转盘及推算方法，但应用起来仍感到不方便，尤其是在急诊室，不但要求迅速而准确地找到开穴，而且要求几种方法联合应用才行，这就促使司徒老编制一个简单快捷的应用工具，子午飞灵钟就是在这样的情况下应运而成。此钟的特点是在同一个图中，能迅速找到该时辰子午流注纳甲法、纳子法、飞腾八法和灵龟八法所开之穴位，故对针灸临床、科研、教学有一定意义。

（一）制作方法

把子午流注纳甲法、子午流注纳子法、飞腾八法和灵龟八法四种方法所该开穴位，共同列于一个分为五等分的 23 环的圆盘之中，5 条分开线上标着 23 环所代表的意义，顺序为日期的日干、时辰、主穴、原穴、客穴、原穴、泻法、补法、本穴、原穴、飞腾（飞腾八法）及灵龟八法来诊的 12 个时辰（图 2-1）。

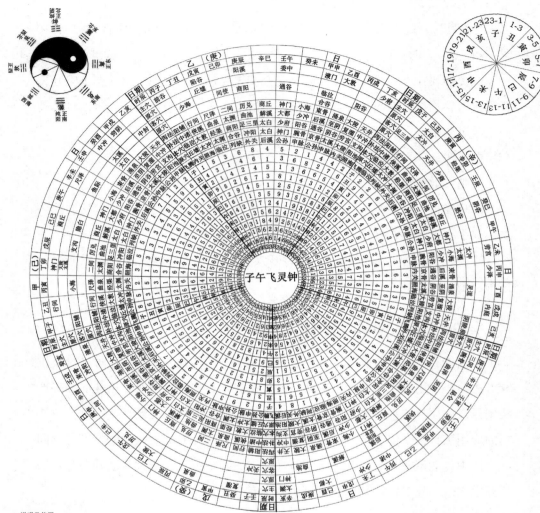

司徒铃 针灸传薪集

图 2-1　子午流注、飞腾八法和灵龟八法开穴示意图

说明及使用

第1环：为日期，用于代表子午流注、飞腾八法来诊日期。
第2环：1.用于代表子午流注、飞腾八法来诊的时辰；
　　　　2.用于代表灵龟八法来诊的日期。
第3环：为子午流注纳甲法所开的主穴。
第4环：为子午流注纳甲法所开的原穴（其中甲乙丙丁戊日用第3、4环）。
第5环：为子午流注纳甲法所开的客穴。
第6环：为子午流注纳甲法所开的原穴（其中己庚辛壬癸日用第5、6环）。
第7～10环：为子午流注纳子法所开的穴（包括泻法取穴、补法取穴、本穴、原穴）。
第11环：为飞腾八法所开的穴。

第12～23环：为灵龟八法开穴，其数字代表的意义见八法歌：坎"1"联申脉，照海坤"2""5"，震"3"属外关，巽"4"临泣数，乾"6"是公孙，兑"7"后溪府，艮"8"系内关，离"9"列缺主。

举例：
1987年11月23日（查对为丙子日）下午3时15分（申时）来诊。
使用子午飞灵钟，应先在第1环日期之中找出丙日栏，并在第2环时辰之中找出申时，便可将本钟的长针摆在丙日申时这一栏。

1.子午流注纳甲法开穴：对应第3环开少泽穴。
2.子午流注纳子法：对应第7环开束骨穴（泻法）；对应第8环取后溪穴（补法）；对应第9环取通谷穴（本穴）；对应第10环取京骨穴（原穴）。
3.飞腾八法开穴：对应第11环开内关；再把本钟的短针摆在"丙子"二字这一栏（因第二环的干支是可用于代表灵龟八法来诊日期的），当天的时辰可在分隔线上找出。
4.灵龟八法开穴：对应第20环"1"开申脉。
本时辰所开之穴，都已全部显示在本钟长针栏和短针栏所指出处。临床上可依据辨证施治原则，随证选取"穴与病相宜"的按时开穴治疗。

090

（二）使用举例

求 1984 年 11 月 9 日下午 1 时 30 分子午流注纳甲法、纳子法、飞腾八法、灵龟八法该开何穴。

根据计算或者干支日历表得知 1984 年 11 月 9 日为丁未日，下午 1 时 30 分为未时，子午流注纳甲法在第 1 环找出丁日，在第 2 环找出未时，对应第 3 环开少冲穴。纳子法在同一行第 7 环开小海穴（泻法），补法在申时第 8 环开后溪穴。病属不虚不实或补泻时辰已过则在第 9 环开本穴阳谷，或第 10 环开原穴腕骨。飞腾八法则在同一行第 11 环开照海。灵龟八法则在第 2 环找出丁未日，在分开线上找出未时，对应为"2"，又为照海。

可以说，司徒老运用子午流注针法是融辨证逢时、经络气血阴阳、病位浅深、补泻手法为一体，移疼住痛针如神，暴病沉疴应取效。如司徒老运用子午流注取穴对 417 例急诊痛证进行临床观察，总有效率为 93.29%，显效率为 72.9%。其选用辨证逢时开穴组 209 例、循经取穴组治疗 104 例、逢时开穴组 104 例，它们的显效率分别为 80.86%、66.35%、63.46%，经用 Ridt 分析法分析，$P < 0.05$，存在显著性差异。表明辨证逢时开穴治疗痛证的疗效均高于循经取穴和逢时开穴。在应用过程中，除了要注意准确取穴外，还要注意辨证循经取穴和操作方法，尽可能做到"病与穴相宜"。

四、子午流注取穴治疗急诊痛证 281 例临床研究

司徒老从 1983 年 6 月至 1984 年 1 月于临床教学培养研究生的工作中，在一附院急诊室运用辨证论治的原则，应用中医古典子午流注、灵龟八法、飞腾八法，进行辨证逢时开穴治疗常见的急诊痛证，在针刺治疗过程中，密切观察所治疗的患者针刺补虚泻实的针感，使气至病所，遵循"刺之要，气至而有效"的医理，以获得临床症状消失，脉象显著好转为准则。

（一）一般资料

病案选择：急诊腹痛、胃脘痛、咽喉痛、头痛、胸胁痛、腰腿痛等几种常见痛证皆列为治疗对象，共计治疗 281 例，其中男 141 例，女 140 例，年龄最小 13 岁，最大 83 岁，平均年龄 32 岁。

（二）治疗方法

常见急诊痛证，首先审因辨证，定出治则和治疗方法后，结合患者来诊时的时干支推算子午流注纳甲法、灵龟八法、飞腾八法当时开某穴，对所治疗的患者，是否"穴与病相宜"。应用辨证逢时循经开穴治疗的方法。我们运用这个方法治疗，是完全没有配入其他穴位进行观察的。

如患者于 1984 年 6 月 15 日上午 8 时 15 分来诊。当天是庚辰日，8 时 15 分是辰时。

子午流注纳甲法庚辰日辰时开商阳穴。

子午流注纳子法辰时足三里补。

子午流注纳子法辰时厉兑泻。

子午流注纳子法辰时冲阳原穴。

飞腾八法庚辰日辰时开外关穴。

灵龟八法庚辰日辰时开照海穴。

（三）疗效标准

止痛：疼痛完全消失，已完全无压痛；显效：疼痛基本消失，压痛基本消失；好转：疼痛症状减轻，尚须配合治疗；无效：症状体征未改，改用他法治疗。

（四）疗效观察

在针灸治疗 281 例中，以即时疗效为主，结合追踪观察。总有效率为

95.7%，止痛显效率为 77.6%。

（五）病案选介

病案一　甘某，男，38 岁，工人。1983 年 10 月 19 日下午 7 时 35 分急诊。

主诉：上腹部剧痛已持续 4 小时 30 分。

病史摘要：面色青，汗出，四肢冷，伴有恶心，呕吐，吐出胃内容物，舌质淡红，苔白，脉沉弦。查体：腹部平软，上腹部有明显压痛，无反跳痛，肝脾未触及，心率 70 次 /min，血压 130/76mmHg。

辨证：胃脘痛，感受寒邪，因气机不通所致。

治则：祛寒邪，行气止痛。

治疗经过：来诊时为癸酉日、戌时。运用子午流注纳甲法"戌癸合日互用"的原则，开束骨穴，并取返本还原开胃经的原穴冲阳。我们认为选取束骨、冲阳二穴，便是"穴与病相宜"的辨证逢时开穴治疗。针刺治疗时，针感沿胃经上传至腹部，气至病所，10 分钟腹痛开始减轻，用泻法行针 20 分钟，腹痛已完全消失，经复查腹部已无压痛，脉转平缓，乃出针，遂应针获得止痛显效，而告临床治愈。

病案二　徐某，女，50 岁，教师。1983 年 11 月 10 日上午 9 时 10 分住院。

病史摘要：胃脘间歇性剧痛已半天，昨晚彻夜未眠，诸药未能缓解，诊得面色无华，语声低微，口唇淡白，舌质暗淡，苔白稍厚，脉虚弦。曾检查诊为胃窦炎合并胃黏膜脱垂症。

辨证：胃脘痛，中阳不足，触及寒邪，引发胃痛。

治则：行气祛寒，和胃缓痛。

诊疗时为壬寅日己巳时，按飞腾八法开申脉穴，我们认为取阳跷脉之交会穴申脉，用补法刺之，可以通行阳气，发挥扶正祛邪的作用，因而针刺治疗时，患者自觉有一股气，从下肢外侧直达上腹部，出现气至病所后，整个上腹部有温暖之感，3分钟后腹部疼痛缓解，10分钟后腹部疼痛已完全消失，脉转平缓，乃出针。应针而获显效。

病案三 李某，男，23岁，农民。1984年1月11日下午7时15分急诊。

病史摘要：头痛，咽痛，恶寒发热，周身骨节疼痛已1天。检查：体温37.7℃，咽充血，面微赤，舌质淡红，苔微黄，脉浮数。

辨证：感冒头痛，风热阳邪所致。

治则：疏散风热阳邪。

治疗经过：来诊时为甲辰日、甲戌时，"甲日戌时胆窍阴"（见《子午流注逐日按时定穴歌》）。通过辨证，本病是外感邪在阳分，我们认为选取足少阳经窍阴穴，便是"穴与病相宜"的辨证逢时开穴治疗，因而泻法针刺窍阴穴15分钟，头痛、咽痛诸症均已消失，体温下降为37.2℃，脉已平缓，乃出针，应针而获得显著的疗效。

（六）体会

子午流注、飞腾八法、灵龟八法辨证逢时开穴治疗，对常见急诊痛证，暴发病，慢性病急性发作，病新发，脏腑功能失调而引起的痛证具有一定的疗效。临床上运用古典逢时开穴治疗，针感较显著，不少患者出现飞经走气，气至病所，气至而有效，疼痛即时缓解。

司徒老在运用子午流注取穴法治疗的过程中，强调必须掌握"穴与病相宜"，这是提高针灸疗效的关键。本组281例中"穴与病相宜"为177例，占总数的62.99%。例如诊为风热阳邪所致的外感头痛，认为选取三阳经的五输穴，便是"穴与病相宜"的辨证逢时开穴治疗。按八法取穴方面，外感头痛每选用申脉，后溪或选用外关、足临泣。咽喉痛每选用列缺、照海，腹痛、胃脘痛每选用公孙、内关。例如某患者外感头痛于1984年6月15日上午8时来诊，按当天庚日辰时飞腾八法开外关穴，通过辨证认为选取外关（可配足临泣）是"穴与病相宜"，就是进行辨证逢时开穴治疗。在应用灵龟八法、飞腾八法中，我们在临床上是依照古法运用父母、男女、夫妻、主客相配取穴，公孙与内关相配，申脉与后溪相配，列缺与照海相配，外关与足临泣相配，显效较佳。《子午流注针经》认为此法相配可达到上接而下引，接气通经，提高疾病治愈率。我们在辨证逢时循经开穴治疗的同时，还着重运用《黄帝内经》"盛则泻之，虚则补之，病浅刺浅，病深刺深"的技术操作。本组 281 例中用泻法治疗者 196 例，占 69.75%，说明痛证多见属实之脉象。实证占大多数，故对痛证大多数以泻法为主，子午流注辨证逢时开穴治疗是中医学天人相应的整体观在针灸治疗学上的具体运用，是《黄帝内经》辨证逢时取十二经五输穴治疗的发展。

第七节
精于针灸特色技术

一、司徒氏针挑

　　司徒氏针挑是在人体特定部位或腧穴上，用"特制针挑针"挑刺，挑断皮下的白色纤维样物或适当放少量血，用以治疗全身疾病的方法。它是传统针灸术的治疗方法之一。

　　《灵枢·官针》云："病在经络痼痹者，取以锋针""病在五脏固居者，取以锋针""半刺者，浅内而疾出针，无针伤肉，如拔毛状，以取皮气，此肺之应也""络刺者，刺小络之血脉"。而"针挑"一词首见于晋代葛洪《肘后备急方》："针挑取虫子。"

　　宋代《桂海虞衡志》载有广西少数民族治疗疾病的简便疗法，言"草子，即寒热时疫，南中吏卒小民，不问病源，但头痛不佳，谓之草子，不服药，使之锥刺唇及舌尖出血，谓之挑草子"。清代郭右陶《痧胀玉衡》记有"一应刺法，不过针锋微微入肉，不必深入"。后来针挑多用于治疗疳积、挑痔、挑喘等，在民间广泛流传。

　　司徒氏针挑是古代"锋针疗法""半刺法""络刺法"的综合发展。

（一）常用针挑用具

　　司徒老常用的针挑用具为钩状针挑针（图 2-2）。

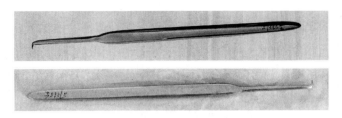

图 2-2　钩状针挑针

（二）司徒氏针挑方法

针挑可选用三棱针或"钩状针挑针"。若选用三棱针，先选好针挑点（或腧穴），常规消毒后，用三棱针将表皮纵向挑破 0.2 ~ 0.3cm，再深入皮下将皮下白色纤维样物挑起，做左右挑拨动作或将纤维样物挑断，然后再按上法进行第二针，重复动作直到把针挑点的皮下纤维组织完全挑断，再进行消毒并盖上无菌纱块、胶布固定。若选用钩状针挑针，选好针挑点或穴位常规消毒后，再用 1% ~ 2% 利多卡因于针挑点皮下注射呈皮丘状，每点约注射 0.05 ~ 0.1ml 药物，然后用钩状针挑针的针尖对准皮丘最高点横向挑破皮肤约 2mm，再在伤口深部做旋转牵拉动作，把皮下白色纤维样物挑断。按上法动作进行第二针，重复针挑动作 5 ~ 10 次，直到完全挑断皮下纤维样组织为止，再进行消毒，盖上消毒纱块，贴上胶布即可。一般每周针挑 1 ~ 2 次。

（三）司徒氏针挑的治病原理

针挑疗法源于《灵枢·九针十二原》"满则泄之，宛陈则除之，邪胜则虚之"。中医认为，人之气血在脉管流行，顺流不息，如环无端，才能充养周身脏腑、皮肉筋骨，保持阴阳平衡，若气血流通不畅，瘀积于脉络，脏腑四肢百骸濡养不足，则产生多种多样的病理症状。针挑疗法是基于"宛陈则除之"的法则，以通为用，以通为调理，在人体皮部经络针治点上针挑，挑断皮下纤维组织样物或适当放少量血，不但可以疏通经气，且可清除瘀滞，使气血流通，清除有害代谢物质，以保证经气流畅无阻，脏腑四肢百骸得以滋润而功能盛旺，疾病乃除。正如《灵枢·经脉》所说"脉道以通，血气乃行"。《素问·调经论》所言"五脏之道，皆出于经隧，以行血气，血气不和，百病乃变化而生""神有余，则泻其小络之血，出血，勿之深斥，无中其大经，神气乃平"。此之谓也。

（四）司徒氏针挑的取穴原则及针挑部位

针挑取穴是以中医脏腑经络辨证为基础，根据不同的人，不同的病，不同证型，来选取穴位。如失眠证属心脾两虚者可选用心俞、脾俞挑刺。呃逆属肝气犯胃者，挑肝俞、胃俞以疏肝理气和胃。一般选用背俞、华佗夹脊、痛点挑刺。

1. **以背俞为主针挑**　背俞是脏腑经气输注于背部的腧穴。《灵枢·背腧》提出了背俞的穴名和部位，并提出了背俞定穴的客观指标是"按其处，应在中而痛解"的阳性反应现象，参考《难经》"阴病行阳，阳病行阴"的论述，可知内脏有疾可反映到相应的背俞穴上，临床可观察背俞穴处的异常反应现象来分析推断某经某脏腑病的虚实，指导临床。我们也可以根据中医脏腑经络气血辨证，来选取背俞穴。

2. **以华佗夹脊为主针挑**　古人在长期临床实践中，发现了华佗夹脊（胸1～腰5左右旁开5分）治疗的适应证基本与背俞相似。司徒老在临床实践中发挥了夹脊穴，把颈椎和骶椎旁开0.5寸的几个穴位也列为常用穴位，故可选取华佗夹脊为针挑点：$C_{1\sim7}$夹脊穴主治头面颈项诸器官疾病；$C_3\sim T_7$夹脊穴主治胸腔内脏及上肢疾病；$T_{8\sim12}$夹脊穴主治上腹部内脏疾病；$T_{10}\sim S_2$夹脊穴主治腰部和下腹部内脏疾病；$L_2\sim S_4$夹脊穴主治肛门部和下肢部疾病。

3. 正如《灵枢·经筋》所言"以痛为输"，主要在痛点挑刺。

（五）司徒氏针挑的功效

本法具有活血祛瘀，通经活络，消肿止痛，调整脏腑阴阳的作用。司徒铃教授认为通过针挑使皮下纤维组织再生，相当于针刺和艾灸的综合作用。

（六）注意事项

1. 注意无菌操作，保持局部清洁。

2. 在针挑时，针尖应在原口出入，不要在创口上下挑，以防伤口愈合难和留瘢痕。

3. 针挑期间不吃刺激性食物。

4. 针挑也会出现晕针，要注意预防和处理。

5. 孕妇、严重心脏病、血液病、糖尿病者禁用。

6. 一般针挑每周 1～2 次。

（七）适应证

本疗法适用范围较广，遍及内、外、妇、儿、五官各科疾病。如：

1. **呼吸系统病症**　哮喘、久咳、慢性肺源性心脏病、支气管扩张（缓解期）、肺囊肿引起的胸痛等。

2. **消化系统病症**　胃十二指肠溃疡、消化不良、小儿疳积、慢性结肠炎、胃下垂、呃逆、噎膈、呕吐、慢性肝炎、胆绞痛、慢性胆囊炎等。

3. **心血管系统疾病**　高血压、早期冠心病等。

4. **泌尿生殖系统病症**　慢性前列腺炎、前列腺肥大、不育症、不孕症、月经不调、痛经、慢性盆腔炎、慢性睾丸炎、阳痿、性功能低下等。

5. **神经系统病症**　中风偏瘫、癫痫、帕金森病、神经衰弱、坐骨神经痛、肋间神经痛、血管神经性头痛、吉兰-巴雷综合征、肌营养不良、三叉神经痛、痴呆、更年期综合征、面神经炎等。

6. **代谢性内分泌病症**　甲状腺功能亢进症、甲状腺肿大等。

7. **运动系统性病症**　风湿性关节炎、类风湿关节炎、肩周炎、颈椎病、腰椎退行性变、腰肌劳损、腰扭伤、网球肘、强直性脊柱炎等。

8. **五官科病症**　变应性鼻炎、慢性咽喉炎、睑腺炎、结膜炎、白内障、近视等。

9. 皮肤外科病症 痤疮、过敏性荨麻疹、牛皮癣、湿疹、痔疮等。

（八）临床应用

1. 中风后遗偏瘫

主穴：百劳、膈俞、肾俞。

配穴：上肢加大椎；下肢加腰阳关；失语加心俞；高血压加肝俞。

2. 偏头痛

主穴：四花、翳风。

配穴：发作期在太阳穴周围挑脉络充盈部；痰湿内阻加脾俞；肝阳上亢加肝俞。

3. 肩周炎

主穴：肩三针，大椎。

配穴：久痛加膈俞。

4. 颈椎病

主穴：大椎、新设（双）、大杼（双）。

配穴：气滞血瘀加膈俞；手麻痹加肩外俞；肾虚加肾俞。

5. 肩胛周围痛 阿是穴、肩外俞、膈俞。

6. 腰痛

腰肌劳损：脾俞、膀胱俞；久病加肾俞。

腰扭伤：阿是、肾俞、委中。

腰椎肥大：$L_2 \sim S_2$ 华佗夹脊加大椎。

7. 坐骨神经痛

主穴：大肠俞、秩边、委中。

配穴：足太阳型加膀胱俞；足少阳型加胆俞。

8. 风湿性关节炎

主穴：肾俞、脾俞、膈俞。

配穴：手关节加大椎；膝关节加腰阳关；风痹加风门；痛痹加肝俞；着痹

加三焦俞。

9. 强直性脊柱炎

主穴：大椎、命门。

配穴：痛甚加四花；气血虚弱加脾俞、肾俞。

10. 胃脘痛

主穴：中脘、脾俞、胃俞。

配穴：气滞血瘀加膈俞；肝气犯胃加肝俞；久痛加天宗。

11. 膝关节增生　脾俞、膈俞、膀胱俞。

12. 癫痫

主穴：大椎、长强、鸠尾、肝俞。

配穴：发作频繁加筋缩；久痛加膈俞。

13. 帕金森病

主穴：四花。

配穴：长强、风池。

14. 面神经麻痹

主穴：翳风、大椎。

配穴：风邪阻络加风门；肝风内动加肝俞。

15. 神经衰弱

主穴：四花。

配穴：心脾两虚加心俞、脾俞；心肾不交加心俞、肾俞；肝郁加肝俞；气血不足加脾俞。

16. 肋间神经痛

主穴：阿是穴、肝俞、胆俞。

配穴：湿热型加三焦俞；痛甚加膈俞。

17. 围绝经期综合征

主穴：肝俞、肾俞、心俞。

配穴：多汗者加肺俞；潮热者加身柱；抑郁者加四花穴。

18. 哮喘

主穴：天突、鸠尾、大椎、肺俞。

配穴：痰多加脾俞、中脘；瘀血加膈俞；久病肾虚加肾俞；小儿哮喘挑四缝。

19. 久咳　天突、肺俞、大椎、中府。

20. 小儿疳积

主穴：四缝。

配穴：脾俞、胃俞。

21. 慢性结肠炎

主穴：脾俞、肾俞、天枢。

配穴：膈俞、胃俞。

22. 胃下垂

主穴：中脘、胃俞、大椎。

配穴：梁门。

23. 呃逆

主穴：膈俞、胃俞。

配穴：肝气犯胃加肝俞；饮食伤胃加脾俞或中脘。

24. 胆绞痛　胆俞、局部阿是。

25. 高血压

主穴：四花。

配穴：肝阳上亢加肝俞；肾虚加肾俞；痰浊加脾俞。

26. 前列腺炎

主穴：脾俞、膀胱俞。

配穴：中枢、命门。

27. 不孕症

主穴：肾俞、腰阳关。

配穴：膈俞、中枢、命门、脾俞。

28. 痛经

主穴：肝俞、膈俞。

配穴：次髎。

29. 月经不调　肝俞、脾俞、肾俞。

30. 甲状腺肿大

主穴：肝俞、胃俞、百劳。

配穴：局部、肩井。

31. 变应性鼻炎　大椎、肺俞、肾俞。

32. 痔疮

主穴：大肠俞、长强。

配穴：大椎、承山、会阳。

33. 慢性咽炎　天突、肺俞、肾俞。

34. 睑腺炎（麦粒肿）　太阳、脾俞。

35. 痤疮

主穴：肺俞、心俞。

配穴：大椎、膈俞、大肠俞。

36. 过敏性荨麻疹　肺俞、肾俞、膈俞。

（九）病案介绍

病案一　陈某，男，52 岁，工人。1977 年 8 月 26 日初诊。

病史摘要：右肩痛 1 年。去年 8 月因劳动过度用力，出现右肩疼痛，晚上夜静时疼痛更甚，经多方治疗，未见好转而来诊。右肩胛冈上部有明显压痛点，肩部外展、后伸动作均受限制，右臂外展 80° 就疼痛，不能上举摸头部，经 X 线片检查，颈椎未见明显异常，舌质淡红，舌苔白，脉略弦。

辨证：肩凝症（肩周炎）。

治则：通络逐痹，调畅气血。

取穴：右肩阿是穴处三个阳性点、$C_5 \sim T_2$ 夹脊穴处两个阳性点。

治疗经过：用较强刺激手法，挑刺上述穴、点，反复牵拉旋动，每隔一天进行针挑 1 次，经针挑治疗 3 次后，肩痛显著减轻，肩臂活动大有进步，经针挑治疗 6 次，右肩疼痛完全恢复正常。3 个月后随访，没有复发。

按：本病属经络痼痹的痛痹疾患，所以着重用病位局部邻近取穴法，于患侧肩胛区选取阿是穴为主，配选下颈部夹脊穴，用较强刺激手法挑刺，牵住皮下白色纤维组织，反复进行左右摇摆旋转牵拉动作，以触动所在部位的经络。挑完之后，还留有创口，创口存在组织再生过程，在这一段时间里，留有一定的刺激作用，使其有利于达成较持久的有效刺激量，这就可能具有类似针刺加艾灸综合治疗的作用。

病案二 孔某，女，25 岁，教师。1970 年 8 月 23 日初诊。

病史摘要：自述患慢性喉炎 1 年，时轻时重。近 3 个月来，患者喉内有压迫感，不能讲话，发音困难，声音嘶哑，经多方治疗未见效。2 周前经某医院检查，发现右侧声带有大头针针帽样大小的声带小结节，诊断为慢性喉炎、声带小结节，并已约定日期于该院行喉镜下摘除手术，由于患者不愿意接受手术治疗遂来诊。患者面色赤，唇红，舌质红，舌苔淡黄，脉滑略数。

辨证：热邪阻肺（声音嘶哑、慢性喉炎、声带小结节）。

治则：清肺泻火，通络散结。

取穴：肺俞、旁廉泉、大椎、百劳。

治疗经过：用较强刺激手法挑刺肺俞、大椎、旁廉泉、百劳穴处阳性点，每隔 2 天针挑 1 次。针挑 4 次后自觉症状明显减退，已能发音讲话、唱歌。治疗 2 周后，往广州某医院复查结果：声带小结节已不见。继续治疗 2 周，先后按上述方法针挑 8 次，已告临床治愈。1 个月后随访，患者讲话发音正常，已能恢复教学工作。

按：喉连气管通于肺，发音与喉部声带有密切关系，本病属肺所生病之一种，也属于五脏痼居疾患的范畴，临床上取肺俞以清肺理喉，配病位近部穴百劳、大椎，以通络散结，促使结节消除。

病案三 穆某，女，60 岁，工人家属。1977 年 9 月 2 日初诊。

病史摘要：左侧头部疼痛，反复发作3天，有时出现爆破样剧痛，有时呈跳动样疼痛，剧痛时伴胸闷不适、恶心欲吐。自述无恶寒发热、鼻塞、打喷嚏等症状，有肺气肿及慢性支气管炎病史，舌淡暗，苔白，脉弦细。

辨证：偏头痛（血管神经性头痛）。

治疗经过：9月2日用泻法针刺风池、外关、太冲（双）等穴，头痛不减，仍反复发作，痛剧难忍，因而认为本病属久痛入络，是血管舒缩功能紊乱所致的偏头痛症。故在9月3日复诊时改用针挑疗法，选取$C_{3\sim7}$夹脊穴处3个阳性点，并取左颞区太阳穴，左耳垂翳风穴处阳性点进行挑刺。挑刺后，约过20分钟，病员自述头痛症状已明显减轻，仿照上述方法于9月5日和9月7日各针挑一次后，症状完全消失，追踪至今未见复发。

按：选取患侧太阳穴、翳风穴和夹脊穴均属病位近部选点的方法，针挑上述有相应主治作用的穴、点，具有通络活血止痛，调整气血活动功能平衡的作用。

病案四 余某，男，27岁，军人。1978年8月3日初诊。

病史摘要：患慢性喉炎2年多，声音嘶哑，时轻时重，近半年来，每次发音讲话即觉喉内有压迫感，经多种方法治疗，无明显效果，因而转用挑针、中草药治疗。现症见：声音嘶哑，自觉稍做发音讲话，喉内有异物压迫感，发音障碍，严重影响工作。检查：右侧声带前1/3处，有绿豆大的息肉样变，基底较大，声带轻度充血，考虑手术摘除后因瘢痕较大仍会影响发音活动。面色微红，舌红，苔白微黄，脉略数有力。

诊断：声音嘶哑（痰火郁结，脉络瘀阻）。

治则：宣肺通络，散瘀化结。

治疗经过：针挑肺俞、百劳、大椎周围疾病反应点，每次针挑2~3点，每周针挑1~2次。

中草药方：铁包金二两，穿破石六钱，甘草三钱，清水七碗煎至一碗半，分两次服，一天服完，每天或隔一天服一剂。

治疗经过：经针挑治疗5次后，首先声带充血消退，息肉样变组织变成半透明状，且体积缩小，声带颜色亦渐恢复正常，只留下小痕迹，变成结节状，大小如半粒芝麻，靠近声带边缘，继续每周针挑 1 次，再挑 3 次后，症状已消失，病得治愈。

按：声带居于气管之上口，为肺气出入必经的途径，对于痰火郁结、脉络瘀阻形成的声带嘶哑，声带结节之症，皆与肺有密切关系，根据背俞取穴位，选取肺俞、百劳、大椎等穴及其周围疾病反应点，用针挑泻法刺之，可以疏肺气，通经络，散瘀化结，以达治疗目的。

（十）针挑治疗哮喘 118 例疗效观察

哮喘是一种常见的呼吸道疾病。本病顽固反复，治疗颇为困难。我们在 1985—1988 年间，侍从司徒铃教授临床应诊，观察到针挑对本证具有较好的治疗作用。现整理针挑治疗本证 118 例，总结如下。

1. **一般资料**　118 例中男 30 例，女 88 例；年龄最小 14 岁，最大 55 岁，病程 10 年以下者 69 例，10 年以上者 49 例。患者均有哮喘反复发作史，因气候转变或闻到煤气、花粉等特殊气味诱发喘息、咳嗽，甚至不能平卧。

2. **治疗方法**

（1）选穴：主穴为大椎、肺俞（双）、鸠尾、中脘。配穴：瘀血明显者加膈俞（双），脾虚痰多者加脾俞，喘甚者加天突。

（2）疗程：一般每周 1 次，6 次为 1 个疗程，个别严重患者可每周针挑 2 次。

（3）操作方法：针挑背部腧穴时采用俯伏坐位，挑天突、鸠尾、中脘等穴采用仰靠坐位或仰卧位。定好穴位后，常规碘酒消毒。用钩状针挑针针尖对准穴位，刺入皮肤约 1 分深，纵行挑破皮肤 0.2～0.3cm，然后将针深入表皮下挑，针尖从深到浅牵拉住皮下白色纤维组织，做左右旋转牵拉动作，挑断皮下白色纤维组织样物数根，直到把该处皮下纤维挑断为止。挑完后碘酒消毒，盖以无菌纱块，胶布固定即可。

3. **注意事项**　治疗期间，忌生冷、肥腻、刺激性食物。并注意保持针挑局部清洁。

4. 疗效标准

（1）临床控制：针挑 1~3 个疗程后症状消失，观察 1 年以上不复发。

（2）显效：针挑 3 个疗程后症状大为减轻，发作次数减少及呼吸困难程度明显减轻。可不用平喘药物治疗。

（3）有效：针挑 3 个疗程后气促、喘咳较以往轻，发作次数也减少，仍需服平喘药病症方可缓解。

（4）无效：针挑 3 个疗程后病情无变化。

5. 治疗结果

118 例中，临床控制 38 例，显效 41 例，好转 30 例，无效 9 例。显效率为 66.95%，有效率占 92.37%。挑针最少 6 次，最多 18 次，平均 12 次。

6. 典型病案

郭某，男，31 岁，1986 年 7 月 22 日初诊，患者有哮喘反复发作史 14 年，伴有变应性鼻炎。平素出汗多，易感冒，每闻香烟、煤气、辣椒等气味或天气转变即打喷嚏、咳嗽，胸闷气促，需服用沙丁胺醇、泼尼松等药方能缓解。且患者症状越来越重，当地治疗未见好转，遂来求医。诊时气促，咳嗽，痰多，面色紫暗，双肺呼吸音粗，有少许哮鸣音。舌淡暗，苔白腻，脉弦滑数。诊为"过敏性哮喘"。给予针挑大椎、肺俞（双）、膈俞（双）、天突。脾俞针挑后加吸杯，吸出约 4ml 瘀血。治疗后症状即刻减轻，气促好转，哮鸣音消失，当晚在旅馆闻到烟味，症状未见加重。7 月 26 日复诊，自觉咽喉不适，气促较轻，仍有咳嗽痰多，针挑脾俞（双）、中脘、鸠尾、肺俞（双）。经针挑 4 次后症状消失。继续巩固治疗 2 次。1 年后信件随访，来信诉哮喘、鼻炎经针挑后均无复发。

7. 体会

（1）针挑疗法是"锋针疗法"和"半刺"的综合发展。故用针挑针，在针挑点上挑刺"如拔毛状"，挑出皮下的白色纤维组织样物，可以治疗病在脏腑而出现五脏固居的疾患。通过针挑后遗留细小的瘢痕刺激作用，以抑制病邪，调整阴阳，起到增强人体抵抗能力，抗过敏平喘作用。

（2）《针灸甲乙经》载"大椎"主"大气满喘，胸中郁郁"。《灵枢·九针十二原》言"膏之原，出于鸠尾""五脏有疾，当取之十二原"。故鸠尾能治病在脏而出现的痼疾。血会膈俞，其有行血活血之功。脾为"生痰之源"，取中脘、脾俞以健脾化痰。故针挑肺俞、大椎、天突、鸠尾、中脘、膈俞、脾俞，可标本兼顾，提高疗效。

（十一）针挑治疗颈椎病 106 例疗效观察

颈椎病是中老年人的常见病，但近年来有年轻化的趋势。本病也是针灸门诊常见病种之一。我们在 1988—1989 年间，采用司徒氏针挑治疗颈椎病，疗效显著，现报道如下。

1. **一般资料** 106 例中男 26 例，女 80 例，年龄最小 20 岁，最大 75 岁；病程 5 ~ 10 年者 18 例，2 ~ 5 年者 60 例，2 年以下者 28 例。

2. **诊断标准**

（1）颈、肩背部疼痛反复发作，或酸困发僵即背部有压物感，或反射性上肢及手部疼痛，局部可有压痛。

（2）手指和前臂麻木酸胀，手、颈部活动受限或夜间加重，严重者上肢无力。

（3）有间歇性眩晕，并与头部活动、姿势有明显关系，或伴有心悸、胸闷、头痛等症状。

（4）X 线示颈椎不同程度退行性变。

3. **治疗方法**

（1）选穴。主穴：①大椎、新设、肩外俞；②百劳、大杼。两组交替使用。配穴：合并肩周炎者加肩三针；久病不愈加膈俞；头痛或有放射性疼痛加风池；肝肾不足加肾俞。

（2）疗程一般每周 1 次，3 次为 1 个疗程，个别严重者可每周 2 次。

（3）操作方法：选俯伏坐位，定好穴位，常规消毒，先在穴位处用 1% 普鲁卡因皮下注射呈丘状（每穴用药 0.05 ~ 0.1ml）。然后将钩状针挑针对准穴位最高点刺入皮肤约 0.1 寸，挑破皮肤 0.1～0.2cm，再将针深入表皮下挑，针尖由深到浅牵拉皮下白色纤维组织，做左右摆摇牵拉动作，挑断皮下白色纤维组织数根，直到把该处皮下纤维挑断为止。挑完后局部消毒、盖上无菌纱块，胶布固定即可。

4. 注意事项　治疗期间忌生冷肥腻、刺激性食物，并注意保持针挑局部清洁。针挑当天局部不要沾水，以防感染。

5. 疗效标准

（1）临床治愈：针挑 1～2 个疗程后症状全部消失，恢复原工作者。

（2）显效：针挑 2～3 个疗程，症状基本消失，劳累时有不适感，但不影响工作者。

（3）有效：临床症状有所改善，但从事较重劳动即复发者。

（4）无效：治疗 3 个疗程前后无任何变化者。

6. 治疗结果　106 例中临床治愈 51 例，显效 37 例，有效 13 例，无效 5 例。总有效率为 95.3%。针挑最多 9 次，最少 2 次。

7. 典型病案　伍某，女，70 岁，1983 年 12 月 26 日初诊，患者颈项疼痛反复发作 1 年半，加重伴左手麻痹 1 周。患者颈项疼痛，活动受限，转动时头连身体转，夜不能寐，舌淡暗，苔薄白，脉弦。查体：$C_{3\sim6}$ 两旁压痛（+），颈部不能转动，活动受限。X 线片示 $C_{3\sim6}$ 骨质增生。诊为"颈椎病"。予针挑风池（双）、大椎、肩外俞（左）。针挑完后颈项疼痛明显好转，能左右转动各 45°，当晚能入睡。12 月 30 日复诊，颈项疼痛消失，左手麻痹明显减轻，予针挑百劳（双）、大杼（双）。共治疗 2 次，诸症消失。

8. 讨论　中医认为本病多气滞血瘀，足太阳、督脉受病为主，影响其他经脉。《黄帝内经》云"宛陈则除之"，"血实宜决之"。而针挑疗法是古代锋针的发展，结合了"半刺法"和"络刺法"。故选用风池、大椎、新设、大杼、百劳、膈俞等穴针挑，可以治疗病在经络痼痹而引起的颈椎病，具有行气活血，散瘀通经止痛，调整阴阳的作用。

二、深刺大椎的独特经验

大椎是主治热病、气喘、头项痛、虚劳等的常用穴。其穴出自《素问·气府论》，为督脉手足三阳之会。因其深部有脊髓，历代医书诸家言其可直刺或斜刺 0.5～1 寸，不可深刺。而司徒老在针刺治疗哮喘过程中，进一步探讨了深刺大椎的方法，认为深刺大椎有升提阳气、强壮身体、止喘抗过敏作用。他深刺大椎达 1.5～2.5 寸。方法是：患者俯伏坐位，定位后常规消毒，用 0.30mm×70mm 长针，以 45°轻轻捻转，沿第七颈椎棘突与第一胸椎棘突间隙刺入，针尖可偏左或偏右，依患者肥瘦缓缓把针推到 1.5～2.5 寸，得气在深部留针，运针使针感上下左右传导，可配合刮针补泻，之后留针 5～10 分钟。在深刺大椎时勿用力太猛，亦不可反复提插。如果行针时患者有触电感，应将针上提少许，向外斜刺。出针时缓慢沿针刺方向上提。深刺大椎主要用以治疗哮喘、变应性鼻炎、痿证、颈椎病引起的手麻痹以及一切虚寒病证。

三、火针技术应用

火针疗法是将特制的针具用火烧红针体后，灼刺人体一定的腧穴或部位，从而达到防治疾病目的的一种方法。

火针疗法源远流长，《灵枢·官针》言："九曰焠刺，焠刺者，刺燔针则取痹也"。"燔针"即指火针，焠刺即用火烧针后去刺的火针疗法。

《伤寒论》将火针称为"烧针""温针"，对火针疗法的禁忌证和误治后的处理作了详细论述，共计十余条，如"太阳伤寒者，加温针必惊也""火逆下之，因烧针烦躁者，桂枝甘草龙骨牡蛎汤主之"。

晋代陈延之在《小品方》首次提出"火针"的名称。"附骨疽……若失时不消成脓者，用火针、膏、散"。还首次把火针疗法应用于眼科疾病："取针烧令赤，烁着肤上，不过三烁缩也"。

唐代孙思邈所著的《备急千金要方》记载："外疖痈疽，针惟令极热。"这是火针疗法治疗热证的最早记载。从此，进一步扩展了火针的适用范围，突破了寒证的局限，既用于内科黄疸、癫狂，又用于外科疮疡痈疽、瘰疬痰核和出血。还提出了火针的禁忌穴位："巨阙、太仓，上下脘，此之一行有六穴，忌火针也。"

宋代王执中所著《针灸资生经》将火针疗法创造性地应用于内脏疾患的治疗中，是对火针疗法的一大贡献。书中记载了治疗心腹痛、哮喘、腰痛等病的经验。

明代高武撰写的《针灸聚英》系统全面地论述了火针疗法，标志着针灸疗法的成熟。高氏首先对火针的选材提出了要求："世之制火针者，皆用马衔铁……此针惟是要久受火气。铁熟不生为上，莫如火炉中用废火箸制针为佳也""初制火针，必须一日一夜，不住手以麻油灯火频频蘸烧，如是一日一夜，方可施用"。此书首次对火针的功效进行了探讨，总结了火针的引气与发散两大功效，开始建立火针治病的基本理论。可以说《针灸聚英》的问世，标志着火针疗法的成熟和完善。

陈实功《外科正宗》记载了火针治疗瘰疬："治瘰疬、痰核，生于项间……将针烧红，用手指将核握起，用针当顶刺入四五分，核大者再针数孔亦妙。核内或痰或血随即流出，候尽以膏盖之。"这一方法治疗瘰疬，屡验不爽。

20世纪70年代中期，由于火针针具较粗，部分患者依从性差，司徒老妙用一般的不锈钢毫针（0.35mm×25mm）代替较粗的钨丝合金的火针，得到患者的好评，使火针得到广泛推广，进一步推动了火针疗法的发展。除乳痈、腱鞘囊肿、类风湿关节炎、皮肤肿瘤等用较粗的钨丝合金火针治疗，其他疾病常用一般的毫针，一次性使用。如火针点刺颈部痛点、百劳、风池、肩外俞等治疗颈椎病、落枕引起的颈痛，点刺腰痛点、脾俞、膀胱俞、秩边、承山、大肠俞、腰眼、腰阳关等治疗腰扭伤、腰椎间盘突出症、腰肌劳损，点刺关节局部治疗关节扭伤肿痛，点刺膝眼、阴陵泉、膝阳关等治疗膝关节痛，点刺大椎、肩三针、风池、曲池治疗肩周炎，点刺局部阿是、膻中、天宗、四花、胃俞治疗乳癖等。

四、关于巨刺与缪刺

司徒老认为巨刺法是以左病刺右，右病刺左，上病下刺，下病取上为特点的一种交叉刺法。巨刺与缪刺均以经络病变为主，巨刺为刺经，缪刺为刺络。里邪犯经脉某部，脉道壅滞，经络痹阻，其上下左右经气就会失去平衡。由于经脉之气"阴阳相贯，如环无端"，十二经脉在人体内不仅会相交、循行，而且左右两侧同名经脉通过脏腑、督脉及任脉等横向连绕沟通，上下手足同名经脉则"同气相求"以纵行相接。故一旦邪犯经脉某部，脉道壅滞，经气受阻，其上下左右之经气就会失去平衡。此时，邪客于经，"左盛则右病，右盛则左病，亦有移易者，左病未已而右脉先病，如此者，必巨刺之"（《素问·缪刺论》）。又考十二经筋，几乎完全与经脉伴行，且通过十二经脉营运渗灌的血气而得到濡养，因此，巨刺法不仅运用于经脉某部的疼痛症，而且可治经筋某部的疼痛与活动障碍症。

经络学说中的根结标本理论，对于人体经气上下、内外的对应联系和作用原理进行了阐述。指出十二经气呈线状循行，面状扩散，而运行遍及全身，其中四肢肘膝以下（根与本）是经气生发之处，为经气之根本所在；头面躯干（结与标），则是经气聚结的部位。司徒老认为，经络根结标本理论是从纵行方面进一步加深了对经气的认识，这对巨刺法的应用法则有着极其重要的指导意义。《素问·阴阳应象大论》云："善用针者，从阴引阳，从阳引阴，以右治左，以左治右。"鉴于《黄帝内经》文字古奥，言简意赅，关于巨刺一项，又无专论，仅散见于诸篇之中，因此尤须博览详诵，前后互勘，才能旁通曲畅，臻于完善。综观《黄帝内经》本旨，对巨刺法"从阴引阳，从阳引阴"法则的运用，既要从横向方面"以左治右，以右治左"，亦应从纵行方面"以下治上，以上治下"，方与经义不悖。是以《素问·离合真邪论》云："气之盛衰，左右倾移，以上调下，以左调右。"《灵枢·官针》亦云："远道刺者，病在上，取之下。"局限性疼痛与活动障碍，常是经脉与经筋局部病变的主症。其病机为经脉阻滞，气血不畅。若患者气滞邪阻较重，常规针灸治疗乏效，可行巨刺法，每获卓效。

第八节
善治危急重症和疑难病

在司徒铃教授的行医生涯中，尤其值得称道的是，他以针灸为手段，治愈的疾病种类覆盖内、外、妇、儿、伤各科，除了能治各种痹证、痿证之外，也善于将针灸用于危急重症的抢救以及一些疑难杂症的治疗上。在他的医案中，以针灸为手段就成功地抢救了近 20 例昏迷厥证患者，还有不少诸如暴泻无尿、急腹症（如肠套叠、蛔虫性肠梗阻）的患者被抢救成功的例子。

病案一　刘某，男，29 岁，农民，住院号：22130。1961 年 5 月 9 日初诊。

病史摘要：患者于 4 小时前发病，发热、呕吐、腹泻、大便有黏液，随即神志昏迷、烦躁不安而抬来我院急诊。入院时血压测不到，体温 38℃，血白细胞 22×10^9/L，中性粒细胞比例为 87%，大便为黏液便，脓细胞（++），大便培养结果发现弗氏痢疾杆菌。曾用尼可刹米、肾上腺素注射及补液、吸氧等措施抢救 1 小时仍未苏醒，遂请中医会诊。会诊见患者昏迷、不省人事、四肢厥冷、烦躁不宁、面色苍白、呼吸迫促、唇甲发绀、舌苔黄浊、舌质淡红、脉伏；血压：60/45mmHg。

西医诊断：中毒型菌痢（极重型）。

中医诊断：疫毒晕厥。

治则：解毒开窍。

治疗经过：立刻针刺十宣出血，刺曲泽（双侧）、委中（双侧）浮络出血。刺后约 10 分钟，患者神志已完全清醒，脉象转为滑脉，血压：110/49mmHg，病情好转。

病案二　潘某，男，1 岁。1966 年 4 月 23 日初诊。

病史摘要：发热腹泻 1 天余。患儿因发热、急性腹泻，大便每日 10 余次，呈水样便，而于 1966 年 4 月 22 日送当地卫生院治疗。入院后经静脉滴注葡萄糖注射液、生理盐水及多种药物治疗后，小便不出。4 月 23 日经中西医会诊后转来针灸科治疗。见患儿腹胀满，已近 24 小时无小便，频频恶心呕吐，不能纳食，食下即吐，烦躁不宁，身热，面微赤，舌质红，苔黄腻，脉沉细数，指纹紫。

诊断：①暴泻；②尿闭。

治则：化湿解毒启闭。

治疗经过：立刻给予点刺中冲出血，用泻法针刺涌泉、阴陵泉、足三里、内关，并用梅花针叩刺腹部，以泄热利尿，调整胃肠功能。治疗后约 15 分钟，患儿烦躁不宁、恶心呕吐症状已明显减轻，喝开水后也无作呕，腹胀亦减；治疗 1 小时，排出小便 450ml，身热已退，当晚便能安睡。继续调治 2 天，临床治愈出院。

此外，一些顽疾、难治的慢性病，治疗成功的例子更多。如对一病毒性脑炎后遗症半年，症见神情呆滞、失语、听觉迟钝、不能坐稳、不能独自行走、左手活动不灵的患儿，给予针挑夹脊穴（颈 3 ~ 7），配梅花针叩刺头背、腰骶区、督脉和膀胱经所分布的皮肤及掌指皮肤，用耳针埋皮质下、肾、神门穴区，治疗 3 次后即能独自行走，手足活动正常、说笑如常人，随访 3 个月，小孩健康活泼，一切正常。

第九节
善用脉象仪观察临床疗效

《灵枢·九针十二原》："凡将用针，必先诊脉，视气之剧易，乃可以治也"；《灵枢·终始》指出："气至而有效者，泻则益虚，虚者脉大如其故而不坚也……补则益实，实者脉大如其故而益坚也"。由此可见，脉象是中医针灸诊疗的特色之一。司徒老坚持用"脉证合参"来观察针刺补泻的效应，这是符合中医传统理论的。选用脉象仪描记脉象图作为客观指标，采取自身对照方式，观察针前、针后脉象图的变化。5例急诊患者，均在附属医院急诊室诊治，其中急性痛症者3例（包括腰痛、腹痛、睾丸痛各1例），荨麻疹急性发作及感冒发热各1例。疗效观察：痛症患者，经针治后数分钟至十余分钟，全部迅速获止痛效果；荨麻疹急性发作，经针治后半小时，疹退痒止；感冒发热经针治后十余分钟，汗出热减，并进行脉象及脉象图观察。

病案一 凌某，女，45岁，广州市邮局工人。1982年8月21日上午急诊。

主诉：全身瘙痒起风疹4天。

现病史：患者4天前午餐吃咸鸭蛋，当晚全身起风疹，伴畏寒、头晕、心烦胸闷，口淡，恶心，纳呆，小便黄，大便烂，每日2次，今天风疹剧增，奇痒难忍，特来急诊。

查体：神志焦急，坐立不安，全身皮肤布满大小不等、形态不一、粉红色风团样扁平皮疹，大部分皮疹融合成片状，以面额及四肢颈部为甚。舌苔淡黄白，脉象浮洪数。

辨证：风疹，即荨麻疹，乃阳明经风热夹湿热内蕴所致。

治则：泄散阳明经风热。取手足阳明经穴，针刺用泻法。

治疗经过：针泻双曲池，针感传至手掌及上臂；针泻右足三里，针感传至脚底及膝。针后5分钟，渐感奇痒减少，面部发红渐退，风疹团渐变小变平。半小时后，基本上身痒、风疹完全消退，皮肤颜色恢复正常，脉象明显趋平。

脉象图特征变化：主波幅下降，由12mm降为4mm，重搏波及降中峡上升与主波融合。

初步分析：食物中致敏原引起体内组胺、5-羟色胺、缓激肽等物质的释放，血管通透性增加，毛细血管扩张，血清蛋白和水分的渗出，真皮局限性暂时水肿，皮肤风团形成，刺激末梢神经，引起瘙痒，由于皮肤毛细血管扩张，渗出，外周血管阻力减少，心搏加快，血流量增加，脉搏快，粗而浮起，起伏大，来盛去衰，如波涛汹涌之浮洪数脉。该例患者经过针泻阳明经的曲池、足三里后，消除了过敏状态，出现明显抗过敏疗效。由于扩张了的皮肤毛细血管收缩，血管外周阻力增加，心搏血量减少，桡动脉张力恢复，脉浮洪之象减而趋平，所以见得客观指标，脉象图有相应明显的变化。

病案二 曹某，男，38岁，干部，1982年8月16日急诊。

主诉：左侧睾丸疼痛数小时。

现病史：患者今晨无明显诱因出现左侧睾丸疼痛，渐进性加剧，呈牵扯样，痛连腰脊，伴头晕及全身乏力。

查体：面色无华，痛苦面容，腰背、睾丸、阴中、阴茎、会阴未见异常。

舌象：舌质淡红，有瘀点，苔薄白。

脉象：右关虚弦，左弦细。

诊断：睾丸痛。

辨证：气虚肝郁。

治则：益气疏肝，行气止痛。

治疗经过：针泻太冲（左），胀感传至曲泉，针补足三里（右），胀感向上传，5分钟后，心胸至全身发热，感轻松舒服，睾丸及腰脊疼痛渐止。患者因肝失疏泄，经气不行而引发睾丸痛牵连腰部痛，故用泻法针刺肝经之原穴太冲以止痛，患者右关脉虚，主胃气虚，故针补胃经合穴足三里，以补气而巩固其疗效。

脉象图特征变化：针刺后主波幅显著增高，由 9.5mm 增加为 17mm，重搏波，降中峡与主波幅比值分别由 0.63 减为 0.47、0.35，重搏波变得较为明显。

初步分析：疼痛使机体处于应激状态，交感神经兴奋，血管痉挛收缩，故脉弦细。针刺能扩张血管，改善血流灌注，消除引起疼痛的缺血状态，起到止痛的作用。"通其经脉调其气血"，"通则不痛"。针刺治疗，能松弛痉挛状态下的血管，心搏和血流增加，降支斜率增加，重搏波和降中波下降，降中波变得较明显。

病案三　陈某，男，45 岁，航运公司干部。1982 年 8 月 18 日急诊。

主诉：脐周及上腹绞痛 15 分钟。

现病史：近几天来风雨交加，患者因工作四处奔波，睡眠不足，劳倦内伤中气，饮食不定时，食物冷热不择。患者 10 多分钟前突感上腹部及脐周剧烈绞痛，伴头晕，乏力，冷汗出，恶心，口淡流涎。此乃脾胃运化失职，稍受寒邪，气不宣通而致腹痛。

查体：体温、血压正常，急性痛苦面容，精神疲乏，面色苍白，头额布小滴汗珠，全身皮肤湿冷，心肺未见异常体征，脐周及上腹部轻压痛，喜按，肠鸣音活跃，肝脾未触及，肝浊音界存在。舌嫩红略胖，苔灰略厚腻。脉沉细无力。

辨证：气虚寒湿腹痛（肠痉挛）。

治则：益气温阳化湿，取足太阴、阳明经穴，补泻兼施。

治疗经过：针补足三里（左），泻公孙（右），针感传至足背，并向上传。腹痛及诸症顿感缓解，全身舒适，面色由苍白渐转红润，脉转和缓有力而趋平。

脉象图特征变化：主波幅由 17mm 降至 13mm，波顶由圆钝变为较尖，重搏波及降中峡消失，其与主波幅比值由 0.6 变为不可测得。

初步分析：腹痛时，机体处于应激状态，副交感神经兴奋，胃肠平滑肌痉挛收缩而出现腹痛、恶心、口淡、流涎等症状；交感神经兴奋，冷汗出；末梢血管痉挛收缩，出现面色苍白、肤冷、头晕、乏力及脉沉细无力等表现。据有关研究表明，针足三里及公孙穴有调整胃肠功能作用，使痉挛收缩之平滑肌松弛。从该例针刺疗效分析，其具全身性的调整作用。解除自主神经系统的兴奋状态，痉挛的末梢血管得以舒张，皮肤外周血循环及汗腺功能恢复正常。外周末梢血管阻力降低，血流从动脉迅速灌注入末梢血管，对动脉壁的压力减少，故主波幅下降，尤其是重搏波及降中峡已消失。

病案四　张某，男，52 岁，汽车司机。1983 年 7 月 21 日急诊。

主诉：左腰及左侧腹胁绞样痛 2 小时。

现病史：患者于 2 小时前无明显诱因下突感左腰剧烈绞痛，并向左侧腹胁放射，伴小便短黄，无恶心呕吐，无恶寒、发热等症状。

查体：肝脾未能触及，右肾区叩击痛（＋），实验室检查：尿常规正常。X 线征：平片未见阳性阴影。舌暗，苔厚黄白腻，脉沉弦。

辨证：左腰及左侧腰胁剧痛为肾绞痛，由肝失疏泄而致癃闭腰痛。

治则：疏利肝气以镇痛，清膀胱湿热。

治法：取肝经及膀胱经穴位，针刺用泻法。

治疗经过：根据《素问·刺腰痛》"厥阴之脉令人腰痛，腰中如张弓弩弦"，故取肝经之原穴太冲疏肝气以镇痛，泻膀胱经郄穴金门，清湿热以通利小便。

初步分析：患者剧烈疼痛之时，机体处于应激状态，交感神经兴奋，外周血管痉挛收缩，血流不畅，舒张压增加，桡动脉张力增加。故出现弦脉，脉象图出现主波幅小，升支降支斜率小，重搏波提前出现与主波幅融合，使之圆钝，经针刺治疗镇痛后，交感神经及外周血管张力降低，血流较畅，舒张压下降，脉弦象转缓，脉象图示主波幅增高，升降支斜率增加，波形较尖，潮波延迟出现，与主波融合减少。

病案五　梁某，男，45 岁，工人。1981 年 6 月 18 日急诊。

主诉：全身发热头项痛，恶风寒 4 小时余。

现病史：患者 10 余小时前因淋雨受凉后，渐感发热，恶风，颈项痛，周身酸痛，无汗，口渴，不思饮。查体：体温 39.3℃，面部、双眼、口唇发红，舌象：舌质红，苔黄白稍腻；脉象：浮洪数。

辨证：感冒，外感风寒，卫气不能开泄所致。

治则：疏通太阳经气，解表散热。取足太阳经五输穴，针刺用泻法。

治疗经过：经用泻法针刺足太阳经之井穴至阴和合穴委中，针感传及双下肢，伴有触电般感觉传至全身。20 分钟后，背部微有汗出之后，头痛恶寒及身热感均减退，后转为头目清快，全身舒松感，而脉浮数较甚，体温下降为 39℃。此乃疏通太阳经气使邪从汗解，身热渐减，全身轻松。继用泻法针曲池、大椎 15 分钟后，热退身凉，脉象平和。

初步分析：发热，面红，脉浮洪数，见到患者体温已上升，而无汗，恶风，身痛，说明上升的体温尚未达到病理性核温阈值。故仍继续增加产热，肌肉紧张收缩故身痛，继续减少放散热量以保温，故无汗出，皮肤血管未完全扩张，故恶风。针刺治疗增加机体应激能力，加速产热，使体温迅速上升，达到核温阈值后产热减少，肌肉松弛，故身不痛，增加了散热，故汗出，恶风症状消失，皮肤血管扩张，心搏血量及外周循环增加，故脉波主波幅增加；末梢动脉阻力减少，故脉搏降支斜率增加，降中波及降中峡下降。脉象图因而出现相应明显的变化。

第十节
临床腧穴应用规律

我们对司徒老治疗的 474 例患者进行应用腧穴规律总结。痹证常用穴位为曲池、脾俞、膈俞、大杼；痤疮最常用足三里；心悸为足三里、内关；癫痫常用穴位为间使、承浆、长强；耳聋耳鸣常用穴位为听会、耳门、翳风、大椎等；腰腿痛最常用腰阳关、肾俞、足三里、脾俞；风疹常用穴位是曲池、足三里、大椎；腹痛常用足三里、太冲、内关；变应性鼻炎常用大椎、肺俞、天突、迎香、鸠尾；肩颈痛常用膈俞、曲池；颈椎病常用大椎、膈俞、肾俞；咳嗽常用大椎、肺俞、鸠尾、天突；面瘫常用翳风、大椎、合谷；颅脑损伤康复常用内关、长强；偏头痛常用太阳、翳风、印堂；强直性脊椎炎常用足三里、曲池、肾俞、大杼；失眠常用心俞、神门、内关、脾俞、肾俞；头痛常用大椎、夹脊、膈俞；痿证常用照海、足三里、膈俞、曲池；胃痛常用足三里、中脘；哮喘常用大椎、肺俞、天突、鸠尾、定喘。具体见下。

1. 痹证（共 72 例，表 2-2）

表 2-2 痹证临床腧穴应用规律

选穴	例数	频数	频率	顺位
曲池	72	36	0.50	1
膈俞	72	35	0.49	2
脾俞	72	31	0.43	3
大杼	72	13	0.18	4
八风	72	9	0.13	5
足三里	72	9	0.13	5

2. 痤疮（共 14 例，表 2-3）

表 2-3　痤疮临床腧穴应用规律

选穴	例数	频数	频率	顺位
足三里	14	11	0.79	1
太溪	14	4	0.29	2
复溜	14	3	0.21	3
列缺	14	3	0.21	3
膈俞	14	3	0.21	3
少冲	14	2	0.14	6

3. 心悸（共 8 例，表 2-4）

表 2-4　心悸临床腧穴应用规律

选穴	例数	频数	频率	顺位
足三里	8	7	0.88	1
内关	8	5	0.63	2
隐白	8	2	0.25	3
膈俞	8	2	0.25	3
脾俞	8	2	0.25	3

4. 癫痫（共 7 例，表 2-5）

表 2-5　癫痫临床腧穴应用规律

选穴	例数	频数	频率	顺位
间使	7	5	0.71	1
承浆	7	5	0.71	1

选穴	例数	频数	频率	顺位
长强	7	5	0.71	1
腰奇	7	4	0.57	4
腰俞	7	3	0.43	5
鸠尾	7	2	0.29	6

5. 耳聋耳鸣（13 例，表 2-6）

表 2-6　耳聋耳鸣临床腧穴应用规律

选穴	例数	频数	频率	顺位
听会	13	5	0.38	1
大椎	13	4	0.31	2
翳风	13	4	0.31	2
耳门	13	4	0.31	2
太溪	13	2	0.15	5
神门	13	2	0.15	5
肾俞	13	2	0.15	5

6. 腰腿痛（60 例，表 2-7）

表 2-7　腰腿痛临床腧穴应用规律

选穴	例数	频数	频率	顺位
腰阳关	60	22	0.37	1
肾俞	60	21	0.35	2
足三里	60	14	0.23	3
脾俞	60	13	0.22	4
膈俞	60	10	0.17	5
曲池	60	7	0.12	6

7. 风疹（7 例，表 2-8）

表 2-8　风疹临床腧穴应用规律

选穴	例数	频数	频率	顺位
曲池	7	7	1.00	1
足三里	7	5	0.71	2
大椎	7	4	0.57	3
血海	7	3	0.43	4
列缺	7	2	0.29	5
膈俞	7	1	0.14	6

8. 腹痛（19 例，表 2-9）

表 2-9　腹痛临床腧穴应用规律

选穴	例数	频数	频率	顺位
足三里	19	9	0.47	1
太冲	19	5	0.26	2
内关	19	4	0.21	3
天枢	19	3	0.16	4
公孙	19	2	0.11	5
中脘	19	2	0.11	5
内庭	19	2	0.11	5
脾俞	19	2	0.11	5
支沟	19	2	0.11	5

9. 变应性鼻炎（57 例，表 2-10）

表 2-10　变应性鼻炎临床腧穴应用规律

选穴	例数	频数	频率	顺位
大椎	57	46	0.81	1
肺俞	57	42	0.74	2
天突	57	28	0.49	3
迎香	57	26	0.46	4
鸠尾	57	25	0.44	5

10. 肩颈痛（18 例，表 2-11）

表 2-11　肩颈痛临床腧穴应用规律

选穴	例数	频数	频率	顺位
膈俞	18	7	0.39	1
曲池	18	6	0.33	2
大椎	18	3	0.17	3
肩贞	18	3	0.17	3
天宗	18	3	0.17	3
风门	18	3	0.17	3

11. 颈椎病（9 例，表 2-12）

表 2-12　颈椎病临床腧穴应用规律

选穴	例数	频数	频率	顺位
大椎	9	5	0.56	1
膈俞	9	4	0.44	2
肾俞	9	3	0.33	3
小骨空	9	1	0.11	4

选穴	例数	频数	频率	顺位
列缺	9	1	0.11	4
曲池	9	1	0.11	4
后溪	9	1	0.11	4

12. 咳嗽（14 例，表 2-13）

表 2-13　咳嗽临床腧穴应用规律

选穴	例数	频数	频率	顺位
大椎	14	7	0.50	1
肺俞	14	6	0.43	2
鸠尾	14	4	0.29	3
天突	14	4	0.29	3
列缺	14	3	0.21	5
脾俞	14	3	0.21	5

13. 面瘫（16 例，表 2-14）

表 2-14　面瘫临床腧穴应用规律

选穴	例数	频数	频率	顺位
翳风	16	9	0.56	1
大椎	16	8	0.50	2
合谷	16	7	0.44	3
阳白	16	5	0.31	4
承泣	16	5	0.31	4

14. 颅脑损伤康复（10 例，表 2-15）

表 2-15　脑外伤临床腧穴应用规律

选穴	例数	频数	频率	顺位
内关	10	3	0.30	1
长强	10	3	0.30	1
公孙	10	2	0.20	3
太冲	10	2	0.20	3
悬颅	10	2	0.20	3

15. 偏头痛（8 例，表 2-16）

表 2-16　偏头痛临床腧穴应用规律

选穴	例数	频数	频率	顺位
太阳	8	5	0.63	1
翳风	8	5	0.63	1
印堂	8	4	0.50	3
太冲	8	3	0.38	4
大椎	8	2	0.25	5
合谷	8	2	0.25	5

16. 强直性脊椎炎（9 例，表 2-17）

表 2-17　强直性脊椎炎临床腧穴应用规律

选穴	例数	频数	频率	顺位
足三里	9	4	0.44	1
曲池	9	3	0.33	2
肾俞	9	3	0.33	2
大杼	9	3	0.33	2
血海	9	2	0.22	5
夹脊	9	2	0.22	5

17. 失眠（10 例，表 2-18）

表 2-18　失眠临床腧穴应用规律

选穴	例数	频数	频率	顺位
心俞	10	4	0.40	1
神门	10	3	0.30	2
内关	10	3	0.30	2
脾俞	10	3	0.30	2
肾俞	10	3	0.30	2

18. 头痛（24 例，表 2-19）

表 2-19　头痛临床腧穴应用规律

选穴	例数	频数	频率	顺位
大椎	24	10	0.42	1
夹脊	24	5	0.21	2
膈俞	24	5	0.21	2
涌泉	24	4	0.17	4
印堂	24	3	0.13	5
神门	24	3	0.13	5
足三里	24	3	0.13	5

19. 痿证（21 例，表 2-20）

表 2-20　痿证临床腧穴应用规律

选穴	例数	频数	频率	顺位
照海	21	10	0.48	1
足三里	21	9	0.43	2

选穴	例数	频数	频率	顺位
膈俞	21	8	0.38	3
曲池	21	7	0.33	4
极泉	21	5	0.24	5
内关	21	5	0.24	5

20. 胃痛（24 例，表 2-21）

表 2-21　胃痛临床腧穴应用规律

选穴	例数	频数	频率	顺位
足三里	24	21	0.88	1
中脘	24	11	0.46	2
太冲	24	3	0.13	3
内关	24	3	0.13	3
隐白	24	2	0.08	5
冲阳	24	2	0.08	5

21. 哮喘（54 例，表 2-22）

表 2-22　哮喘临床腧穴应用规律

选穴	例数	频数	频率	顺位
大椎	54	41	0.76	1
肺俞	54	37	0.69	2
天突	54	23	0.43	3
鸠尾	54	22	0.41	4
定喘	54	21	0.39	5

第三章

司徒铃学术
传承与发展

第一节
岭南传统天灸的传承和发展

岭南传统天灸是广东省非物质文化遗产，也是广东省非常具有群众基础的中医传统疗法。它的传承应用与发扬和司徒铃的指导是分不开的。

岭南传统天灸溯源于晋代：葛洪、鲍姑夫妇，就是当时岭南著名医学家，葛洪的著作《肘后备急方》对以药物贴敷穴位使之发疱以治病的验方记载很多，是岭南天灸早期的开拓者，与妻子鲍姑一道为岭南灸法发展奠定了基础。葛洪《肘后备急方》所提到的天灸药物"水莨（治疟疾、喘症）"，也被明代长期在岭南地区行医的李时珍所确证。《肘后备急方》中记载以药物贴敷穴位使之发疱治病的验方有 10 多种，常用药物有肉桂、姜、巴豆、蜈蚣、牡蛎、矾石、附子、灶中黄土、菰子、鳖甲、乌头、皂角、苦参、半夏、水莨（即毛莨）等，治疗中风、霍乱、寒热诸疟等疾病。如该书卷三"治寒热诸疟方第十六"中就有"临发时，捣大附子下筛，以苦酒和之，涂背上"等关于发疱截疟的记载。

传承于唐宋：唐宋时期是封建文化发展的鼎盛时期，针灸学在当时社会有了一定发展，开始出现针灸学专著。唐代崔知悌《骨蒸病灸方》是一部以灸法治疗"骨蒸"病的专著；宋代刘昉《幼幼新书》，其中卷二十"骨蒸第三"引用该书灸治骨蒸方法，与《外台秘要》所辑内容相似，但更为全面详尽，有"取穴图""用尺寸取穴法""艾炷大小法"等内容，保存了古代灸法资料，有重要的文献价值。

发展于明清：明代丘浚对针灸学在岭南的传播起到一定作用。丘浚，字仲深，号琼台，明代琼山人。少孤，七八岁能赋诗，敏捷惊人。景泰五年（1454年）进士，授翰林院编修，历官掌詹尚书、文渊阁大学士。弘治八年（1495年）卒于任上，年七十六岁，赠太傅，谥文庄，《明史》有传。丘浚一生嗜学，博览群书，旁通医术，遇良方辄录之，著有《群书抄方》《重刻明堂经络前图》《重刻明堂经络后图》和《本草格式》等医书。

清代岭南新兴（今广东新兴县）人叶茶山，其祖父叶澄泉，得高人传授灸法，著《采艾编》《采艾编翼》二书，为岭南的灸法专著，其中部分内容介绍与天灸相关。清代何梦瑶《针灸吹云集》、易良山《男女小儿针灸》、胡天铭《金针撮要》、孔继溶《经穴异同考》、朱珩《针灸秘诀辨证》等亦为岭南针灸发展作出一定贡献。

形成于民国：民国时期岭南针灸学派不断发展，中医教育在这一时期得到长足的发展，培养孕育了大批岭南针灸人才。受到中西汇通的影响，医家注重用解剖学、生理学、病理学和药物学等现代医学知识研究针灸学。代表人物为周仲房、曾天治。周仲房（1881—1942 年），早年任职广东黄埔海军学校，官至少将，后辞官归隐，钻研中医针灸，以针疗疾，饮誉粤港；为司徒铃之师，参与创办广东中医药专门学校、广东光汉中医专门学校、广州汉兴国医学校等近代早期中医学校，先后任广东中医药专门学校教务主任、代校长，为民国时期岭南著名针灸家，其代表性著作有 1927 年编撰的广东中医药专门学校教材《针灸学讲义》二册。曾天治，广东五华人，1933 年因家人受疾病重创而辞去教师职务，遂一边学习针灸一边临床实践，不到一年时间，已名震中外。结合现代医学知识来研究针灸学，他提出针灸有兴奋、镇静、诱导等作用，对腧穴的主治特性、选穴数量、主次配合、针刺深度、刺激强度、留针时间、疗程长短及针刺消毒等均作了研究。7 年多共治疗数万患者，涉及 200 多种病症，将临床观察的结果汇成《科学针灸治疗学》一书，成为当时重要的针灸文献。曾氏还发表有关针灸学方面的论文数十篇，出版有《针灸医学大纲》等著作，20 世纪 30 年代中期在广东光汉中医专门学校、广州汉兴国医学校任针灸教师，为岭南针灸人才的培养作出巨大贡献。

始建于 1933 年的广东省中医院是中国近代史上最早的中医院之一，一直是天灸疗法的传承者和发扬者。20 世纪上半叶，岭南著名针灸大家司徒铃教授继承了周仲房教授的学术思想，在不断总结前人经验的基础上，对天灸进行了深入的探索和继承，并将其宝贵的经验传授给了徒弟。广东省中医院刘炳权、陈全新、林文仰等教授从 20 世纪 80 年代开始继承与整理中医针灸与子午流注等时间医学的关系，使广东省中医院天灸疗法进一步得到了传承和发展。司徒铃教授的真传弟子符文彬教授更是主持了岭南传统天灸的临床研究和拓展，并探索出了一套适合岭南地区传统天灸疗法的优化治疗方案，从而进一步促进了岭南天灸疗法的应用和推广。刘炳权教授、陈全新教授现在已是满头银发的耄耋老人，林文仰教授已过世，该院现任的大针灸科主任符文彬是天灸第三代传人，如今天灸的传承接力棒已经交到了第五代，他们还是 80 后的年轻医师。

广东省中医院自 1984 年开始大规模开展三伏天岭南天灸疗法，至 2010 年累计接受治疗的患者近 200 万人次，近几年来每年均有近 30 万人接受天灸疗法的治疗。该院主持的"天灸疗法治疗支气管哮喘的规范化研究"被国家中医药管理局作为 2005 年科技成果推广的重点建设项目，面向全国推广应用，2005 年获"中华中医药学会科学技术奖二等奖"。

广东省中医院一直致力于岭南传统天灸的传承和发展，无论是在药方的配置上，还是剂型的改革上，都进行了一系列的研究。在制剂方面，将以往的粉状改良为现在的膏状，使岭南天灸变得更方便、更易推广。同时，为了更好地掌握天灸的理论依据和改进天灸，以适应现代社会更多的疾病，并达到更好的疗效，广东省中医院还加强了对天灸的科学研究，并成立了相关的实验室和研究中心，承担了多项天灸课题。30 年来，通过大规模开展"岭南传统天灸疗法"的临床研究与推广应用，该疗法的适应证有：肺系相关病症如变应性鼻炎、慢性咳喘（如哮喘、慢性支气管炎、过敏性咳嗽、慢性肺气肿等）、慢性咽炎、虚人感冒等；痛症如颈肩腰腿痛、膝骨关节炎、风湿性关节炎、网球肘、胃痛、痛经等；其他类如失眠、慢性肠炎、消化不良、慢性盆腔炎、夜尿症、遗尿等。

岭南传统天灸疗法的推广，为四川、海南、新疆、山东、河北、广西、湖南、青海、宁夏、广东、香港等地各级医疗机构培训了大批学员，使这一传统的民间医学遗产得以更好地传承和发展。

太阳历的节气理论中有"冬至一阳生，夏至一阴生"，在一年的气候中，"冬至"和"夏至"是阴阳转化、寒热交替的两个转折点。从冬至开始，阳气开始复生，阴气开始消退，到了夏至，阳气的胜复达到了顶点，阴气的消退也趋于尽头。从夏至开始，阴气开始复生，阳气开始潜藏，到了冬至，阴气的胜复达到了顶点，同时阳气亦潜藏于内。《灵枢·岁露论》曰："人与天地相参也，与日月相应也"，《素问·宝命全形论》说："人以天地之气生，四时之法成"，人类作为宇宙万物之一，与天地万物有着共同的生成本原，《素问·生气通天论》："天地之间，六合之内，其气九州、九窍、五脏、十二节，皆通乎天气"，同样有着阳升阴降、阴阳转化的过程。《素问·生气通天论》还强调："阴平阳秘，精神乃治，阴阳离决，精气乃绝。"阴者藏精而起亟，阳者卫外而为固，阴阳平衡协调是人体生存的前提。广东省中医院在继承前人经验的同时，根据人体阴阳消长规律，顺应四时气候变化的规律，"法于四时"，与自然环境保持协调统一，遵四时变化而预培人体之阴阳，即"冬病夏治""夏病冬治"。在一年中之长夏与冬季里选取两个节令进行岭南传统天灸，促进人体阴阳转化的过程，以改善体质、防治疾病，此即所谓的"夏养三伏，冬补三九"，顺应天时，进一步提高了天灸疗法的临床疗效。

由于岭南独特的地理环境以及先贤的影响，天灸在岭南地区盛行并广泛发展起来，目前广东省各大医院以及社区卫生服务中心都将天灸疗法这项传统中医技艺保存了下来，并结合岭南民间天灸和气候条件，发展出"三伏"和"三九"天灸疗法体系，推动了天灸疗法的传承与发展。

2011年6月，"岭南传统天灸疗法"成功入选广州市第三批市级非物质文化遗产名录，成为名录里唯一一个传统医药类项目。2012年2月入选广东省非物质文化遗产名录。

第二节
司徒铃治疗
眼肌型重症肌无力的经验

眼肌型重症肌无力，属于中医的"上胞下垂"。笔者跟随司徒铃教授行诊，目睹老师治疗本病效果显著，经验独特，现将老师经验整理如下，以供同道参考。

一、注重脾胃

司徒铃教授认为重症肌无力主要由脾胃气血虚弱所致。症见上胞缓慢下垂，逐渐加重，半掩瞳神，伴有体倦、纳呆、舌淡、脉沉细等症状。盖脾胃乃后天之本，气血生化之源。又眼胞为脾所主，故脾胃虚弱，气血化源不足，筋脉胞络失养，中气下陷，则上胞下垂。正如《诸病源候论·目病诸候》所言："目，是腑脏血气之精华，肝之外候，然则五脏六腑之血气，皆上荣于目也。若血气虚，则肤腠开而受风，风客于睑肤之间，所以其皮缓纵，垂覆于目，则目不能开，世呼为睢目。"故司徒老治疗上胞下垂尤注重调理脾胃，常用足三里、商丘、脾俞等穴，随证加减，或配局部梅花针点刺，针灸并用，取效迅速。

（病案） 朱某，男，34 岁，白云机场干部。1985 年 4 月 3 日初诊。

病史摘要：患者 1 个月前感冒治疗好转后，逐渐出现左侧胞睑下垂，半遮瞳神，难睁，无咳嗽、气促等症状，曾用加兰他敏、维生素 B₁、肌苷等治疗，未见好转，诊时伴有疲倦乏力，纳呆，时有胁肋不适，舌淡红边有齿痕，苔白，脉虚弦。

中医辨证：中气不足伴肝郁。

治则：补中益气，佐以疏肝解郁。

治疗经过：取足三里（双）、商丘（双）各灸 7 壮以补中益气，调理脾胃，配合针泻太冲（双）以疏肝解郁，局部梅花针轻轻点刺，并嘱患者回家每天悬灸足三里（双）各10分钟，第三天复诊，自觉眼睑张开稍有力，能微动，但不能上提，无胁肋不适，胃纳好转，疲倦，按上方去太冲治疗26天后，眼睑开阖自如。以补中益气汤善后巩固。

二、善用背俞

背俞是脏腑之气输注于背部的腧穴，位于足太阳经的第一侧线上，而"足太阳膀胱之脉起于目内眦""足太阳之筋，其支者，为目上网"。故用背俞调理脏腑亦可治疗眼睑下垂，当患者迁延难治，症见黑睛几乎全遮，垂目难睁，形寒肢冷，舌淡暗或有瘀点，脉沉细等脾阳不足、气滞血瘀时，司徒老常用脾俞、胃俞、膈俞等调动脾阳，活血化瘀，以达升阳举陷的目的。

病案 何某，女，42岁，工人。初诊日期为1986年10月20日。

病史摘要：自述左上睑下垂盖过瞳孔5个月，视物时需用手指提起上睑方见。起因不明，针刺足三里、阳白、鱼腰等穴位，及服用补中益气汤等治疗后均无效，乃求治于我师，诊时面色㿠白无华，四肢冰凉，舌暗，脉沉。

中医辨证：脾阳不足，气滞血瘀。

治则：温中升阳，行气活血。

治疗经过：采用温针大椎，直接灸膈俞（双）、脾俞（双）各7壮，眼及颈背腰骶皮部持磁圆针点叩，从上而下。针灸后当晚精神爽朗。10月22日复诊继守原方治疗，23日早上眼能睁开约到瞳孔中间，但下午又恢复原状。24日上午再诊，上眼睑能张开如昨天，四肢较前温暖，面色好转。灸脾俞（双）、膈俞（双）各5壮，阳陵泉（双）温针。当天下午眼睑能保持上午原状，继守原方治疗35天而愈。

按：上胞下垂，世人多责中气下陷或风邪入络所致。但气虚血瘀者亦不少见。盖本病虽以气（阳）虚为本，然气为血帅，血为气母，气虚运行无力，血液通行不畅，久病必瘀，故对于久病不愈的病案，在辨证求因的基础上加上活血行血之法方能捷效。

三、妙用井穴

《灵枢·九针十二原》云:"所出为井。"《灵枢·顺气一日分为四时》曰:"病在脏者,取之井。"又井穴是十二经之根。说明井穴具有调和脏腑功能,维系根结作用。司徒老巧取至阴、隐白灸治脾虚胃阳不固而致的眼睑下垂,有桴鼓之效。

病案 黄某,女,45岁,省审计局干部。1987年7月4日初诊。

病史摘要:右眼睑下垂2月余,伴咬肌无力,服新斯的明,1小时后方能食粥。病者反复感冒多次。用中西药治疗无效。诊时伴有嗜睡、纳差,舌淡红、苔薄白,脉濡。有胸腺瘤手术史。

诊断:重症肌无力,右眼睑下垂(脾阳虚,卫阳不固型)。

治则:补中益气升阳。

治疗经过:麦粒灸至阴(双)、隐白(双),每穴各15壮,并嘱病者回家每日早晚自行悬灸上述穴位各5分钟。7月11日复诊,精神较好,不服新斯的明亦能就食,眼睑可上提3mm。共治1个半月而愈。

四、调补奇经

奇经八脉对十二经脉气血有蓄溢、调节作用。当十二经脉气血满盈时,则流注于奇经八脉。当十二经脉气血不足,则奇经八脉气血亦流到十二经脉中去。其中督脉、任脉、阴阳跷脉与目系关系密切。督脉为阳脉之海,有统督诸阳的作用,又与"太阳起于目内眦"(《素问·骨空论》)。任脉为阴脉之海,其"上颐循面入目"。阴阳跷脉分别循行交于目内眦,共同调节眼睑开阖功能。可见奇经八脉功能失调,亦可引起眼睑下垂。本病脾胃虚弱,气滞血瘀,风邪侵袭不明显时,司徒老用大椎、百会、申脉、照海、关元、气海等奇经八脉腧穴治疗。

病案 梁某,女,2岁。1985年2月6日初诊。

病史摘要:家属代诉,患儿左眼睑下垂已1个月。初起病时,患者头颈向右倾斜。2周后见眼睑下垂,经治疗1个月后,颈已偏正,而眼睑下垂久治不愈,下午为甚。服用多种中西药治疗无效,左眼不能正视物体,需仰头方见,胃纳精神一般，舌淡红，苔薄白，指纹淡红。

中医辨证：督脉虚弱，阴阳跷脉失和。

治则：调补奇经。

治疗经过：悬灸百会、大椎各 7 分钟，温针阳陵泉、申脉，平补照海，左右交替。隔天一次，治疗 3 次后症状好转，能平视物体，继守原方法治疗 42 次而愈。

按：《灵枢·经脉》说："督脉之别，名曰长强……虚则头重。"本病头重颈斜，眼睑下垂不能开阖，证属督脉虚弱，阴阳跷脉失和。大椎、百会为督脉腧穴，照海、申脉分别交通阴阳跷脉。阳陵泉为足少阳经合穴，"足少阳之正……系目系，合少阳于外眦也。"又筋会阳陵，《灵枢·九针十二原》云："疾高而外者，取之阳之陵泉也。"故用大椎、百会温补督脉而开阳，照海、申脉调和阴阳跷脉而司眼睑开阖，配以阳陵系上纲，共达治病目的。

五、小结

司徒铃教授治疗眼睑下垂，审证求因，注重脾胃，结合经络辨证，善用背俞，妙用井穴，调补奇经，经验独特，效果显著，值得学习。

第三节
百会压灸治疗痰浊中阻型眩晕 63 例的疗效观察

眩晕是临床常见症状之一，可见于西医的多种疾病。我们从 1989 年至 1994 年运用名医司徒铃教授压灸百会医病经验，治疗痰浊中阻型眩晕 63 例取得良好效果，现报道如下：

一、临床资料

病例选择：具有典型中医眩晕症状且符合中医辨证为痰浊中阻型的患者（中医诊断分型标准参照全国高等医药院校教材《中医内科学》）。

63 例中，男性 21 例，女性 42 例；年龄最小 18 岁，最大 69 岁，平均年龄 45 岁；病程最长 2 年，最短 6 小时，平均 22 天。治疗最少 1 次，最多 9 次。其中颈椎病 26 例，低血压 4 例，梅尼埃病 5 例，脑动脉硬化 5 例，经期眩晕 5 例，神经衰弱 4 例，鼻咽癌放疗后 3 例，外伤性颈源性眩晕 2 例，脑震荡后遗症 4 例，不明原因 5 例。

二、排除标准

颅内占位性病变、感染性疾病及眼病等引起者；年龄在 16 岁以下或 70 岁以上者；妊娠者；合并心血管、肝、肾和造血系统等严重原发疾病者；精神病者；未按时治疗，无法判断疗效者。

三、治疗方法

患者正坐或平卧，医者将患者百会头发向两侧分开（也可将局部一小撮头发剪掉），局部涂上万花油，置艾炷（约麦粒大）于穴位上并点燃之，待局部有灼热感时，医者用右手拇指将艾火压灭并停留片刻，使热力向内传。每次压灸 3~5 壮，每 3~5 天 1 次。每次治完后要注意保持灸疮清洁。

四、疗效标准

痊愈：眩晕等症状消失；显效：眩晕等症状明显减轻，头微有昏沉，或头晕目眩轻微但不伴有自身及景物的旋转、晃动感，可正常生活及工作；有效：头晕或目眩减轻，仅伴有轻微的自身或景物的旋转、晃动感，虽能坚持工作，但生活和工作受到影响；无效：头昏沉及眩晕等症状无改善或加重。

五、治疗结果

治疗结果见表 3-1。

表 3-1　百会压灸治疗痰浊中阻型眩晕 63 例的疗效观察表

病名	例数	痊愈	显效	有效	无效
颈椎病性眩晕	26	9	8	6	3
低血压	4	1	1	1	1
梅尼埃病	5	1	1	2	1
脑动脉硬化	5		2	2	1
经期眩晕	5	3	1	1	
神经衰弱	4	1	2	1	
鼻咽癌放疗后	3	1	1		1
外伤性颈源性眩晕	2	2			
脑震荡后遗症	4		2	1	1
不明原因	5	2	1	1	1
合计	63	20	19	15	9

六、讨论

眩晕一症，历代医家多有论述。其中金元四大家之一朱丹溪，力倡"无痰不作眩"之说，对临床治疗眩晕，颇具指导意义。痰浊中阻，阻遏经络，致清阳不升，清空之窍失其所养，故见头目眩晕。百会为手足少阳、足太阳及督脉和足厥阴经之交会穴，具有升阳豁痰、降浊开窍的作用，是治疗眩晕的要穴。现代临床和实验研究，更为认识艾灸百会治疗眩晕等病的机制提供了依据。我们通过对 63 例百会压灸治疗眩晕的临床观察，初步证实了艾灸百会确有治疗眩晕的作用。

第四节
灸法的传承与发展——精灸技术

精灸技术是采用小米粒大小的艾炷于穴位上燃烧，以此来治疗全身疾病的灸类技术。因其热力集中、透热迅速、刺激量大，一壮可达到普通麦粒灸多壮之效，取其精而效验，故称为"精灸"。

精灸是符文彬教授在传承司徒氏灸技术的基础上，深刻挖掘中医理论精髓，不断改良、发展和完善的艾炷灸类技术。该技术强调"辨证精、取穴准、艾炷小、壮数少"的原则，根据各种病证的需要，可合理地控制灸量及灸度。在临床推广应用中得到医务工作者和患者的欢迎。

一、理论基础

灸量是指以艾绒等灸材燃烧时产生的温热及生成物对机体产生的刺激量，包括灸材燃烧产生热量的高低、穿透力的大小、生成物的刺激程度，是影响灸效的关键因素。

艾炷底的大小是灸量控制的重要方面，底面积可以影响刺激面积的大小以及整个艾炷的重量。如《小品方》中认为"灸不三分，是谓徒冤"，"此为作炷，欲令根下广三分为适也"。一些医家认为艾炷的底面积不能太小，否则影响热力的传入而疗效不佳。但同时也有医家提出应根据情况灵活使用，不可拘泥于"三分"这个范围，《小品方》云："灸不三分，是谓徒哑。解曰：此为作炷欲令根下广三分为适也。减此为不覆孔穴上，不中经脉，火气则不能远达。今江东及岭南地气湿（温），风寒少，当以二分以还，极一分半也，遂人形阔狭耳。"唐代孙思邈指出"艾炷务大"的同时，亦提出需要根据患者个体情况决定艾炷大小："小弱，炷乃小作之，以意商量。"同样日本的针灸学者也注意到这一问题，透热灸派强调用高质量的灸材制作半个米粒大小的艾炷，在压痛点、硬结处、经穴部施灸，使皮肤发红或出现水疱来治疗疾病。

艾灸壮数没有统一的标准，甚至《千金方》中有灸治 300 壮的案例。壮数的多少往往受到病情轻重、疾病性质、患者的耐受性、地域等多方面的影响。病情轻重是一个常见的参考因素，如《扁鹊心书》中"大病灸百壮……小病不过三五七壮"。病位在卫分、上焦、经络等位置轻浅者，不需要太多壮数的灸治。而随着疾病的深入，涉及血分、中下焦等位置较深者，则需要增加艾灸的壮数。另外选穴部位不同，艾灸量也有较大区别。《医学入门》中"针灸穴治大同，但头面诸阳之会，胸膈二火之地，不宜多灸，背腹阴虚有火者，亦不宜灸，惟四肢穴最妙，凡上体及当骨处，针入浅而灸宜少，凡下体及肉厚处，针可入深，灸多无害"。另外，天气地域对此也有明显影响，《素问·异法方宜论》中："北方者，天地所闭藏之域也，其地高陵居，风寒冰冽，其民乐野处而乳食，脏寒生满病，其治宜灸焫，故灸焫者，亦从北方来。"可知北方寒冷地区，艾灸壮数可多，南方湿热地区，壮数宜少。因此，灸量、灸度的量化是针灸临床需要探究的问题。

传统麦粒灸因一般施灸壮数需要量多，燃烧时烟雾多，灸量灸度不易控制，临床上易偏废。精灸技术是在传承司徒氏灸的基础上发展演化而来；型小的艾炷由于与皮肤的接触面积小，其燃烧时对皮肤产生的灼痛感较小，患者较容易耐受深度燃烧，而使得小艾炷易燃烧完全，耗时短，产生的灸效更具穿透性。因此，精灸有灸材消耗少、治疗时间短、灸量灸度易控制、临床疗效好、便于推广等诸多优势。目前，精灸在临床上已广泛应用于痛症、失眠及抑郁相关病症等，取得了良好的治疗效果。

二、灸材选用

精灸强调灸料的选用。如《本草纲目》载："至柔烂如绵为度。"《太平惠民和剂局方》指出新鲜艾叶需经过反复捣筛，候其细黄熟为度。《针灸聚英》认为高质量艾绒具有"灸有力，火易燃"之特征。所以，精灸强调选用如下特点的高质量精细艾绒：①便于搓捻成精灸要求的小规格艾炷；②燃烧时火力更均匀；③燃烧时温度温和；④燃烧时气味芬芳、热度易透达深部。

三、精灸技术操作步骤

精灸技术操作步骤如图 3-1 所示。

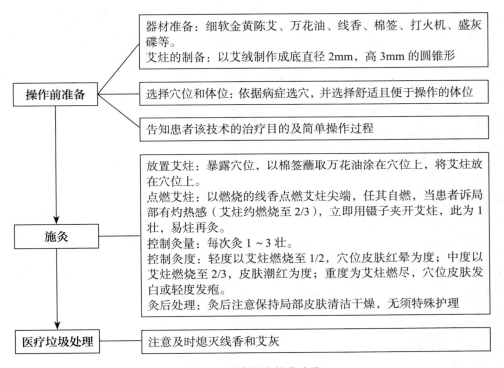

图 3-1　精灸技术操作步骤

四、适应证

1. 退行性骨关节炎、类风湿关节炎、带状疱疹后遗疼痛等急、慢性痛症。

2. 失眠、抑郁、焦虑等情志障碍性疾患。

3. 哮喘、变应性鼻炎、荨麻疹等过敏性疾患。

五、临床应用举例

1. 颈痛

适应证：颈椎病、筋膜炎等以慢性颈痛为主者。

主穴：百劳、肩中俞、肩井、胆俞。

配穴：足少阳经型加阳陵泉、足临泣；督脉型加大椎；风寒湿证加风池、天柱；气滞血瘀证加膈俞；痰湿阻络证加中脘；肝肾不足证加肾俞；气血亏虚证加足三里。

操作方法：穴位先以万花油标记，将底部直径 2mm、高 3mm 大小的圆锥形艾炷置于穴位上，以线香点燃，待其自行烧尽，再施灸第二壮，以发疱为度。

2. 膝骨关节炎

适应证：膝骨关节炎慢性疼痛反复发作。

主穴：膝眼、阴陵泉、脾俞、膀胱俞、阿是穴。

配穴：行痹配膈俞；痛痹配肾俞；着痹配水分；痰瘀痹阻证配脾俞、膈俞；肝肾不足证配肾俞、气海；半月板损伤加肺俞；髌骨软化症加肾俞、胆俞。

操作方法：穴位先以万花油标记，将底部直径 2mm、高 3mm 大小的圆锥形艾炷置于穴位上，以线香点燃，待患者诉灼痛难忍即夹走艾炷，再施灸第二壮，以皮肤潮红为度。

3. 肩周炎

适应证：肩周炎慢性迁延期或粘连期。

主穴：肩髃、肩贞、肩前、百劳、肺俞。

配穴：阳明经型配厉兑；少阳经型配足临泣；太阳经型配束骨；阳维脉型配外关。风寒湿证加大椎、风门；气血瘀滞证配膈俞、胆俞；气血不足证配关元、足三里。

操作方法：同上发疱法。

4. 慢性胃炎

适应证：反复胃痛消化不良者。

主穴：足三里、上脘、中脘、脾俞。

配穴：寒邪犯胃证配胃俞、风门；肝胃气滞证配膈俞、胆俞；胃热炽盛证配内庭；脾胃虚寒证配关元、胃俞；胃阴不足证配太溪、内庭。

操作方法：同上发疱法。

六、禁忌证

1. 糖尿病血糖控制欠佳者慎用。

2. 脑出血急性期慎用。

3. 高热炎性疾病或局部疮疡者禁用。

七、注意事项

1. 颜面及大动脉处慎用发疱法。

2. 关节部位不宜施用瘢痕灸。

3. 发疱后局部灸疮当日勿沾水，如有化脓渗液，予局部消毒换药。

第五节
疏肝调神针灸技术

　　疏肝调神针灸技术是以"从肝论治、调气为先"为治疗原则，选取肝经或与肝经相关的穴位及督脉穴位，用以治疗疾病的一种特色针灸技术。清·周学海《读医随笔》云："医者善于调肝，乃善治百病。"针灸治病亦如此，善于调肝才能随手见功，应针取效。

　　疏肝调神针灸技术是符文彬教授继承司徒老的学术思想，针刺上重视调气，溯源中医针灸古典理论，形成以"疏肝气、调心神"为核心的一种治疗气郁为主的针法。其核心技术包括针刺四关配百会、印堂；艾灸四花；埋皮内针心俞、肝俞等。

一、理论基础

（一）肝与其他脏腑的关系

　　中医认为，人体脏腑经络的功能活动，如肺气的宣发与肃降，肝气的升发与疏泄，脾气之升清和胃气之降浊，心火下降与肾水上升等，都是脏腑气机升降运行的具体表现。人体脏腑、经络功能的发挥及其互相之间的联系，以及物质的受纳，精微的输布，糟粕的排泄等，无不依赖气机升降出入活动来完成，从而使气化作用得以顺利进行，维持人体正常生命活动。因此，气机升降失调，可波及脏腑表里内外、四肢九窍，产生各种疾病。而气机升降方面，肝的升发与疏泄起了重要作用。因肝处中焦，其气疏畅发泄，能上通下达，旁调中州，疏畅内外，无所不至，为三焦诸脏气机升降出入之枢纽。唐容川说："三焦之源，上连肝气胆气。"这是因为肝（胆）对三焦气机运行起重要的枢调作用。肺之宣降，心之主血，脾主运化，膀胱和肾之气化，胃气之通降，小肠之分清别浊，大肠之传导，胆汁的分泌，无不赖以肝气之枢转，气机的通畅。所以，《读医随笔》云："故凡脏腑十二经之气化，皆必借肝胆之气化以鼓舞之，始能调畅而不病。凡病之气结、血凝、痰饮、浮肿、臌胀、痉厥、癫狂、积聚、痞满、眩晕、呕吐、哕呃、咳嗽、哮喘、血痹、虚损，皆肝气之不能舒畅所致也。"

1. **肝与肺的关系** 肺居上焦而主气司呼吸，宣发和肃降，所主之气借肝之疏调而得以正常宣降。若肝气郁滞，气枢不和，则肺必宣降失调，咳喘、胸满等症发生，正如《素问·咳论》所云："肝咳之状，咳则两胁下痛。"《素问·经脉别论》亦云："有所堕恐，喘出于肝。"均揭示了肝气犯肺所致咳喘之机制。

2. **肝与心的关系** 心位于上焦，主血而藏神。血之运行赖气之推动，气之正常宣达有赖于肝之调畅。若肝郁气机失和，则宗气不畅，心血为之瘀阻，常致胸痹心痛等症；如大怒伤肝，气机悖逆，上乘于心，则惊悸、怔忡，甚至昏迷。《难经·十八难》云："假令心脉急甚者，肝邪干心也。"《灵枢·厥病》亦云："厥心痛，色苍苍如死状，终日不得太息，肝心痛也，取行间、太冲。"均说明肝之气枢失常，上病及心，取肝经腧穴治之。诚如清·周声溢《靖盦说医》所言："惟心家之病，可以责肝，如心烦、心悸等，则专理肝气亦可愈。"

3. **肝与脾胃的关系** 脾胃处中焦，主运化水谷精微，但必赖肝之疏调才能正常运行。只有肝气和顺，气机疏调如常，脾胃升降方得调和不病。正如《血证论》所言："盖肝木之气，主于疏泄脾土，而少阳春生之气，又寄在胃中，以升清降浊，为荣卫之转枢。"若肝失疏泄，乘犯脾胃而为病，故《素问·举痛论》有"怒则气逆，甚则呕血及飧泄"之说。《未刻本叶氏医案》也说："肝气不疏，脘痛呕恶。"

4. **肝与肾、膀胱的关系** 肾居下焦，主水。水虽赖肾阳温蒸，但与肝之枢转无不相关，诚如《医话拾零》所云："肝气能下达，故能助肾气之疏泄。肾主闭藏，有肝气疏泄之，二便始能通顺。"若肝气不畅，势必波及肾与膀胱的气化，致水液停蓄而为癃闭或水液泛滥之病。《素问·大奇论》云："肝壅，两胠满，卧则惊，不得小便。"《难经·十六难》也说："假令得肝脉……其病：四肢满，闭淋、溲便难。"《灵枢·热病》也说："癃，取之阴蹻及三毛上，及血络出血。"《千金方》载："小便失禁，灸大敦七壮，又灸行间七壮。"以上均说明，肝失调畅将影响肾与膀胱气化，取肝经腧穴亦能利小便。

5. 肝与小肠的关系 小肠主化食，但亦赖于肝之枢气调畅，才能分清别浊，发挥正常生理功能。若肝失枢调，小肠泌别失职，清浊不分，发为腹泻，故陈无择《三因极一病证方论》认为，外邪可导致腹泻，情志失调亦可引起腹泻，如"喜则散，怒则激，忧则聚，惊则动，脏气隔绝，精神夺散，必致溏泄"。

6. 肝与大肠的关系 大肠为传导之官，亦赖于肝之枢调才能排出糟粕。明朝医家李梴《医学入门·脏腑》曰："心与胆相通，肝与大肠相通……此合一之妙也。"若肝气失调，影响到大肠传导功能而产生便秘、泄泻等症。如《症因脉治·大便秘结论》所言："诸气怫郁，则气壅大肠，而大便乃结。"

7. 肝与胆的关系 胆为中精之腑，内藏胆汁，为肝之余气所成。由于肝的疏泄作用，使胆汁得以排泄而助脾胃以化物，是为木能疏土的枢转之一。如果肝失调畅，使胆汁不循常道而外溢于肌肤则发为黄疸，所以钱镜湖的《辨证奇闻》"肝疸"一节中，明确指出肝疸的病因是由于"肝气之郁"所致。

从以上可知，肝与脏腑关系密切。肝的升发、疏泄正常，五脏和安，否则百病丛生。故清·李冠仙《知医必辨》云："惟肝一病，即延及他脏"，"治病能治肝气，则思过半矣"。说明调肝治病的重要性。

（二）肝与经络的关系

肝脏是通过经络与其他脏腑联系的，所以肝与经络有密切关联。

1. 经络与肝的关系
（1）足厥阴肝经："挟胃，属肝，络胆"，"上注肺"，"与督脉会于巅"。
（2）足少阴肾经："其直者，从肾上贯肝膈"。
（3）足少阳胆经："络肝，属胆"。另外，足少阳经别"散之上肝"。
从以上可知，肝通过经络与肺、肾、胃、胆以及督脉直接相连。

2. 肝经与形身的关系
（1）肝经与头面五官的关系：足厥阴肝经"与督脉会于巅"，"连目系"，

"下颊里，环唇内"，"络于舌本"，"循喉咙之后，上入颃颡（咽喉上部）"。

（2）肝经与躯体、下肢关系：足厥阴肝经"布胁肋"，"抵小腹"，络于膻中，行于下肢内侧。

（三）四关穴的临床应用

四关穴因以合谷、太冲两对穴在临床上相互配伍使用而得名。"四关"一词首见于《灵枢·九针十二原》，其言云："十二原出于四关，四关主治五脏。"张介宾在《类经》注解时说："四关者，即两肘、两膝，乃周身骨节之大关也。故凡井、荥、输、原、经、合穴，皆手不过肘，足不过膝，而此十二原者，故可治五脏疾也。"又《灵枢集注》云："四关者，两肘、两腋、两髀、两腘。"均指明四关为部位名。而窦氏《标幽赋》载有"寒热痛痹，开四关而已之"的临床实例。杨继洲在《针灸大成》中说："四关者，五脏有六腑，六腑有十二原，十二原出于四关，太冲、合谷是也。"进一步明确了四关为合谷、太冲相配而得名。合谷为手阳明大肠经原穴，阳明经为多气多血之经。大肠为腑属阳，主津，主传化。《经穴性赋·气门》说："合谷泄肺气之郁结。"《医学入门》称："合谷，主中风，破伤风，痹风，筋急疼痛，诸般头病，水肿，难产，小儿急惊风。"《循经考穴编》云："合谷主狂邪癫厥。"太冲为足厥阴肝经输穴、原穴，肝经为多血少气之经。肝为脏为阴，肝藏血，主疏泄。《经穴性赋·血门》谓太冲有"通经行瘀，尤有清血、凉血、固血"之功。《马丹阳天星十二穴治杂病歌》载：太冲"能医惊痫风，咽喉并心胀，两足不能行，七疝偏坠肿，眼目似云朦，亦能疗腰痛，针下有神功"。由上述可见，合谷属阳主气，轻清升散；太冲属阴主血，重浊下行。二穴相合，一阳一阴，一气一血，一升一降，相互制约，相互为用，调和气血，调整机体，相得益彰。它们的配伍如同中医方剂一样，辅佐为用。由于合谷、太冲相配具有调整气机的功能，又是阳经、阴经代表性原穴，故根据《难经·六十六难》"五脏六腑有病，皆取其原"之说，四关穴可以治疗因五脏六腑气血失和、气机升降失常而致的疾病。清·廖润鸿《针灸集成》云："关格针合谷、太冲。"《席弘赋》载："手连肩背痛难忍，合谷针时要太冲。"《杂病穴法歌》说："鼻塞鼻痔及鼻渊，合谷太冲随手取……手指连肩相引疼，合谷太冲能救苦。"这是古人运用四关穴治病的例子。临床上四关穴可单独使用，亦可配伍其他穴位应用。单独使用可治疗高血压、癫痫、头痛、奔豚气、呃逆、月经不调、闭经、痛经、更年期综合征、梅核气、感冒、鼻炎、手背痛等病症。四关穴配百会穴或运动区可治疗中风偏瘫，配翳风或牵正治面瘫，配中脘治胃脘痛，配关元治阳痿，配安眠穴治失眠，配扶突治瘿气，配三阴交治肾绞痛，配太渊治哮喘，配天枢治腹泻。四关穴如同方剂逍遥散一样可以治疗肝郁气滞为主的疾病，其临床应用体现了中医异病同治的观点。

二、疏肝调神针灸技术操作步骤

疏肝调神针灸技术操作步骤见图3-2。

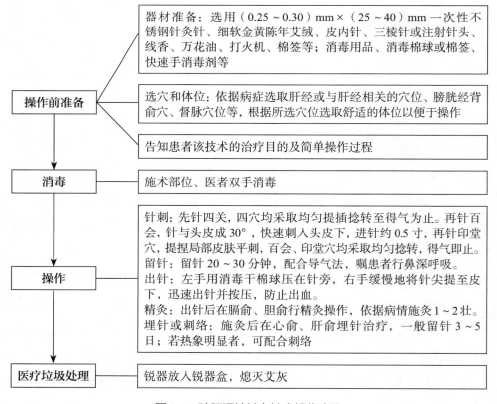

图3-2　疏肝调神针灸技术操作步骤

三、适应证

1. 焦虑症、抑郁症、失眠等情志类疾患。

2. 头痛、颈腰痛、胃脘痛、胁痛、心痛等疼痛类疾患。

3. 颤症、中风等神经系统疾患。

四、临床应用举例

1. 抑郁症

适应证：适用于轻中度抑郁症。

主穴：百会、印堂、合谷、太冲。

操作方法：针刺四关穴行均匀提插捻转手法，以得气为度。百会、印堂穴均采取均匀捻转，得气即止，留针期间配合导气法。可配合艾灸四花（双侧膈俞、胆俞），艾炷直接灸，心俞、肝俞揿针埋针。

2. 缺血中风

适应证：适用于中风中经络。

主穴：水沟、太冲、合谷。

操作方法：先刺水沟穴，向鼻中隔方向，行雀啄手法，以眼球湿润为度；后刺四关穴行均匀提插捻转手法，以得气为度。

3. 帕金森病

适应证：适用于帕金森病各期。

主穴：百会、印堂、风池、合谷、太冲。

操作方法：先坐位针刺双侧风池穴，捻转至得气后即出针。再以平卧位针刺四关穴，行均匀提插捻转手法，以得气为度。百会、印堂穴均采取均匀捻转，得气即止。留针期间配合导气法，百会、风池可用艾炷灸。

4. 睡眠障碍

适应证：轻中度原发性失眠者。

主穴：百会、印堂、四关、三阴交、照海。

操作方法：平卧位，以毫针针刺百会、印堂、四关、三阴交、照海穴，均采取均匀捻转，得气即止，留针期间配合导气法，可配合心俞、肝俞三棱针点刺放血，心俞、胆俞揿针埋针。

5. 癫痫

适应证：发作期、间歇期。

（1）发作期

主穴：百会、印堂、水沟、长强、鸠尾、内关、合谷、太冲。

操作方法：以毫针强刺激长强穴后即出针，余穴毫针针刺，用泻法，水沟向鼻中隔方向深刺、强刺激，可用雀啄手法，以眼球湿润为度。

（2）间歇期

主穴：百会、印堂、风池、鸠尾、筋缩、丰隆、太冲。

操作方法：毫针针刺，平补平泻法，风池、鸠尾、筋缩、丰隆可用灸法。

五、禁忌证

1. 部位禁忌。重要脏器部位不可针，大血管所过之处应禁刺，重要关节部位不宜针刺。

2. 腧穴禁忌。孕妇针刺不宜过猛，腹部、腰骶部、缺盆，以及能引起子宫收缩的穴位如合谷、三阴交、昆仑、至阴等禁止针灸。小儿因不配合，一般不留针。婴幼儿囟门部及风府、哑门穴等禁针，女子禁针石门。

3. 病情危重，预后不良者禁针，《黄帝内经》提出五夺、五逆禁针即是此意。

4. 大怒、大惊、过劳、过饥、过渴、房劳、醉酒者等禁针。

六、注意事项

1. 过于疲劳，精神高度紧张，饥饿者不宜针刺；年老体弱者针刺应尽量采取卧位，取穴宜少，手法宜轻。

2. 有出血性疾病的患者，或常有自发性出血，损伤后不易止血者，不宜针刺。

3. 皮肤感染，溃疡，瘢痕和肿瘤部位不予针刺。

4. 眼区，胸背，肾区，项部，胃溃疡、肠粘连、肠梗阻患者的腹部，尿潴留患者的耻骨联合区，针刺时应掌握深度和角度，禁用直刺，防止误伤重要脏器。

5. 针刺对某些病症确实有极好的疗效，但并非万能，特别是一些急重病的治疗，应根据情况及时采用综合治疗，才能更有利于患者，也可充分发挥针灸的作用。

6. 针刺过程注意调气。

第六节
心胆论治针灸术

心胆论治针灸术是选用心经、心包经、胆经相关的腧穴或与其背俞穴配合，运用整合针灸思维，即"一针二灸三巩固"的模式，治疗疾病的针灸技术。其理论基础是根据明朝著名医家李梃《医学入门·脏腑》中的《五脏穿凿论》："心与胆相通，肝与大肠相通，脾与小肠相通，肺与膀胱相通，肾与三焦相通，肾与命门相通。此合一之妙也。"其特点是临证时，针灸注重从调理心胆入手，配合八脉交会穴、背俞穴、原穴、井穴等特定穴，针法注重毫针刺配合艾炷灸和埋皮内针等手段，治疗临床各科疾病。

一、理论基础

足少阳胆经经别"循胸里，属胆，散之上肝，贯心"；足少阳胆经"是动则病，口苦，善太息，心胁痛"，而手少阴心经，"是主心所生病者，目黄，胁痛，臑臂内后廉痛厥，掌中热痛"，说明心胆有经络相通的物质基础。

1. **心胆论治痹** 《灵枢·经脉》胆经"主骨所生病者"；明·张景岳《类经·十二经之厥》有"少阳厥逆，机关不利，机关不利者，腰不可以行，项不可以顾（足之少阳，胆经也；机关者，筋骨要会之所也；胆者筋其应，少阳厥逆则筋不利，故为此机关腰项之病）"。说明少阳胆经有调节骨关节筋脉功能。《素问·至真要大论》中病机十九条指出"诸痛痒疮，皆属于心"，《素问·五常政大论》又有"其发痛，其脏心"，王冰注解时指出"痛由心所生"；疼痛是情志活动的一种，是神不安的表现，由于心藏神，故痛由心生。

2. **心胆论治神** 心为"五脏六腑之大主"，驾驭调控各脏腑的功能活动；同时心主神明，主宰精神意识思维及情志活动，如《灵枢·本神》"所以任物者谓之心"，《素问·灵兰秘典论》有"心者，君主之官，神明出焉"。由于心主神明，主明则下安，主不明则十二官危，诸症丛生；胆为中正之官，主决断，其气通于心，正如《素问·六节藏象论》撰述"凡十一脏，取决于胆也"，若胆气不和，则五脏难安，故在神志方面，心胆二者往往相辅相成，相互为用。《灵枢·邪气脏腑病形》指出"胆病者，善太息，口苦，呕宿汁，心中澹澹，恐人将捕之"，就是胆病及心的最好例证。一方面胆主决断功能的正常发挥是在心主神明的统率下进行的，否则会出现主不明则十二官危的病变；另一方面，胆属木，心属火，木火相生，故心的任物功能又需要胆的决断作用才能正常行使，由此可见心胆统一于神智。

3. **心胆论治风** 哮喘、变应性鼻炎、荨麻疹、湿疹等过敏性疾病，发病机制较为复杂，但均存在过敏原及先天禀赋不足两方面因素，过敏原通常具有明显的季节性和地域性，发作前常有鼻、咽、肺、肌肤瘙痒等症状，具有急性发作与缓解交替进行的发病过程，与中医所谓"风"之表现相类似。中医认为治风先治血、血行风自灭，又有"诸痛痒疮，皆属于心"，故选与心相关的穴位有行血祛风之功。另外，过敏性疾病之所以反复发作，每每是由于痰饮瘀血内停所致，归根结底则是气机运行不畅引起，故疏调气机为根本治法之一。因肝主疏泄，肝胆相表里，且少阳主枢，针灸与胆相关的穴位可疏调气机。

二、取穴原则

1. **心及心包经腧穴** 如神门、少海、内关、郄门等。
2. **胆经腧穴** 如阳陵泉、绝骨、丘墟、足临泣、足窍阴等。
3. **背俞穴** 心俞、胆俞、厥阴俞。
4. **募穴** 日月、巨阙、膻中。

三、心胆论治针灸技术操作步骤

心胆论治针灸技术操作步骤见图3-3。

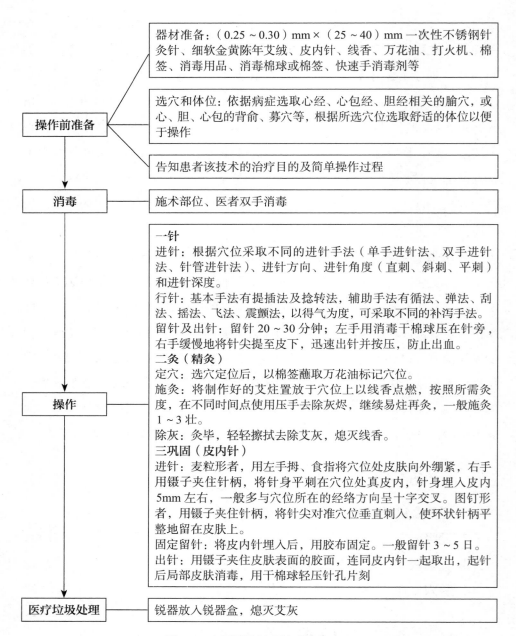

操作前准备

器材准备：（0.25～0.30）mm×（25～40）mm 一次性不锈钢针灸针、细软金黄陈年艾绒、皮内针、线香、万花油、打火机、棉签、消毒用品、消毒棉球或棉签、快速手消毒剂等

选穴和体位：依据病症选取心经、心包经、胆经相关的腧穴，或心、胆、心包的背俞、募穴等，根据所选穴位选取舒适的体位以便于操作

告知患者该技术的治疗目的及简单操作过程

消毒

施术部位、医者双手消毒

操作

一针
进针：根据穴位采取不同的进针手法（单手进针法、双手进针法、针管进针法）、进针方向、进针角度（直刺、斜刺、平刺）和进针深度。
行针：基本手法有提插法及捻转法，辅助手法有循法、弹法、刮法、摇法、飞法、震颤法，以得气为度，可采取不同的补泻手法。
留针及出针：留针 20～30 分钟；左手用消毒干棉球压在针旁，右手缓慢地将针尖提至皮下，迅速出针并按压，防止出血。
二灸（精灸）
定穴：选穴定位后，以棉签蘸取万花油标记穴位。
施灸：将制作好的艾炷置放于穴位上以线香点燃，按照所需灸度，在不同时间点使用压手去除灰烬，继续易炷再灸，一般施灸 1～3 壮。
除灰：灸毕，轻轻擦拭去除艾灰，熄灭线香。
三巩固（皮内针）
进针：麦粒形者，用左手拇、食指将穴位处皮肤向外绷紧，右手用镊子夹住针柄，将针身平刺在穴位处真皮内，针身埋入皮内 5mm 左右，一般多与穴位所在的经络方向呈十字交叉。图钉形者，用镊子夹住针柄，将针尖对准穴位垂直刺入，使环状针柄平整地留在皮肤上。
固定留针：将皮内针埋入后，用胶布固定。一般留针 3～5 日。
出针：用镊子夹住皮肤表面的胶面，连同皮内针一起取出，起针后局部皮肤消毒，用干棉球轻压针孔片刻

医疗垃圾处理

锐器放入锐器盒，熄灭艾灰

图 3-3　心胆论治针灸技术操作步骤

四、适应证

1. **痛症**　颈椎病、腰椎间盘突出症、膝骨关节炎、痛风性关节炎、类风湿关节炎等关节痛症。

2. **心脑疾病**　抑郁症、强迫症、焦虑症、中风、帕金森病、面瘫等。

3. **过敏性疾病**　哮喘、变应性鼻炎、荨麻疹、过敏性湿疹等。

4. **耳疾**　耳鸣、突发性耳聋、中耳炎等。

五、临床应用举例

1. 类风湿关节炎

主穴：内关、阳陵泉。

配穴：水分、中脘、膈俞、胆俞、心俞。

操作方法：先针刺内关、阳陵泉，均取双侧，行捻转泻法1分钟，留针30分钟；出针后再直接灸水分、中脘、膈俞、胆俞，每穴5壮；灸完后在心俞、胆俞埋皮内针。

2. 颈椎病（颈肩综合征）

主穴：内关、阳陵泉、百会、承浆。

配穴：百劳、肩中俞、肩井、心俞、胆俞。

操作方法：先针阳陵泉（对侧），得气后行捻转提插泻法，同时嘱患者缓慢活动患侧肩关节；次针内关（患侧），针尖朝上，得气后行捻转泻法1分钟，再针百会、承浆，行平补平泻，留针30分钟。针完后直接灸百劳、肩中俞、肩井，均双侧，各5壮。接着在心俞、胆俞埋皮内针。

3. 焦虑症

主穴：神门、丘墟。

配穴：百会、印堂、心俞、胆俞、肾俞、足窍阴。

操作方法：毫针针刺百会、印堂、神门、丘墟，用调气法，操作时快速进针后行小幅度捻转、平补平泻手法，留针30分钟。针完后直接灸肾俞、胆俞、足窍阴，均双侧，各 3 ~ 5 壮；继而在心俞、胆俞埋皮内针。

4. 慢性荨麻疹

主穴：内关、阳陵泉。

配穴：大椎、心俞、胆俞、肺俞、膈俞。

操作方法：毫针针刺内关、阳陵泉均双侧，行平补平泻手法，留针 30 分钟；接着三棱针刺络拔罐大椎、心俞、肺俞，均双侧；继而在胆俞、膈俞埋针。

5. 帕金森病

主穴：内关、阳陵泉、心俞、胆俞、绝骨、百会、印堂。

配穴：膈俞、中脘、关元、大椎、命门。

操作方法：毫针针刺百会、印堂、内关、阳陵泉，调气法，留针 30 分钟；出针后直接灸心俞、胆俞、绝骨、膈俞、中脘、关元、大椎、命门各 3 ~ 5 壮；灸完后在心俞、胆俞埋皮内针。

六、禁忌证

1. 中重度精神疾患无法配合针灸治疗者。
2. 有出血倾向者。

七、注意事项

1. 艾灸运用麦粒直接灸，效果更佳。
2. 背部埋针后如出现皮肤局部发红或感觉疼痛，要及时检查，有感染征象者立即取针后局部处理。

第四章

司徒铃

临证与医案

第一节
急症

一、发热

体温超过正常为发热，一般体温 37.3～38℃为低热，38.1～39℃为中等度热，39.1℃以上为高热。司徒老认为发热与外感六淫疫毒之邪，尤以火热、湿热、暑热之邪入侵有关；内伤发热则是脏腑功能失调以致郁遏化热引起。基本病机是正邪相争，或体内阳热之气过盛。常用的治疗发热的方法如下：

1. 外感发热　针刺大椎、合谷（双），重刺激。

2. 流感发热

（1）针风池、合谷，咽痛加少商、商阳三棱针刺络，高热加大椎、曲池。

（2）针合谷、印堂、天突，有汗出则止。

3. 流行性腮腺炎

（1）灯心草灸：在两侧角孙穴处，先将局部头发剃光，用灯心草浸麻油后点燃，迅速在穴位处闪灼，发生清脆爆炸声。一般用 1～2 次即愈。

（2）温针灸：先针翳风、颊车、合谷三穴，再用艾绒制成橄榄形大小或艾条块套在针柄上点燃，约 5～10 分钟，待针冷却后拔针。针后止痛效果甚好，1～2 天后体温下降，2～3 天肿胀逐渐消退。

4. 细菌性痢疾　针刺：主穴天枢、足三里，配穴气海、关元、阴陵泉、曲池。

5. 疟疾　发作前 2 小时，针刺大椎为主，配内关、合谷，1～2 次后可控制发作。

6. 小儿发热　症见发热，口渴，烦躁，睡眠不宁，呓语，胃纳差。以强刺激针合谷，少商、商阳刺络放血。若高热惊厥昏迷、抽搐者，可针刺中冲出血，并针人中以救之。

7. 病案

病案一 梁某，女，19 岁，工人。

病史摘要：鼻塞头痛 2 天半。患者前天下午开始畏寒，前额及两侧头痛，鼻塞，继则咽喉疼痛，干咳少痰，无汗。查体：体温 37℃，咽部轻度充血，左侧扁桃体 Ⅱ°，表面有少许脓性分泌物，心肺正常。舌质淡红，脉浮数。

诊断：感冒头痛。

治则：疏风通络止痛。

治疗经过：诊疗时为太阳、阳明头痛，针束骨、冲阳为病子穴相宜，针束骨（双）有胀麻感，针冲阳有痛胀感，针 10 分钟后，头痛消失，咽喉疼痛减轻。

按：本病头痛病位在太阳阳明，按"实则泻其子"，取足太阳经子穴束骨泻之，同时取足阳明经原穴冲阳以泻阳明之邪。

病案二 严某，女，55 岁，农民。

病史摘要：发热，周身骨痛 4 天。患者 4 天前开始自觉发冷，继则发热、周身骨痛，咳嗽，痰黄白相兼，舌淡苔白，脉沉细。

诊断：感冒（风热型）。

治则：疏风清热。

治疗经过：诊疗时为乙亥日戌时，择时辨证用外关、临泣取得显效，针外关、临泣用泻法有麻痹感，针 20 分钟后出针，患者感觉全身舒服，周身骨节疼痛消失。

按：本病第四天周身骨痛、寒热往来等证属少阳，《伤寒论》："本太阳病不解，转入少阳者，胁下硬满，干呕不能食，往来寒热，尚未吐下，脉沉紧者，与小柴胡汤"，取少阳经八脉交会穴外关足临泣泻少阳之邪，符合辨证逢时取穴。

病案三 叶某，男，38 岁，工人。

病史摘要：患者因发热头痛 3 天于 1983 年 7 月 21 日晚上 8 时 45 分来诊。病者 3 天前开始发热，头痛，周身骨痛，曾服退热药未效，当晚体温升到

38.1℃，无汗，咽喉疼痛。查：咽充血（＋＋），左扁桃体有少许脓性分泌物，心肺正常，舌红苔薄，脉浮数。

诊断：感冒头痛（风热型）。

治则：疏风散热。

治疗经过：时日为庚戌日戌时，灵龟八法开临泣，男女相配取外关，均用泻法，当针退至天部时患者有发凉感，进针时有麻胀感，针15分钟后头痛完全消失，体温降到37.3℃，诸症明显减轻。

按：《伤寒论》："伤寒，脉弦细，头痛发热者，属少阳"，本病证属少阳，灵龟八法开临泣配外关，属辨证逢时取穴。

二、昏迷

昏迷是指以不省人事或神志不清为主要表现的危急重症。多由心包受邪、蒙蔽心神所致，常见于热性流行性疾病（如乙脑、流脑、疟疾等）、中风、臌胀病后期（肝昏迷、尿毒症）。昏迷根据其临床表现可分闭证和脱证，闭证又有热闭和寒闭之不同，宜注意分辨。热闭由心肝火盛、心神被熏所致，症见两手紧握、牙关紧闭、声粗气促面赤，苔黄腻，脉弦数。寒闭为痰浊上壅、蒙蔽心阳，症见两手紧握，牙关紧闭，静卧不烦，声细气弱，面白，舌苔白滑而腻，脉沉滑缓。脱证为体质虚弱、气血并走于上、阳气衰微、心神将脱，症见目开、鼻鼾、手撒、遗溺、汗出如油、手足厥冷、脉微细欲绝，舌苔白滑薄嫩。治疗脱证以回阳固脱为主，先针强刺激人中，后灸膻中、中脘、神阙、气海、关元。闭证以开关醒脑法，用于中风、晕厥等人事不省、牙关紧闭不开者，针刺十宣、涌泉、人中等穴；牙关紧闭不开者加颊车、地仓、合谷，强刺激。司徒老抢救昏迷经验是：缺氧者百会悬灸30分钟至2小时，在施灸过程中，缺氧情况可逐渐改善。若兼有呼吸衰竭早期症状者，膻中直接灸5～7壮或隔姜灸，如不效可加灸30分钟至2小时。尿毒症兼有昏迷者加人中、涌泉（双），重刺激。脑水肿预防：脑水肿是昏迷原因之一，若出现高热、烦躁、小便少、血压偏高者，可用水分、水沟、阴陵泉、水道针刺。如骨折昏迷不醒者，针刺十宣及两侧内关穴，持续捻转，亦可加刺合谷、人中、涌泉等穴；如病情濒危，面苍，汗出，肢冷，急用大炷艾灸，灸百会、关元、气海，灸数十壮至数百壮，至肢温、汗止、脉起为止。

三、晕厥

晕厥是以突然昏倒，不省人事，面色苍白，四肢厥冷为主证。其病机则多由气机运行中突然逆乱所致。古代对本病有气厥、血厥、痰厥、食厥、暑厥、秽恶（包括疫毒、食物中毒）等之分，针灸急救晕厥证有较好的临床疗效。下面将司徒老治疗晕厥的经验介绍如下。

1. 治疗方法

（1）开窍法（参考昏迷闭证节）

1）气厥：针人中；灸百会、大椎、命门各 1 壮。

2）血厥：针列缺（左）、太冲（左）、内关（右）、照海（左）；多悬灸百会、巨阙。

3）痰厥：灸大敦（双）各 3 壮。

4）肝火：针太冲（双）、人中，强刺激；十宣放血。

5）产后血晕：产妇产后由于气血骤虚、体液突然减少，在心力衰弱等情况下，常易发生休克。这种休克，大都出现在产后 1 小时左右，且多突然发生，故在产后数小时内，必须多加注意。否则耽误拯救时机，而生意外。紧急处理：首先将患者头部放低 15°～25°，保温、有条件的给氧；针人中、中冲；灸百会，如出血多可灸大敦或隐白。

（2）固脱法（见昏迷脱证）。

2. 病案

病案一　黄某，男，24 岁，住院号 1011 号。1957 年 5 月 5 日初诊。

病史摘要：患者因情绪刺激，突然昏迷倒地、不省人事、口噤、握拳、四肢掌指部厥冷，约 10 分钟，面色苍白，舌苔白、脉沉弦。

诊断：气厥实证。

治则：行气宣窍通神。

治疗经过：先选人中穴，用泻法刺之。继用百会、大椎、命门，各灸一壮（如绿豆大）。针灸后立即苏醒，并已能讲话。

按：本病属气厥实证，先泻督脉人中以醒脑开窍，再灸百会、大椎、命门以温阳理气行气。

病案二 李某，男，25 岁，职工，门诊 101034 号。1957 年 12 月 4 日初诊。

病史摘要：患者因病来院诊治，但惧怕针灸，故在针灸之前突然昏倒，不省人事、汗出、肢冷、脉沉弱。

诊断：气厥虚证。

治则：行阳气，通神明。

治疗经过：先用指针法掐刺人中后略为苏醒，随以艾卷灸百会穴，灸 5 分钟后，患者已完全清醒。

按：本病属气厥虚证，先用手针掐人中醒脑，后加灸百会温阳固元巩固。

病案三 朱某，女，21 岁，职工，门诊号 17174。1953 年 8 月 11 日初诊。

病史摘要：病者患间歇发作性剧烈头痛症，每因剧痛而并发晕厥，两年多来反复发作，曾住院治疗数次，经某医院 X 线检查头颅部未发现异常，诊断为神经官能症。1953 年 8 月 11 日，在针灸治疗时，突然晕厥不省人事、牙关紧闭、两手握拳、呼吸气粗、面色微赤、唇红、四肢厥冷、舌苔白、舌质红、脉沉弦。

诊断：血厥实证（指因暴怒气逆，血郁于上而引起的昏厥重证）。

治则：活血顺气，开窍醒神。

治疗经过：选少商二穴、中冲二穴、人中穴用毫针泻法刺之，约 15 分钟即告苏醒。

按：本病为血厥实证，泻人中以醒脑开窍，中冲以活血醒神，少商以顺气调息。

病案四　简某，女，20 岁，职工，住院号 1576。1958 年 6 月 23 日初诊。

病史摘要：患者突然昏倒、不省人事、四肢厥冷、面色苍白、唇淡、舌苔白、舌质淡红、脉细弱。经血糖检查，认为是血糖偏低症。

诊断：血厥虚证（指因失血过多而引起的昏厥重证）。

治则：行血息风、宣窍通神。

治疗经过：选大敦二穴各灸三壮如绿豆大，灸后患者立即苏醒。

按：本病属血厥虚证，肝经多血少气，故灸肝经井穴大敦有行血息风、宣窍通神之功。

病案五　李某，女，68 岁。1961 年 11 月 8 日初诊。

病史摘要：患者气上逆而喘，喉有痰鸣声，不能讲话，神志昏蒙已半小时，患者因发病前，没有吃晚饭，只饮了菜汤一大碗，饮后一时许，突觉胸脘满闷，气喘痰鸣，不能讲话。经西医会诊，认为必须立即用吸痰机吸痰，并要输给氧气进行急救，当时患者面色微暗、舌苔白厚腻，脉沉滑。

诊断：痰厥证。

治则：行气豁痰通神明。

治疗经过：针尺泽、丰隆、中脘，用"寒者留之"，但在针刺过程中无气至感应，针后症状亦无变化，随即用如黄豆大的大艾炷，直接灸中脘穴三壮，灸后病者立即痰除气顺，神志清醒，言语自如。

按：在治疗痰厥证时，由于针刺尺泽、丰隆、中脘等穴的操作过程中，针下未得气至，故未见效。通过思考，依《灵枢·官能》所说："大寒在外，留而补之，入于中者，从合泻之，针所不为，灸之所宜"。指出寒证宜用灸治的法则，因而决定改用灸法治之，同时根据"腑会中脘"之意，而用艾炷直接灸中脘一穴，以温行六腑之气，使水谷能化，津液能行，则痰水不致停留为患，所以灸中脘穴后，患者即觉痰除气顺，神志清醒，能讲起话来。我们结合临床实践经验，体会到"寒证宜灸"是一个不容忽视的传统法宝。

病案六　陈某，女，29 岁，湖南人，门诊号 2379。1952 年 10 月 8 日初诊。

病史摘要：患者于当天午饭后约 1 小时，腹部胀痛、颇剧，在家曾服止痛药粉（药名、用量不详）未效。约半小时许即出现晕厥证，乃抬来我院急诊。患者昏迷不醒，牙关紧闭，四肢抽筋，手足厥冷（约半小时），面色微青，舌苔厚腻，脉滑实。

诊断：食厥证。

治则：宽中开窍通神。

治疗经过：先用泻法针少商、商阳、中冲各二穴之后，患者即已苏醒，继续针曲池、足三里、承山各二穴后约 10 分钟，手足抽筋已完全缓解，休息片刻，诸症消失，并能步行回家。

按：本病属食厥实证，饮食所伤，气机逆乱所致。故选用手太阴经井穴少商行气宽胸降逆，手阳明井穴商阳以调食开窍，手厥阴心包经井穴中冲宽胸醒神，促进苏醒。后针手足阳明合穴调治肠胃之腑和行血息风止抽搐，足太阳经承山穴加强息风止抽搐作用。

病案七　李某，女，21 岁，学生，住院号 0047。1964 年 7 月 8 日初诊。

病史摘要：患者于下午参加集体劳动，在烈日下工作数小时后喝了一杯冷水。今晨即觉身热，前头部剧痛，头晕甚，并曾先后呕吐 5 次，中午 12 时开始发现神志不清，烦躁不宁，辗转反侧、两下肢厥冷已将近 1 小时，面色赤、舌苔淡黄、脉伏。

诊断：暑厥证。

治则：泻热开闭醒神。

治疗经过：选曲泽、委中双侧，刺浮络出血泻之。在没有用任何药物治疗的情况下，刺血后即见宁静，烦躁减退，半小时后完全清醒，继续针灸治疗 4 天，痊愈出院。

按：暑热郁于肌表，汗出不畅，热邪不得外泄，由表入里，蒙闭心包出现暑厥证。故选用心包经合穴曲泽以凉血宁心、开闭醒神，配足太阳经委中加强凉血泻热作用。

病案八　王某，女，9 岁，学生，门诊号 89676。

病史摘要：患者于 6 岁时曾被石头击伤头顶部，当时无出血现象，7 岁时有间歇性癫痫发作，经某医院住院治疗无显著改善，后到我院门诊针灸治疗，1958 年 2 月 3 日起一连 3 天，每晚下半夜发作即送医院急救，经药物注射后，经过 3 小时才能清醒。2 月 6 日来我院针灸后，至 7 日晨 6 时许，复见发痫晕厥而再来我院针灸治疗。现在症：昏迷不省人事，涎沫，四肢厥冷，瞳孔缩小，目睛斜上视，舌苔白、脉沉迟。

诊断：癫痫发作晕厥。

治则：行血宣窍通神。

治疗经过：用艾炷灸大敦（双）各三壮如绿豆大，灸后立即苏醒，能讲话并指出自觉有左侧头痛感，神志已恢复常态。

按：在治疗癫痫夜发晕厥案中，独灸大敦一穴，能立即苏醒，认为灸肝经之大敦穴有治阴证晕厥之作用。所以治疗阴证的血厥虚证时独灸大敦一穴，亦取得立即苏醒的显著效果。灸大敦穴可同时治疗癫痫夜发、血厥虚证，这是"异病同治"的实践，及运用"八纲辨证"施治原则指导实践获得良好疗效的结果。

病案九 徐某，男，1 岁，门诊号 36647。1956 年 5 月 2 日初诊。

病史摘要：患者于前一天起发热，小便黄，上午及下午发高热抽搐各一次，身热持续未退，且有夜啼惊叫。现症见：发高热，突然昏迷不省人事，四肢抽搐，目睛上视，牙关紧闭，手足厥冷，已 10 分钟，面色青兼微紫，环唇发绀，舌苔淡黄、指纹青紫相兼，脉弦数，体温 39.8℃。

诊断：小儿惊厥（热极生风）。

治则：泻热息风、醒神。

治疗经过：选涌泉（双）、太冲（双）、合谷（双），用毫针泻法刺之。经针刺后，患者立即苏醒。

按：患儿高热化火生风，内陷心包，引动肝风，出现高热神昏、抽风惊厥。取四关穴平肝息风、凉血泻热，肾经涌泉醒神滋阴。

病案十 李某，女，2 岁，门诊号 38869。1952 年 7 月 30 日初诊。

病史摘要：患者 2 天前起身微热、腹泻，大便清稀，水谷相杂，每天泻二十余次。刻下症：今晨泄泻两次后，忽见神志昏沉，不省人事，汗出多，呼吸微弱，四肢厥冷，手足微搐而无力，时作时发。面色苍白而青暗，舌淡苔白，指纹青淡，脉微细。

诊断：小儿泄泻惊厥。

治则：回阳固脱通神。

治疗经过：处方①：针人中，灸百会、足三里、天枢各 5 壮。处方②：神阙垫盐灸，关元隔姜灸 3 壮。用针灸方①未见效，即用针灸方②着重回阳固脱通神，经灸神阙、关元各 7 壮后，患者已苏醒，能认识人及叫人，继取长强穴针刺及再灸神阙 7 壮后，诸证均已获得显著好转。

按：在治疗小儿惊厥证中，取肝经之原穴太冲以平肝息风，配合谷同时取足少阴经之井穴涌泉，促进其立奏泻热开窍醒神之功。对小儿泄泻惊厥之证，我们着重用艾炷灸关元穴、脐中神阙穴，以回垂绝之阳，使阳气来复则卫固有权，无虞外脱。我们在掌握"应开则开，应固则固"的治则，以处理小儿惊厥证，获得了显效。

病案十一 邝某，女，36 岁，干部。1963 年 2 月 15 日初诊。

病史摘要：由患者家属代述发病过程。患者近日因过度疲劳，加以情绪刺激，晚上不能入寐，于翌晨自觉喉间有一团气顶着，饮水难以下咽，时有欠伸及欲哭之状，继而发生昏迷不省人事之症已 6 小时。诊时症见神呆，左眼向左斜视，口张大而不能闭合，下唇时有不自主颤动，面色苍白无华，舌淡，苔白厚。问诊：未闻患者讲话之声音。切诊：脉弦细有结象。体温、脉搏、血压、血象俱正常，心电图记录、眼底检查均无异常发现。

诊断：脏躁晕厥。

治则：调阴阳和气通神。

治疗经过：选列缺（右）、太冲（左）、内关（左）、照海（右）、合谷（左），用平补平泻法刺之，并用艾卷灸百会、巨阙穴，经针灸施治约半小时后，患者就已渐渐清醒，口能开阖自如，并已能出声讲话，休息 1 小时后已能吃稀粥半碗。

按：本证患者虽然有晕厥口张症状，但无手撒遗尿、汗出如珠、脉微欲绝等虚脱现象，显然是无脱可固的；同时患者并无身热、面赤、气粗、牙关紧闭、脉滑大等实证闭证现象，显然是无热可泻、无闭可开的，因而考虑此病如用刺十宣出血，则有诛伐无过之虞，经详细查问发病过程，系因过度疲劳加以情绪刺激，整整一夜失眠之后，出现悲伤欲哭症状而发生晕厥的，可知本病系有七情所伤，脏腑之气逆乱不和所致，依据《灵枢·终始》"和气之方，必通阴阳，五脏为阴，六腑为阳"之法，拟定调阴阳、和气通神的治则。合谷为手阳明经之原穴，刺之以通行三阳之气，太冲以疏肝气，内关、照海以交心肾之气，俾脏腑阴阳之气得以调和；复温灸心之募穴巨阙和督脉三阳五会之百会穴，以通达心阳与督脉之气，神明则可恢复常态。从而体会到治疗脏躁晕厥，有不同于气、血、痰、食、暑等厥证的治法，具体说明了在辨证施治原则下，同病异治的严谨规律。

病案十二 张某，男，30岁，农民。1964年2月26日初诊。

病史摘要：患者因骑单车失慎跌落山脚，突然不省人事，当时左侧头部创伤出血，经同伴给予烟草外敷，血已止，经1小时后始送到当地卫生院，注射强心剂急救处理，观察15分钟仍未见效，后即由中医使用针灸疗法作急救治疗。现在症：昏迷不醒历1时30分，面色苍白、唇甲发绀、牙关紧闭、四肢厥冷，瞳孔对光反射存在，舌苔白，脉沉弱。

诊断：严重创伤脑震荡晕厥。

治则：行气血、通神明。

治疗经过：针内关、涌泉、人中，并用指针循按劳宫穴，灸大敦、曲池、足三里、百会等穴。经过我们使用上述针灸方法达20分钟，患者仍未清醒，通过边做边思考，后来即着重用艾炷先重灸气海一穴，然后再灸上述诸穴，约15分钟，患者即告完全清醒。

按：在治疗严重创伤晕厥证中，病者从山坡跌下，必然会有严重的恐惧，根据《黄帝内经》"恐则气下""恐伤肾"，可知患者由于恐伤肾气，肾阳不能上达于心，心阳不能振奋，气血凝泣而不行，致晕厥难于苏醒，因此先重灸气海一穴，以温通振奋脐下肾间动气，俾肾阳能上达于心，心阳振奋则神可通而血可行。同时再灸四花、百会、涌泉等，以恢复整体营卫气血的循行，结果获灸而苏醒之显效。

病案十三　朱某，女，42岁，工人。1977年5月19日初诊。

病史摘要：患者今天上午乘汽车远行，晕车呕吐多次，继而出现晕倒，不知人事，微有汗出，肢冷，面色苍白，唇淡，脉沉细弱。

诊断：晕厥。

治则：温行气血，升阳醒脑。

治疗经过：经用补法针刺人中、内关二穴之后，未见苏醒，随即用艾炷如黄豆大，使用补法灸合谷一穴，灸完两壮之后，患者即迅速苏醒，并能自己坐起来。

按：晕厥症见有面色苍白、唇淡、脉沉等已具有经气陷下的表现，当针人中、内关二穴，未见苏醒，显示没有效应的情况时，应立即运用"陷下则灸之"的方法，用艾灸合谷穴，以发挥温行气血，升阳醒脑的治疗作用。通过实践，我们认识到，《灵枢·官能》指出："针所不为，灸之所宜"，确是总结实践经验所得出来的要诀，并说明灸治可以补助针刺之不足。辨证使用灸治，对于提高针灸疗效，是具有一定意义的。

四、中暑

中暑多见于夏天，由于天气炎热、远行劳累，或是高温作业，超过了机体的耐受力，以致热邪内闭、蒙蔽心窍而引起，体质虚弱的人，较易发病。初则头晕、胸闷欲吐、四肢无力、继则心跳、两眼发黑、突然昏倒。其处理如下：

1. 轻者应停止工作，到通风阴凉地方稍加休息，多喝饮料（含盐）、涂抹清凉油，或服人丹数粒即可恢复。

2. 突然昏倒患者，应立即抬到通风阴凉地方，解开衣服，用布擦干冷汗，可擦清凉油，掐太阳穴。

3. 昏迷患者必须尽快使其苏醒。

（1）针灸：身体壮实者针人中、中冲、合谷、委中，十宣放血；灸百会、太阳（双）。体质虚弱者针人中、足三里（双）、内关，灸神阙 5 ~ 7 壮。

（2）刮痧：在患者胸腹、颈、项肩等用手指掐捏，或用瓷匙蘸油刮至皮肤青紫出斑。

4. 病案

黄某，女，36 岁，干部。1974 年 6 月 25 日初诊。

病史摘要：患者因在盛暑烈日之下，长途乘坐汽车，于旅途中出现头晕、头痛、胸闷、昏睡、神志不清而来诊。

诊断：中暑，辨证为暑邪内闭。

治则：清暑泄热，开窍醒神。

治疗经过：取内关、中冲穴。先用泻法针刺内关穴，患者自觉胸闷稍减，观察 5 分钟后，仍然昏睡，神志不清。因而用泻法疾刺两侧中冲穴出血后，患者立即清醒，并可畅谈游览吟咏，精神恢复正常。

按：本病病位在脏，因暑邪由血脉内犯心包所致。依据"病在脏者，取之井"的方法，取心包经之井穴中冲，以泄热开窍醒神，表明穴位具有特异性能。从本病刺心包经的腧穴，能治疗心包受邪的病证，因而验证了心包经之经穴，具有主治脉所生病的相对特异性能。从本病出现神志不清之症状，不选脏器近部穴，而循经选取中冲穴而获显效，这就是循经远道取穴治疗方法。

五、抽搐

抽搐是指不自主的肌肉抽动。多见于四肢，民间称为"抽风"。一般多伴有昏迷，也有抽搐后神志清者。司徒老认为抽搐多因风、火、痰三因所致，病位在心、肝、脾三经。阴虚生风者多在热病后期、子痫、产后，基本病机为阴血亏少、肝风内动，舌红或淡，无苔，脉弦细或细数。痰热壅盛者见于小儿惊风，热病高热期；中风痰火盛者，症见于面赤、发热、喉间痰鸣、四肢抽搐，舌红苔黄腻，脉滑数；外风引动内风者见于破伤风，证见苦笑面容、牙关紧闭、角弓反张、四肢强直抽搐；脾虚生风者，多因小儿吐泻太多伤脾，脾阳下陷，四肢不从，抽搐无力，面色无华，形体消瘦，舌淡苔白或无苔，脉虚弱。针灸处方取人中、内关（双）、太冲（双），均用泻法。阴虚生风者加太溪、三阴交，均用补法；牙关紧闭加颊车、下关；上肢抽搐者加曲池、合谷；下肢抽搐加承山；痰热壅盛者加泻涌泉（双）、合谷（双），用快速针刺，不留针，出针后在中冲（双）、少商（双）刺络放血。外风引动内风型者先针大椎，继针风府、新设、下关，留针3小时；第二次针刺时加阳白、颊车、地仓，针后痉挛可止，颈部松弛，脸部诸肌恢复。如治新生儿破伤风，百会、印堂、人中、承浆、少商（双）、脐中央十三点，用灯草灸，自上至下，一次有效。反复发作者，可重灸。脾虚生风加灸大椎、脾俞、天枢、足三里、关元等穴。

六、中毒

中毒原因很多，现将常见的"食物中毒"和"农药中毒"分别介绍：

（一）农药中毒

针灸解救方法是先针中脘、足三里、关元、天枢、内关、涌泉，用泻法，留针10～20分钟；并在曲泽、尺泽、十宣刺络；再灸神阙、内关，可隔姜灸或悬灸。

（二）食物中毒

食物中毒是指食入有毒的动物或植物，因而发生急性中毒的现象。这类中毒，大都由于误食或食前处理不当而引起。如河豚、毒蕈（有毒的野草菇）、白果、木薯、发了芽的马铃薯、北杏仁（又叫苦杏仁）以及桃仁、李仁、青梅仁、枇杷核仁和蓖麻仁等。误食了一定的分量都可以引起中毒。发生食物中毒时，急救处理如下：

患者在食毒物后五六小时以内的，可用盐汤探吐法（即用淡盐水一大碗，令患者饮下，同时用干净羽毛或筷子刺激咽部后壁，使引起呕吐，反复探吐数次，待吐净后再用口服解毒药物治疗。如误食超过六小时，就不可用催吐，只用口服解毒剂。

针灸解救方法是先针中脘、足三里、关元、天枢、内关，用泻法，留针10～20分钟；并在曲泽、中冲刺络；再灸神阙，可隔姜灸或悬灸。恶心呕吐取中脘、内关、足三里、阴陵泉；上腹疼痛取上脘、中脘或建里；腹侧部痛取大横、阴陵泉、行间；脐部痛取下脘、天枢、气海、三阴交；脐周围痛，重灸神阙、气海；腹泻取天枢、气海、中脘、足三里、合谷、阴陵泉。

方法：捻转进针，中度刺激（留针10～20分钟），腹痛剧者留针可适当延长。

病案 李某，男，22岁，学生，1983年7月19日8时30分急诊。

病史摘要：因当天参加宴会，喝酒过多而出现胸腹满闷，呕吐食物，烦躁不宁，发病约半小时即抬来急诊室。其时为戊申日壬戌时，诊时颜面潮红，唇舌红，神志欠清，醉汉表情，微汗，呼吸有酒味，躁烦，脉洪数。

辨证：伤食醉酒（酒精中毒）

治则：平调胃气，泻火苏厥。

治疗经过：用子午流注纳甲法。戊申日壬戌时开足太阳膀胱经腧穴束骨，戊日为足阳明经值日，故返本还原开足阳明胃经的原穴冲阳，双侧用泻法刺之。进行针刺时，患者大声暴躁地呼叫，施行泻法操作15分钟后，上述症状消失，继续行针15分钟，脉象转为平缓，乃出针，完全没有用其他药物便应针而愈。

按：本病为伤食醉酒出现暴躁乱语之阳症，病属邪在三阳之阳分，时值戊申日壬戌时属阳日阳时，开足太阳之束骨，返本还原开胃经冲阳。根据《灵枢·根结》"暴病者取之太阳"，我们认为选取束骨、冲阳治疗是辨证循经逢时开穴治疗的方法。故在针刺过程中，通过针下辨气，迎而夺之，行泻法以泻其阳邪，以平为期，应针取效。

七、心脏病急症

心脏的疾病很多，引起原因也复杂，临床上最常见的危急症候是心力衰竭，以及由于心律不齐引起的不适甚至晕厥，因此本节仅就心力衰竭和心律不齐两种常见急症加以讨论。

（一）心力衰竭

引起原因很多，如急性心肌梗死，严重中毒心肌炎，风湿性心肌炎，或心脏瓣膜病变，高血压性心脏病，动脉硬化性心脏病，肺源性心脏病，先天性心脏病，都可引起心力衰竭。根据其临床表现一般可分为：①肾阳虚证，表现为面白无华，四肢厥冷，心悸头眩，全身浮肿，舌淡苔白，脉沉迟；②心阳虚证，表现为头眩胸闷，口渴不饮，小便短少，脉沉紧；③脾虚证，表现为四肢浮肿，腹胀便溏，小便不利，脉沉细。

（二）心律不齐

心律不齐是指心脏传导系统异常所引起的心跳不规则、过快或过慢等症状的总称。其轻症，有些人无特殊感觉，有些人则觉明显不适，如出现心悸，心跳有间歇感，甚至有突然胸被冲击感。发作时伴有头晕，恶心呕吐，甚至昏倒（阵发性心动过速多见）。而心房颤动也常见，这种心律不齐，患者常感到心悸和心跳不规则等现象。

（三）针灸治疗

1. **针灸1方** 取内关或间使为主。根据不同情况，运用配穴。

2. **针灸2方** 取内关、膻中为主。

3. **配穴** 根据病情选用配穴，如心动过速加神门、心房颤动加心俞。同时，三阴交、至阳、膈关（在膈俞旁开1.5寸处）等穴亦可选用。

八、呕吐

受凉、受热、过吃生冷或腥腻食物，影响肠胃功能后都可以发生呕吐。临床上根据观察呕吐物，其是食物、清水、带酸臭或带胆汁样黄色的涎沫等，并根据呕吐的症状不同，在辨证上分为寒呕、热呕、滞呕、虫呕。寒呕大都由于受凉或过吃生冷食物引起，症见呕吐未消化的食物，患者常有面青白，或腹泻不舒的表现。热呕是由于吃了辛辣煎炒的食物，或感受暑热引起，呕吐物常带酸臭气，患者常有面红舌赤，小便少而黄。食滞呕吐是由于暴饮暴食，或过食肥腻所致，呕吐物大都是未消化的食物，常伴有食欲不振，腹痛或胀满不舒，口有臭气，甚或腹剧痛而呕吐不止。虫证呕吐是由于寄生虫引起的呕吐，常伴有阵发性腹痛。治疗取内关、中脘为主，备用穴为足三里、天突、公孙。按热吐用泻法，寒吐针后加灸原则，寒证呕吐在中脘穴加灸；热证呕吐加委中；呕吐不止加金津、玉液；慢性呕吐者（包括神经性呕吐）可在鸠尾穴埋线或埋针，一般可留针 24～48 小时。

九、血证

血证，是指各种出血性的病症。如吐血、咯血、鼻出血、血崩等。这些大都是某些疾患在临床上并发的一种症状，而且来势亦急。

（一）咯血

凡因咳嗽而引起血从气管咯出的，叫咯血。咯血可以是咳嗽引起痰中带血，此种咯血较轻，若是咳嗽大量出血，则病情较危急。急症咯血的原因很多，以虚劳咯血最为多见。咯血多因有热，但热有虚实之分，宜仔细辨别。肺热壅盛者咯血兼有口渴烦躁，喜凉，大便结而小便赤，脉洪滑；或因肝气郁结化火，致肺络失损，证见胸闷气郁，头昏且胀，口苦胁痛，饮食无味，脉弦而大。虚火上炎者由肺肾阴虚，虚火上炎，致肺络受损，症见潮热、盗汗、无名心烦，咳嗽痰中带血，脉细数。治疗取膈俞（双）、肺俞（双）、孔最为主，毫针针刺，按"实则泻之，虚则补之"的原则，隔天针刺；若气促加天突，痰多加丰隆。也可用穴位注射，25% 葡萄糖分别注入上述穴位，每穴 1ml，每日一次。

（二）鼻出血

鼻出血，轻的只是鼻涕带血，重的会流血不止。遇到患者鼻流血不止时，不论是"虚火",或是"实火"引起,都应急于止血处理。在少商穴(双)各灸 1～3 壮,同时用冷水湿敷额头。也可用左右拇指轮流从眉心向上推至发际多次,然后以中指或拇指用力按压印堂穴。

(三)血崩

血崩,就是阴道突然大量出血不止,血色多深红,由于流血过多,常伴有头晕目眩、面色苍白、烦躁不安,脉大而数或反沉细。紧急处理取大敦或隐白直接灸 5～7 壮。

十、腹痛

腹痛引起的原因很多,若寒痛者,腹痛时无呕吐、泄泻、发热,纳食、二便均正常,腹部柔软无包块,腹部隐痛,喜按,按后痛减。伤食痛者,脘腹胀满疼痛,拒按,嗳腐吞酸,厌食呕恶,痛而欲泻,泻后痛减。虫积痛者,肚脐周围作痛(绕脐痛),呈阵发性。如果寄生虫引起腹痛,疼痛较厉害,时有痛如刀割。上腹痛选取内关、足三里、中脘为主;下腹痛选取关元、三阴交、中极、足三里为主,且要求关元、中极两穴腹部有针感。如果胆道蛔虫引起腹绞痛,应先针迎香透四白,次针阳陵泉穴下 2 寸,深刺,进针后行捻转手法至痛止或症状减轻;再在胆区皮下(右上腹部疼痛最剧处)埋皮内针;并服驱蛔药。若蛔虫梗阻引起腹痛,则针四缝穴,每穴进针后捻转 1～2 分钟。如果是急性阑尾炎引起的腹痛,取足三里穴,垂直进针 2 寸;阑尾穴(足三里下 2寸),亦直针 2 寸;腹部痛点(右下腹压痛部位)作皮下横刺 1～1.5 寸,进针后均频加捻转,至疼痛减轻或痛止,留针 30 分钟至 1 小时,每日 2～3 次。

另外,司徒老针灸治疗急腹痛,主要针刺足阳明胃经下肢压痛点。他的经验是急腹痛患者大部分在两腿胫骨外侧,距其一横指的纵线(从膝下至外踝一线),用拇指或中指一点一点往下移,每移一点用同等重力按压一下,以比较其最痛点,该痛点在重按时患者往往疼痛难忍。用笔记下痛点,然后在痛点下针,一般可以深刺,重插一下后,马上分三段往上提,叫作一进三退,行泻法。连续用泻法 20 ~ 30 分钟，便可达止痛之效。此法适用于阑尾炎、急性胃肠炎、胰腺炎。

病案一 凌某，男，8 岁。1971 年 7 月 29 日入院。

病史摘要：阵发性腹痛，腹胀无大便已 7 天，在某医院经 X 线检查发现升、横、降结肠区有少许液平面而入院。查患儿呈急性痛苦病容，巩膜可见蓝色蛔虫斑，腹胀，右中腹隐约可见蠕动肠环，可扪及条索状物，轻压痛，肠鸣音减弱，舌淡红，苔薄微黄，脉细略数。大便检蛔虫卵（++），有呕吐蛔虫史，完全未用过驱蛔虫药物，曾使用开塞露一支插肛，但仍未解大便，经中西医会诊后，决定先用针灸疗法观察。

辨证：肠结症（蛔虫性肠梗阻）。

治则：行气通便驱蛔。

治疗经过：取支沟（双）、照海（双）、足三里（双）。用泻法针刺上述穴位，使得气后，反复行大弧度捻转进行强刺激，并用梅花针点刺背腰部腧穴区及腹部，重叩大横区皮部。此后过约 3 小时，进行腹部按摩：用手掌平放腹部，自升结肠循横结肠、降结肠到乙状结肠方向做环状推动按摩十余遍，并即用开塞露一支插肛，过约 5 分钟，患者排出蛔虫两大碗，约百余条，腹痛消失，腹胀大减。次日照上方法再针治一次，继续排出些许蛔虫，观察 3 天后，症状消失，治愈出院。

按：支沟是三焦经的经穴，三焦经主气所生病，故方中取支沟以行气通便；照海是肾经的穴位，肾主二便，方中取之是加强通大便的作用；足三里是胃经的合穴，用以通调胃肠之气，有利于通便驱蛔止痛。足三里配大横穴有驱蛔作用，故大横穴部用梅花针加以重叩。脏腑的背俞穴皆在背部，六腑的募穴皆在腹部，六腑以通为用，用梅花针点刺这些区域并加以按摩结肠，则有疏通六腑之气，增强肠蠕动的功能，结合针刺共奏行气通便驱蛔之功，而达到消除肠梗阻之目的。

病案二 赵某，男，5 个月。1961 年 3 月 1 日入院。

病史摘要：（母代述）今天下午突然患"腹阵痛"，大哭吵闹不宁，不能进食，频繁呕吐。面色苍白，指纹色青已到命关，腹胀，右上腹可扪及有一平滑的痞块。发病后曾从大便排出含有血及黏液的粪水，钡剂灌肠透视，诊断意见为肠套叠。经用多种药物、推拿、灌肠治疗。但症渐增剧，发病 24 小时之后，在准备外科手术治疗之前经中西医会诊，决定单纯用针灸疗法观察一段时间。

辨证：肠结症（肠套叠）。

治则：行气血、散寒结。

治疗经过：取膈俞、三焦俞、足三里穴。先用艾炷如绿豆大直接灸膈俞、三焦俞双侧各三壮，灸后用消毒纱块敷贴好，然后用毫针刺足三里一穴用泻法。每隔 2 小时刺足三里一次，继续观察。我们于 3 月 2 日下午 6 时开始用针灸疗法之后，患儿哭闹状态已明显减退，能宁睡，无呕吐，观察 2 小时后，腹较软，可听到肠鸣音。针灸后 6 小时，钡剂灌肠透视，肠套叠虽未完全解除，但已向右移位，有好转现象。此时患儿已能进食米汤，因此，我们就给他内服炭末，试探其肠随活动功能可否通利排泄，结果，3 月 6 日晨早已见有炭末由大便排出，从而证实梗阻现象已获解除。随后治疗一段时间治愈出院。

按：根据"寒则气血凝泣而不行，温则消而去之"的理论指导，为本病制定了"行气血，散寒结"的治疗法则，及针灸治疗配穴处方。《灵枢·背腧》指出背俞穴可治疗相应内脏病痛的特异作用。联系《难经》提出"血会膈俞"的理论，所以取膈俞用以行血、三焦俞用以行气，结合艾灸能温散寒邪，俾其共同发挥行气血、散寒结的作用。足三里能通调胃肠之气以缓解腹痛，并可调整肠胃功能，使之恢复正常。

病案三　张某，男，50 岁。1974 年 3 月 13 日入院。

主诉：右上腹部持续性疼痛 13 小时。

病史：患者于 3 月 13 日中午曾饮咖啡茶一杯，晚饭后自觉胃脘不适，以为胃痛，服"胃仙 U"2 片，于晚上 7 时许突然右上腹部呈持续性绞痛，但无钻顶之感，无恶心及呕吐，曾在某医院门诊急诊，给服"消心痛"2 片，疼痛未见减轻，否认"肝炎""胃痛"。自 1967 年以来，右上腹部曾三次发作疼痛

（发作时间分别为 6 月 9 日、7 月 4 日、7 月 8 日），均入院治疗后缓解出院。未作过胆囊造影术。

检查：T：38.2℃，P：80 次 /min，R：20 次 /min，BP：130/80mmHg，发育正常，营养良好，呈急性痛苦面容，辗转不安，皮肤巩膜无黄染，心肺正常，腹式呼吸存在，右上腹压痛，无反跳痛，胆囊扪不清，墨菲征阳性，肝脾触诊不满意，肠鸣音存在，舌质红，苔黄腻，脉弦数。血象：血红蛋白 100g，白细胞 12.2×10^9/L。

患者入院后，23 时曾注射过山莨菪碱注射液 10mg，维生素 K_3 注射液 8mg，足三里注射，未缓解。凌晨 2 时 17 分肌注盐酸哌替啶 50mg，仍疼痛，3 时注射阿托品 5mg、地西泮 10mg，仍疼痛。14 日早上 8 时会诊时，检右上腹部剧痛，并向剑突及背部放射，恶寒，呻吟不已，面色发青，由两位医务人员扶来，右手还在进行静脉滴注（10% 葡萄糖溶液 500ml，维生素 C 注射液 1.0ml），B 超提示：胆囊增大，壁厚 0.6cm，毛糙。

诊断：胁痛（急性胆囊炎），湿热型。

治则：疏肝利胆，清利湿热。

治疗经过：是日为丁未日，上午 8 时 5 分为辰时，按子午流注纳甲法开胆经合穴阳陵泉（右），为病和穴相宜，进针得气后行泻法，有胀麻感，针感由局部沿胆经上下发散，下腹有麻痹感，行针操作 10 分钟，右上腹部疼痛明显减轻，能自行转侧及下床步行，取得明显的即时效果。笔者连续观察 8 小时，未用任何止痛药，未见右胁剧痛发作。

B 超实时观察所见：针前胆囊大小 4.5cm×3.4cm，呈近似圆形，清晰，壁厚 0.6cm，毛糙样。进针 5 分钟胆囊开始收缩，当患者疼痛减轻（即 10 分钟时），胆囊呈长椭圆形，胆囊大小 4.5cm×2.2cm。

按：本病属足少阳胆经湿热证，按"合治内腑"原则，取胆经下合穴阳陵泉，符合辨证逢时取穴规律，疗效显著。

第二节
痛症

一、头痛

　　头痛是指由于外感或内伤致使脉络拘急或失养，清窍不利所引起的以头部疼痛为主要临床特征的疾病。凡风寒湿热之邪外袭，或痰浊、瘀血阻滞，致使经气逆上，或肝阳上扰清空；或气虚清阳不升，血虚脑髓失常等均可引起头痛。司徒老针灸治头痛先明头痛所属经络，次辨头痛之外感或内伤。大抵太阳头痛，多在头后部，下连于项，治选八脉交会穴后溪、申脉；阳明头痛，多在前额部及眉棱骨等，治以合谷、足三里为主；少阳头痛，多在头之两侧，并连及耳部，当取中渚、侠溪为主；厥阴头痛，则在颠顶部位，或连于目系，先用三棱针点刺百会出血，次取太冲调之；太阴头痛即《灵枢·厥病》"厥头痛，意善忘，按之不得"，当先用梅花针点叩整个头部，然后补太白以理脾脏；少阴头痛亦即《灵枢·厥病》"厥头痛，贞贞头重而痛"，先用梅花针点叩头部，次取神门、复溜。然头痛的原因较多，若外感头痛，可选用风池、合谷、大椎；因痰湿而致头痛头重，一过性恶心，加《百证赋》"强间丰隆之际，头痛难禁"；肾虚头痛，且有空虚感，眩晕，腰膝酸软，取太溪、肾俞、百会，依阳虚阴虚或针或灸；气虚头痛时发时止，遇劳则剧，可按《针灸大全》灸足三里、百会、大椎、中脘、气海；血虚头痛，按心主血脉，肝藏血，脾统摄血，灸脾俞、膈俞，针肝俞、内关；肝阳头痛而心烦易怒，泻行间以泻肝火，补太溪以滋水涵木，刺百会以平肝；瘀血头痛，经久不愈，固定痛如刺，针四关穴合谷、太冲，灸膈俞，局部按"宛陈则除之"以三棱针或挑针刺络放血少许。

　　至于偏头痛，偏冷者按《灵枢·厥病》"头半寒痛，先取手少阳、阳明，后取足少阳、阳明"。若急性发作可在太阳穴周围视脉络充盈甚处放血，久痛不愈可选用膈俞、胆俞、百劳针挑或艾灸。

另外，他载录头痛治疗的古代文献，如《灵枢·厥病》"厥头痛，面若肿，起而烦心，取之足阳明、太阴"。《素问·五脏生成》"心烦头痛，病在鬲中，过在手巨阳少阴"，"头痛巅疾，下虚上实，过在足少阴、巨阳，甚则入肾"。《针灸大成》"头顶痛，乃阴阳不分，风邪窜入脑户，刺故不效也。先取其痰，次取其风，自然有效，中脘、三里、风池、合谷。"《素问病机气宜保命集》"头痛不可忍，针足厥阴、太阳经原穴"。《肘后歌》"顶心头痛眼不开，涌泉下针定安泰"，"头面之疾针至阴"。《席弘赋》"列缺头痛及偏正，重泻太渊无不应"。《备急千金要方》"窍阴，强间，主头痛如锥刺，不可以动"。临床上可作为参考选用。

病案一　黄某，女，36岁。1964年7月5日初诊。

病史摘要：病者头痛已两年多，经常在头顶后及两颞区作痛。以每天上午10时及中午12时痛甚，痛时需服止痛药，并有作呕感及头晕、胁痛、口苦等现象。小便赤、面赤、苔薄白、脉弦。过去经服中、西药未效。

诊断：头痛（血管性头痛），肝胆郁滞。

治则：疏泄肝胆，解郁。

治疗经过：先取风池（双）、太冲（双）、阳陵泉（双）、百会，毫针泻法；后用梅花针点刺腰骶区及眼颞区皮部。7日二诊：经针刺后，其他症状稍减轻，唯头顶痛未减，守原方去太冲，加涌泉（双）、行间（双）用毫针泻法。共治疗5次后，病者未来诊治。20日后于下乡巡回医疗期间偶见，诉前五次针刺治疗后头痛已愈，至今未复发。

按：本病证属肝胆郁滞，选取肝经原穴太冲、荥穴行间疏肝泻肝，风池、阳陵泉疏利胆腑，配督脉百会泻肝通络，涌泉滋水涵木；佐以梅花针疏通局部经络，共达调肝胆、通络止痛作用。

病案二　杨某，女，48岁，工人。1984年1月2日晚上9时40分急诊。

病史摘要：患者主诉头顶痛3天，加重半天。近3天来头痛，今天下午起头痛加重，以头顶及后头为显著，眼不能睁开，恶心呕吐，皆为酸水，眩晕，耳鸣，腰痛畏寒。舌质淡红苔白，脉弦。查体：BP 160/100mmHg，神清，呈急性痛苦面容，心肺正常，腹部平软，肠鸣音无异常。

诊断：头痛，肾阴虚肝阳上扰所致。

治则：养阴潜阳，泻火镇痛。

治疗经过：依据足太阳之脉起于目内眦，辨证循经取穴针涌泉即可以治疗头顶痛。选涌泉穴（双），用调气法，针刺5分钟症状消失。

按：本病为肾阴虚，肝阳上扰，按"病在脏取之于井"原则，取肾经井穴涌泉，取效显著。

病案三　阮某，女，28岁，工人。1987年7月15日下午7时45分初诊。

病史摘要：患者因头痛、精神疲倦3天来诊。诊时见证，身体瘦弱，头顶痛，下午低热，腰部酸痛，手心热，尿赤，无汗，舌尖红苔薄少，脉细数略弦。

诊断：头痛（内伤肾阴虚头痛）。

治则：补肾水，泻心火。

治疗经过：下午7时45分为戌时，按子午流注纳子法取大陵（双）行泻法，复溜（双）行补法。针大陵麻胀感向肘部传导，针复溜有胀感向小腿内侧扩散，行针操作20分钟，头痛完全消失，精神转佳。

按：心属火，故心火旺宜于心包经当旺之时（戌时）泻大陵（输土穴），此属实则泻其子之法。肾属水，故肾虚宜于肾经经气已衰之戌时补复溜（经金穴），此属虚则补其母，使肾水充，虚火降，水火相济则头痛自愈。

病案四　张某，21岁，干部。1983年11月11日上午9时10分初诊。

病史摘要：患者头痛间歇性发作已有4周。来诊症见头顶部剧痛，如锥刺样，连及颈项部，伴有心悸，恶心呕吐，舌质淡红苔白，脉沉弦。

诊断：头痛（风袭经络，络脉留瘀）。

治则：疏通经络之气。

治疗经过：是日为癸卯日，丁巳时，为闭穴，戊癸相合，取戊日丁巳时血归包络所纳之穴大陵（右）行补法，有胀麻感向手指端传导，行针操作7分钟，头痛显著减轻，取得满意的即时效果。

按：本病为风袭经络、络脉留瘀所致头痛，按"心主血脉"，取心包经大陵活血通络止痛。

二、偏头痛

主要症状：发作初始，患者眼前常出现奇形彩光，进而转为视野缺损，面唇及肢节的麻刺感或轻度失语等，是由于颈内动脉分支痉挛引起相应脑组织局部缺血产生，该症状一般持续数分钟至半小时，继之转为颈外动脉微扩张及搏动增强而出现偏头痛。扩展至半侧头部，也有遍及全头者。头疼的性质为钻疼、刺疼或钝疼，在 1 小时左右达到剧痛，之后转为持续性疼痛。这种疼痛常剧烈难忍，以至于许多患者表现得非常痛苦。头疼发作时，常伴有恶心呕吐、畏光闭目，颞浅动脉扩张及搏动增强，眼结膜和鼻黏膜充血和分泌物增多。每次头疼持续数小时至一两天。发作间隔时间不等，数日一发，数周一发，数月一发，甚至一年一发者都有。每次头痛并不恒定在一侧，以耳后及太阳穴处疼痛最为剧烈。中医属"头风"范畴，司徒老应用针挑疗法治疗头痛选点和头痛分经取穴如表 4-1、表 4-2 所示：

表 4-1　头痛针挑疗法选点配穴治疗举例简表

病症名称	挑刺点	
	主点	配点
偏头痛	颈 3 ~ 7 夹脊穴阳性点 3	翳风穴处阳性点 太阳穴处阳性点
前头痛	印堂穴处阳性点 丝竹空穴处阳性点	太阳穴处阳性点 颈 3 ~ 7 夹脊穴处阳性点 2
后头痛	天柱穴处阳性点 阿是穴处阳性点	华佗夹脊穴（双）
头顶痛	颈 3 ~ 7 夹脊穴阳性点 3	印堂穴处阳性点 攒竹穴处阳性点

表 4-2　头痛分经取穴表

| 病症 | 分经 | 治则 | 取穴 | | |
			近取	远取	刺灸法
外感风热前头痛	阳明经	散风热止痛	头维、太阳、风池	合谷	用泻法刺之
络脉郁陈侧头痛	少阳经	通络活血止痛	悬颅、阿是	外关	用泻法透刺或挑刺
郁火入络枕后痛	太阳经	通络泻火止痛	天柱、阿是	申脉、金门	用泻法透刺、挑刺
阴虚肝气厥逆头项痛	厥阴经	养阴平肝，潜阳定痛	循经刺	涌泉、太冲、委中、合谷	用泻法刺之，平补平泻
顽固性头痛	督脉	调整督脉降逆之气	点刺督脉头颈项区穴位	灸腰俞	针灸并用

病案一　黎某，男，37 岁，干部。1978 年 1 月 31 日初诊。

病史摘要：右偏头痛剧烈发作已 1 个月之久，1977 年 12 月 31 日至今，每天发剧痛四五次，每次发作开始时从右颞太阳穴区及眼区，突然发胀有欲爆破感，伴有搏动样剧痛，痛甚时有作呕感，眼泪鼻水无法控制，剧痛约持续 20 分钟，经各种方药治疗都无效。针刺合谷、太阳二穴可暂时止痛，但出针后片刻头痛症状又再复发，因而转来针挑治疗，诊得舌质暗红有瘀点，苔白脉弦。1967 年间因患感冒并发鼻窦炎，而引发右偏头痛，从短时间闪电样剧痛，发展为持续数十分钟剧痛。从每日发剧痛数次，发展为每日发剧痛数十次，随后从 1968 年以来每年冬季周期性偏头痛发作，每期发作约持续一个多月或三个月，不能减退。今年发作比历年严重，1977 年某医院诊断为血管神经性头痛。

诊断：偏头痛（血管神经性头痛）。

治则：通络活血止痛。

治疗经过：取颈 3 至胸 7 夹脊 4（即大椎、心俞、膈俞穴处选四个阳性点），右翳风、右颞太阳选三个阳性点，用挑刺法。照上述穴位由 1 月 31 日至 2 月 6 日针挑 4 次后，头痛已基本控制。2 月 7 日上班后缓解 3 天，又出现头痛剧烈发作，经按照上方隔一天针挑 8 次，偏头痛症状已完全没有发作，而告临床治愈。1979 年 2 月 20 日随访经针挑治疗共 12 次，偏头痛症状消失后已观察一周年完全无复发。

按：本案依据病位近部取穴方法，选大椎及颈夹脊穴处阳性点和患侧翳风、太阳穴处阳性点，用三棱针挑刺出血，解除经络出现不通则痛、头部血管功能障碍现象，便可达通络止痛的明显效应。心藏神，心主血脉，故配心俞或膈俞活血宁神以加强疗效。

病案二　谢某，女，57 岁，工人家属。1974 年 8 月 2 日初诊。

病史摘要：患有左半侧头部疼痛 9 年，有时呈跳动样疼痛，剧痛时伴有胸闷不适，恶心呕吐。自述无恶寒发热、鼻塞、打喷嚏等症状，有肺气肿及慢性支气管炎病史，舌质淡暗，舌苔白，脉弦细。

诊断：偏头痛（血管神经性头痛），气滞血瘀。

治则：通络活血止痛。

治疗经过：8 月 2 日用泻法针刺风池、外关、太冲（双）等穴，头痛不减，仍反复发作，剧痛难忍，因而认为本病属久痛入络，是调节血管舒缩功能紊乱所致的偏头痛症，因而在 8 月 3 日复诊时改用针挑疗法，选取颈椎 3～7 夹脊穴处三个阳性点，并取左颞区太阳穴，左耳垂后翳风穴处阳性点进行挑刺，挑刺后，约过 20 分钟，病员自述头痛症状已明显减轻，仿照上述方法于 8 月 5 日和 8 月 7 日各针挑一次后症状完全消失而愈，追踪 1 年未见复发。

按：选取患侧太阳穴、翳风穴和相应夹脊穴均属近部选点的方法，针挑上述有相应主治作用的穴、点，可通络活血止痛，调整气血活动功能。

病案三　刘某，男，31 岁，军人。1962 年 12 月 24 日初诊。

病史摘要：患者今年 9 月起患发作性偏头痛，11 月起到现住院治疗已半个月，但每天仍发痛。以往每年 9 月至次年 1 月发作（夏末冬初）已 15 年，发作期每天上午 8 时许发病，约持续七八个小时。痛时呈剧烈钝痛，约 4 小时才减退，痛甚时有恶心呕吐，并觉做噩梦，痛时右眼花，疲劳，右眼、右耳均有疼痛感，发病时有时先觉眼花及闪光等，食睡好。手指稍麻木，发作期较甚，舌淡黄白，尖边微红，面色微红，脉弦数。

诊断：偏头痛（血管性头痛），肝阳亢逆。

治则：平肝潜阳，通络止痛。

治疗经过：先用泻法针刺风池（右）、行间（左），后用三棱针在太阳（右）、瘈脉（右）刺络；12 月 27 日复诊，上次针后当天上午偏头痛已停止发作，下午睡后觉前头部痛，身微寒微热，为感冒头痛。一半的疼痛减轻，数天来右偏头痛已未见发作，仍觉眼花欲发之感，症已显著好转，脉略弦。继针刺泻风池（右）、行间（左）、侠溪（右），三棱针刺络放血：瘈脉（右）、太阳（右）；12 月 30 日复诊，上两次针灸后每天已无发痛，上午 9 时仍有欲发作之感，但已无痛，有显著好转，晚间睡时有说梦话，脉弦。先针泻风池（右）、合谷（左）、行间（右），后点刺瘈脉（右）、丝竹空（右）。1963 年 1 月 3 日复诊，12 月 31 日上午右侧头有轻微发病，右耳区仍有一条线状刺痛，时间较短（约 2 小时），近两天未痛发，无颈部疼痛，舌淡苔黄白，脉弦。改毫针泻外关（右）、涌泉（右）、行间（左）。1 月 7 日复诊，1 月 6 日上午右侧头角部有轻微作痛，比以前再次减轻，这次约 1 小时痛止。今天未发痛，颈部转动较前好转，舌苔白，脉弦。针刺涌泉先左后右，金门（右）、行间（左）。1 月 10 日复诊，针后近数天没有发痛，颈部好转，舌苔黄白，脉略弦。守 6 日方治疗。1 月 14 日复诊，近 1 周已完全没有发痛，颈部好转，舌苔黄白，脉和缓。自诉疼痛已基本消失。继续守 6 日方治疗。随访半年未复发。

按：本病因肝阳亢逆引起偏头痛，泻胆经风池、侠溪，肝经行间，手阳明经合谷，并用三棱针局部太阳及瘈脉刺络，可见标本兼治之则。

病案四 梁某，男，31 岁，干部。1975 年 11 月 29 日初诊。

病史摘要：患有右偏头痛已 8 年，症状反复发作，睡眠不好，隔一二天发作剧痛一次，每次发作都要服止痛片才能止痛，需 7～8 小时才能缓解。经某医院脑电图检查诊断为"血管性神经性头痛"，久治未见疗效。舌质淡红，脉细略弦。

诊断：偏头痛（血管性头痛），久痛入络。

治则：活血通络止痛。

治疗经过：先针耳针，取心左，胃左，皮质下右，交感右；后用针挑疗法，取天柱（双），大椎，膈俞（双）；再用梅花针点刺项背腰骶及眼区皮部，每周治疗 1 次，共治疗 6 次，偏头痛症状消失，随访半年未复发。

按：本病久病入络，按"心主血脉"、阳明多气多血，取耳针心、胃，针挑天柱、大椎、膈俞活血通络，配以梅花针通调膀胱经气机达到止痛功效。

三、眼痛

眼睛忽然红肿热痛，怕光、流泪、眼眵（眼屎）多，初起时，每兼头痛、发热、脉数等证，民间称为"风热眼"或"火眼"，是一种急性传染性眼病。治当针睛明、太阳、合谷。先用泻法刺睛明双穴，不留针；次用三棱针刺太阳穴出血；再用泻法刺合谷穴，留针 20 分钟。如夜间痛较甚者，可加刺太冲穴，出针后，还可用梅花针叩打项背脊椎的正中、两旁，及眼眶周围、颞区皮部等处，每天针 1～2 次。注意忌烟酒及吃燥热品，应分用面巾、面盆，以免传染。

四、牙痛

牙痛的原因很多，临床上一般可分为"火牙痛"和"蛀牙痛"两种。凡牙痛甚剧，伴有口干、口臭，便秘，牙床浮肿，舌苔黄，脉滑数者，为风火牙痛。如时痛时止，或隐隐作痛，夜间痛甚者为阴虚火盛牙痛。治当针合谷，用泻法，一般能够止痛。上牙痛可配下关，下牙痛可配颊车，效果更好。阴虚火盛牙痛，可取合谷配太溪。每天可针 1～2 次，应多饮盐水，并做口腔含嗽。若"蛀牙痛"龋齿作痛，用针刺只可暂时痛减，仍须转牙科治疗。

五、喉痛

喉痛，是咽喉肿痛或喉蛾肿痛的简称。一般因外感风热或食煎炒燥热物品，肺、胃郁热上壅，皆能引起喉痛。在检查口腔时，可见喉部的一边或两边红肿，或见状如蚕蛾肿物，当中有密布如乳头状的淡黄色小点，俗名乳蛾。上述喉痛，都属于实热证。治法一：针天柱，用泻法，留针 20～30 分钟。治法二：针少商泻出血，不留针；合谷，用泻法刺之，留针 20～30 分钟。可采用一方或二方治疗，都可取效，两方综合用，或交替用亦可；重症可一天针两次，并嘱患者多饮冷开水或淡盐水，并做口腔含漱以辅助治疗。

六、胃脘痛

胃脘痛，由于痛的部位在心窝下，一般称为心口痛或心气痛，常于食后或饥饿时发痛，伴有嗳气或吐酸等症，食过冷、过硬之食物亦易引起发痛。治当针中脘、足三里，用泻法留针 30 分钟，出针后，悬灸中脘及中脘附近痛处点，或用艾炷七壮。如夜间饥饿时发病较剧者，加刺内关穴；并可用梅花针叩打脊椎两旁皮部处。若胃痛频频，胁痛，急躁，当先泻太冲以泻肝旺，次用足三里、中脘调脾胃。如遇寒则发者，当灸中脘、脾俞、胃俞、神阙以温之方效。久痛瘀阻者当灸膈俞、脾俞，或鱼际、膈俞刺络。

病案一 陈某，45 岁，干部，1967 年 1 月 30 日初诊。

病史摘要：患者有胃痛史，经常在进食后不久出现上腹隐痛。今晨吃早餐后约半小时，上腹部剧烈疼痛，从上午至今历时 8 个钟头，反复疼痛不已，经多种方法处理未愈。面色萎黄，腹软微胀，喜热怕冷，按之痛减，舌淡苔白，脉弦细迟。

辨证：胃脘痛（脾胃虚寒）。

治则：温中散寒，理气和胃。

治疗经过：取足三里（双）、内关（双）、中脘、脾俞（双）。用泻法针刺足三里、内关、中脘之后，胃脘痛暂时缓解，但经过约 20 分钟，疼痛又复发作；又取耳穴之胃、交感刺之，疼仍不能止；遂用艾炷如绿豆大直接灸中脘、足三里、脾俞穴后，胃脘痛则有缓解，同时给予足三里留针 1 小时，疼痛完全消失，脉象也转为平缓，乃出针，当时经连续观察几小时，没有复发而告愈。

按：足三里是胃经的下合穴，"合治内腑"，所以足三里是主治胃病的常用有效穴；中脘是胃痛常用的病位近部穴；内关是心包经之络穴，络通三焦，三焦是主气所生病，故内关有理气宽中（中焦）缓痛之作用，三穴相配是治胃脘痛有较好作用的处方。对于实证的胃脘痛，往往用泻法针刺而奏良效。但对脾胃虚寒型的胃脘痛，针刺上述穴位效果不显，因为单用针刺没有温中散寒缓痛之功，必须加艾灸这些穴位才能获效，本例实践也就说明了这一点。

病案二 周某，男，40 岁，干部。1967 年 4 月 10 日初诊。

病史摘要：患者素有胃痛史，近些天来，心情不好，夜眠不佳及吃了些有刺激性的食物，今晨见上腹部剧痛如绞，并放射至左肩胛部，双手紧抱腹部，疼痛不已来诊。查腹软，上腹可扪及阵发性痉挛的胃，余未见特殊，舌偏淡，苔白，脉弦实。

辨证：胃脘痛（肝气犯胃）。

治则：理气和胃缓痛。

治疗经过：取足三里（双）、中脘、内关（双）。泻法顺刺中脘、内关、足三里后，即觉腹痛明显减轻，数分钟后，患者自觉上腹部已无痛，但复查其脉象，弦实之脉仍然存在，知其病未尽去，乃予留针观察，反复用泻实的行针手法刺之，约过 15 分钟后，见其弦实之脉已明显消失，出现平脉，病者也感到精神爽快，腹痛全无而出针。次日复诊云，自出针后，胃痛再没有发生过，乃告临床治愈。

按：患者剧痛如绞、脉弦实等乃是病邪亢盛之时，根据"盛则泻之"的治疗原则，故采用泻法。针刺后，患者自觉上腹部已不痛，症状明显改善，但病脉（弦实之脉）依然存在，说明病邪还未尽去，针刺仍未达到有效的刺激量。因此，尚不能出针，应继续增加刺激量，待病脉消除，症状完全消失时，才算达到有效的刺激量。这就是脉证合参的体现。如果单凭患者自觉症状的改善或消失，不参看脉象的变化而过早出针的话，常常会出现病情复发。因此，临床上就应通过脉证合参以切实掌握针刺有效的刺激量。

病案三 徐某，女，50岁，教师。1983年11月10日上午9时20分初诊。

主诉：胃脘部间歇性隐痛半天。

病史：患者因胃脘部疼痛十余年，加重月余而于1983年7月13日入院治疗，经用中西医治疗后症状改善，但即诊的前一天晚上又开始腹部隐隐作痛，彻夜未眠，语声低微，口唇淡白，小便黄赤，大便干结难解，查体：T：36.4℃，R：18次/min，P：70次/min，BP：100/60mmHg，心肺正常，右中腹可扪及下垂之肾脏，有轻度压痛，肠鸣音正常，舌质暗淡，苔稍厚，脉弦细。1972年有过肝炎史，曾在某医院检查拟为胃窦炎合并胃黏膜脱垂症。

中医辨证：胃脘痛（中气下陷）。

治则：温补脾胃，理气止痛。

治疗经过：是日为壬寅日，其时为己巳时，飞腾八法开申脉（双），用补法，患者自觉有一股气从下肢外侧直达上腹部，整个上腹部有温暖之感。3分钟后腹部疼痛缓解，10分钟腹部疼痛完全消失。

按：本病因中气下陷所致胃脘痛，按飞腾八法补膀胱经申脉，取得显著效果，体现了时间医学的重要性。

病案四 黎某，女，27岁，工人。

主诉：胃脘部隐痛1天余。

现病史：昨晚吃鸡蛋之后胃脘部疼痛，反酸嗳气，恶心呕吐皆为食物，大便溏泻，胃脘部拒按。

查体：神清，急性腹痛面容，心肺正常，腹部平软，上胁部压痛，无反跳痛，肠鸣音正常。

舌质淡红苔黄，脉弦。

辨证：胃脘痛，胃热痛。

治则：清热和胃止痛。

治疗经过：诊疗时症状虽减轻，但尚须用止痛药，针束骨，冲阳（双）用泻法，局部胀痛，留针 20 分钟后，胃脘疼痛减轻，但仍有压痛，给予止痛药及复方氢氧化铝片。

七、胁痛

胁痛，有些是一侧胁肋部痛，原因一般多由于肝胆火郁，加以情绪刺激或闪挫瘀阻而发，肝炎患者也常有右胁痛。如兼有发热，痛连右上腹，并向肩背部扩散，或伴有恶心呕吐者，可能属于胆囊炎的胁痛。如果单纯胁痛，没有发热，可用针灸治疗。针太冲、阳陵泉、支沟，用泻法，留针 20 分钟。并用梅花针重叩背部及胁痛处。或在背部拔火罐，疗效更好。

病案一 劳某，女，40 岁，干部，病历号 3920。1968 年 11 月初诊。

主诉：胸胁痛 2 天。

病史：患者之前有腰痛，经常失眠。今年 8 月曾受跌打外伤，伤后心慌和不定时不定处疼痛，近 2 天胸胁痛，查心肺正常，舌质红苔白，脉弦。

诊断：胸胁痛，气滞。

治则：行气止痛。

治疗经过：诊疗时戌时为心包经所过之时，胸痛开大陵为病子穴位相宜，针大陵（双），有胀麻感及触电感，并向中指和无名指放射，针 25 分钟后胸胁痛明显减轻。

按：《灵枢·经脉》"心主手厥阴心包络之脉，起于胸中"，故气滞胸胁痛，按"输主体重节痛"原则，取心包经原穴（输穴）大陵，有行气止胸胁痛作用，也符合辨证逢时取穴原则。

病案二 肖某，女，农民。1966 年 4 月 23 日初诊。

病史摘要：病者于今年 3 月份跌伤左胸胁，疼痛，至今已二十多天。现仍作痛，呼吸及咳嗽时痛甚，转侧困难。左胁部有明显压痛点。舌边红、中少苔，脉沉带弦。

诊断：外伤性胸胁痛（气滞血瘀型）。

191

治则：行气活血止痛。

治疗经过：取内关（双）、期门（双），行泻法，并结合耳部肝区针刺。针后胸胁痛明显好转。25 日复诊再针一次后胸胁痛已除。

按：因外伤使胸胁脉络受伤，气滞血瘀，脉络受阻引起疼痛。取肝经期门、心包经内关行气活血，佐以耳部肝区加强活血通络作用。

病案三　刘某，女，56 岁，农民。1966 年 5 月 16 日初诊。

病史摘要：患者最近六七天来一直左胁间一片刺痛，呼吸时牵引作痛，转侧时痛甚。检查：左胁部有压痛点。舌尖边红，脉弦。

诊断：胁痛，肝气郁结于胁部所致。

治则：疏肝理气。

治疗经过：先用梅花针点刺左胁部后，左胁阿是穴、内关（双）平补平泻，太冲（双）行泻法。18 日复诊时左胁部一片疼痛已除，仅有压痛点，继续针左胁阿是穴、内关（双）、太冲（双），针两次后，胁痛已除。

按：《灵枢·经脉》指出肝经"属肝，络胆，上贯膈，布胁肋"。故取肝经原穴太冲行气活血，配心包经内关、阿是穴活血止痛。

八、腰痛

腰痛是一个常见症状，很多疾患都可以出现。在临床上有风湿腰痛、湿热腰痛、血瘀腰痛、闪挫腰痛以及肾虚腰痛等。风湿腰痛，症见腰背部重痛，牵连下肢，间有发麻感觉，每逢阴雨，痛更甚，脉浮弦或浮缓；寒湿腰痛，症见腰部重坠作痛，活动不利，溶溶如坐水中，头身俱痛，无汗，喜热熨敷，脉沉滑或沉紧；湿热腰痛，症见腰酸背痛，沉重感，口渴自汗，烦热便赤，脉濡数；血瘀腰痛，症见腰痛甚如刀刺，难于屈伸，夜间尤甚，伴有四肢痿软，脉沉涩；闪挫腰痛，症见腰痛不能转侧，甚则痛连胸胁，咳嗽或喷嚏时则加重；肾虚腰痛，症见腰部酸软无力，绵绵作痛，过劳加剧。若肾阳虚还有腰间冷痛，小便清，大便溏，舌淡，脉虚弱或沉细；如肾阴虚则伴有心烦舌燥等虚火上炎症候，舌略红，脉细数。治疗上，夹脊腰痛取定喘穴（在大椎旁）及肾夹脊；腰背痛取殷门、承山、昆仑；腰腿痛取环跳、阳陵泉、殷门；腰眼痛取后溪及肾夹脊；侧腰痛取居髎、肾夹脊。也可以在腰部痛处拔罐，或腰部痛处局部消毒，行皮肤针叩打后，再拔罐。若泌尿系结石绞痛，针刺膀胱俞（双）、肾俞（双）、京门（患侧），并用拔罐疗法，约 15～20 分钟，可缓解剧痛。肾绞痛再在背腰部最痛点上拔一个直径约 1.5～2 寸的火罐，亦可一连排两个罐。叩痛点在腹部，可在痛点上拔 1～2 寸火罐。输尿管痛可按上法在腹部痛点上拔 1～2 寸火罐。泌尿结石痛如用上法不能止痛，可在耳上找一痛点，用针刺行泻法即能止痛。

九、坐骨神经痛

司徒老认为，坐骨神经痛大致分为受寒型、挫伤型、风湿型和其他型，其中，以受寒型疗效较好，收效较快，治愈率较高；其次为挫伤型、风湿型；对其他原因引起的，如肿瘤压迫、椎间盘脱出所引起的坐骨神经痛等则无明显疗效，且治愈率较低。应注意区别属哪一个类型的坐骨神经痛。受寒型坐骨神经痛，发病前无扭挫伤史、无风湿病史，治疗取环跳患侧、足三里患侧、承山患侧、八髎（用泻法留捻 15 分钟），悬灸八髎及足三里 10 分钟。挫伤型坐骨神经痛，患者往往发病前有拿重物扭伤腰部史，治疗取大肠俞（双）、委中患侧、环跳患侧、阳陵泉患侧（用泻法留捻 15 分钟），悬灸八髎 10 分钟，用梅花针点刺项背腰骶区督脉、膀胱经穴处皮部。风湿型坐骨神经痛，实验室检查血沉加速，治疗取环跳、足三里、风市、解溪、昆仑（患侧取穴，交替使用，泻法，留捻 20 分钟），用梅花针点刺背腰骶区督脉、膀胱经穴处皮部，予艾条每天自己悬灸足三里、风市二穴。

十、风湿性关节炎

风湿性关节炎，《素问·痹论》称其为"痹"，并初步分为"行痹""痛痹""着痹"。风湿性关节炎是风湿病中发病率较高，临床上较常见的一种疾患。本病的主要症状是在急性发作时病变关节有红肿、灼热、疼痛、运动障碍等，全身症状则有高热、畏寒、出汗、口干、口苦等。在慢性发作时，则关节红肿不利，关节部位过度疲劳则有酸痛，天气转变每有游走性疼痛，但全身症状较轻，很少出现高热、出汗等症状。本病好侵部位为膝、肩、髋、肘关节等，多为游走性，可反复发作。天气转变常促使症状加剧，受侵关节骨质无明显变化，故少见关节遗留畸形。但常有并发心脏损害：心脏瓣膜缺损、心内膜炎、心肌炎等。风湿性关节炎的真正致病原因，目前尚未能确定，各国学者大都认为与A组溶血性链球菌感染有关。除上述原因外，风湿病与气候、环境亦有密切关联。举凡天气转变，如由暖和突转寒冷，或居住环境潮湿、阴暗等也可以促使本病的发生，故《素问·痹论》曾说："风寒湿三气杂至，合而为痹也。"巢氏《诸病源候论》则论述"八方之虚风"和"水湿之蒸气"为本病发病之诱因。《灵枢·周痹》说："风寒湿气，客于外分肉之间，迫切而为沫，沫得寒则聚，聚则排分肉而分裂也，分裂则痛。"从这些记载里面可见，古代医学家已知风湿病之起因与受湿受寒等有密切关系，风湿病命名之由来，亦可能取之于是。

《素问·痹论》除把痹证分为行痹、痛痹、着痹等三类，更指出了风湿病能并发心脏病的症状："脉痹不已，复感于邪，内舍于心""心痹者，脉不通，烦则心下鼓，暴上气而喘，嗌干善噫，厥气上则恐"。《灵枢·寿夭刚柔》叙述针灸疗法中有一种刺寒痹内热的方法，称为焠刺法，针后随即可用热灸法，用灸巾熨寒痹所刺之处，灸至汗出为度。后世太乙神针、雷火神针温灸药条都是脱胎于这种药条热熨法。我们将这种方法用于风湿病关节痛，收到显著疗效，并体会到慢性风湿病关节痛用针后随即用艾卷温灸，其疗效比单纯用针刺要好。司徒老运用针灸治疗关节有转移性剧痛的风湿热患者一般用上下肢相应法，在剧痛关节远端取穴，部分同时采取四肢肘膝以下有退热镇痛作用的腧穴或合穴，如手阳明经之合穴曲池，足阳明经之合穴足三里，足太阳经之合穴委中等，用强刺激久留针的泻法针刺，对退热镇痛可以起到一定作用。但如合并有高热，关节有连续性迁移性剧痛或伴有心肌炎等症状，临床上可合并使用治风湿消炎之药综合治疗，效果更佳。例如肩关节痛取曲池、后溪、大陵、足三里，髋关节痛针足三里、委中、太溪、曲池，膝关节痛取环跳、足三里、太溪、太冲、曲池等。

司徒老针灸治疗慢性关节痛，常取患部关节附近的合穴或输穴。例如膝关节痛，取膝部附近之足阳明经合穴足三里，足少阳经合穴阳陵泉，足太阴经输穴太溪，足太阳经输穴束骨，足厥阴经输穴太冲等；肘关节痛取手太阴经之合穴尺泽，手厥阴经之合穴曲泽，手少阴经之合穴少海；腕关节痛取手太阴经之输穴太渊，手厥阴经之输穴大陵，手太阳经之输穴后溪。其余髋关节痛兼取环跳，肩关节痛兼取肩髃，膝关节痛兼取膝眼、解溪、丘墟。

现将关节痹痛备用穴列后：

上肢：肩髃，曲池，合谷，外关，太渊，大陵。

下肢：太溪，京骨，昆仑，环跳，足三里，委中，阳陵泉，阴陵泉，血海，解溪，风市。

背腰：大杼，腰阳关，肾俞，八髎。

病案一　冯某，女，23 岁，住院号 741。1954 年 12 月 3 日入院。

主诉：夜高热及有迁移性关节部痛，运动障碍已 5 天。

现病史：患者本年 10 月下旬因夜高热、关节痛、运动障碍入某院留医，时诊断为"风湿性关节炎"，住院治疗后症状渐愈出院，出院后继续自服风湿痛片一段时期。但 5 天前，又突觉夜高热及关节有迁移性疼痛，现肩、肘、髋、膝、踝等关节均先后相继被累，关节运动障碍。

既往史：过去无特殊病史，否认性病史，育有 3 孩。

检查：营养中等，神志清晰，五官端正，瞳孔对称，对光反射存在，咽喉充血，颈动脉视诊可见明显搏动，颈项转侧时有痛感，甲状腺无肿大，胸部对称，肺呼吸均匀，心尖部有明显收缩期杂音，腹部柔软，肝脾未触及，体温升高，四肢肩、肘、髋、膝关节有移转性疼痛，活动痛甚，脊柱无畸形，未发现病理神经反射。经检查红细胞沉降率增加，抗链球菌溶血素 O 试验阳性，C 反应蛋白阴性，白细胞计数增加，尿蛋白质试验阳性。

诊断：急性风湿性关节炎（风湿热痹）。

治疗经过：针曲池、足三里、水分、合谷、肩髃、秉风等穴，交替使用，每次用 2～3 穴，用强刺激久留针的手法，留针 20 分钟。经针刺，症状已完全消失，12 月 15 日出院继续门诊，共针 14 次症状消失，随访调查以后未见再发作。

按：本病属风湿热痹，诚如《素问·痹论》"其热者，阳气多，阴气少，病气胜，阳遭阴，故为痹热"，取多气多血之手足阳明经穴曲池、合谷、足三里、肩髃等祛风泻热，配任脉水分利水祛湿，达到治疗目的。

病案二 夏某，男，31 岁，机关干部，住院号 525。1954 年 2 月 25 日入院。

主诉：腰部及腿部疼痛，运动障碍 2 周余。

现病史：1950 年 2 月起病时腰膝疼痛，不能弯腰，不能走路，不能转侧，气候转变时关节疼痛剧烈，呈迁移性散痛；2 周前突觉腰、髋、膝等关节剧痛，运动障碍，转侧时胸肋及腰部均痛，不能弯腰，时痛加剧，晚间痛不能宁睡。舌淡苔白，脉弦。

既往史：多年前有关节剧痛史；1952 年有胃病史。

检查：营养中等，神志清晰，心肺无异常，肝脾未能及，腹部有轻微压痛，膝反射存在，胸椎无畸形。2～4 腰椎及膝关节发热，运动轻度障碍。未发现病理神经反射。C 反应蛋白阴性，红细胞沉降率升高。

诊断：慢性风湿性关节炎发作（寒湿型）。

治则：化湿散寒。

治疗经过：入院后单纯用针灸治疗，每天一次。环跳（双）、阳陵泉（双）、委中（双）、小肠俞（双）等穴，用强刺激，久留针的手法，留针 20 分钟，针后温和灸小肠俞（双）、阳陵泉（双）10 分钟。针灸 6 次后腰腿痛已消失，能宁睡，针灸 12 次后，已能恢复正常行动出院。

按：本病属寒湿内阻，选足少阳经环跳穴、阳陵泉，足太阳经委中穴、小肠俞，针后加温和灸，具有温经散寒、除湿止痛功效。

十一、针刺麻醉

针刺麻醉虽方法简单，疗效显著，利于康复，易于推广，但因其镇痛不全、不能完全控制内脏反应，以及肌肉松弛不够满意等，限制其使用范围，后来主要用于头颈部手术，特别是甲状腺手术。下面是司徒老等制定的针麻处方，摘要如下：

（一）颅骨（头皮）

1. 手三里，养老，中渚，后溪。
2. 耳针：额，皮质下，肺，神门。

（二）颈部手术

1. 内关上（双）。
2. 合谷，内关（双）。
3. 合谷，郄门。
4. 郄门，合谷，孔最。

（三）胸部手术

1. 腕骨，合谷，养老，郄门，内关。
2. 耳针：神门，肺，胸椎，背。
3. 合谷，养老，患侧上肢。
4. 耳针：神门，肺，胸，上背—下背。

上述穴位耳针、体针配合使用。

（四）胃切除

1. 合谷（左），内关（左），足三里，上巨虚，筑宾，太冲。加耳针：腹区右侧。

2. 合谷（左），内关（左），足三里，丰隆，筑宾，太冲。加耳针：胸腰椎之间。

3. 足三里，上巨虚，筑宾。

4. 耳针：神门、肺、交感、胃、三焦、腹。两耳分别取穴，加穴位注射。

（五）胆囊切除

1. 阳陵泉、足三里、上巨虚（或筑宾）。

2. 耳针：交感、神门、肝、胆、肺、腹（或采用水针）。

（六）阑尾切除

1. 上巨虚、三阴交、筑宾、太冲（均为双侧）。

2. 耳针：神门、肺、阑尾、皮质下（或水针）。

（七）腹部妇科手术

1. 三阴交、足三里、太冲（或加中渚）。

2. 三阴交、足三里、太冲、复溜。

3. 耳针：神门、肺、子宫、皮质下。

（八）五官（眼）手术

1. 合谷、迎香。

2. 合谷、攒竹。

3. 合谷、内关、郄门。

4. 鱼上（即鱼腰穴上约 0.5 寸凹陷处）、见阳（位于面部，眶下缘内方，眶下缘内 3/8 与外 5/8 交界处）、合谷。

5. 鱼上、球后、合谷。

6. 合谷、鱼上。

7. 合谷、承泣。

8. 太阳、合谷。

（九）拔牙

1. 下关、内庭、颊车、合谷分别配用。

2. 耳针：神门、口、咽喉。

3. 针刺合谷。

（十）骨折手法复位

1. 上肢

（1）合谷、内关、养老、会宗。

（2）合谷、中渚。

（3）耳针：神门、腕。

2. 下肢

（1）丰隆、上巨虚。

（2）丰隆、悬钟、昆仑。

十二、骨折

骨折主要表现为局部疼痛、肿胀、活动功能障碍，局部可出现畸形、骨擦音，X 线可协助诊断。如果出现畸形要进行骨科处理。针灸治疗早期以活血消肿止痛为主，后期以补肾生骨为主。早期取四花穴、绝骨、局部上下远端穴位，用毫针行泻法，可刺络或灸法；后期取肾俞、气海、关元、四花、局部远端，用灸法。

十三、扭伤

症状：由于运动、劳动等伤及指、腕、肘、膝、踝关节，肿胀青紫，压痛，运动不便。

治疗：根据患部不同，以邻近取穴为主（初期红肿痛不要取天应穴）。

腕关节：阳池，阳溪，合谷，外关。

肘关节：曲池，小海，手三里。

膝关节：犊鼻，梁丘，阳陵泉，阴陵泉，足三里。

踝关节：商丘，解溪，丘墟，昆仑，太溪。

十四、落枕

取穴：天柱、绝骨、后溪。

刺法：泻法，局部叩梅花针后加悬灸。

病案一 黄某，男，45岁。1973年3月20日初诊。

病史摘要：患者昨天早上睡醒后，忽然感觉颈部连左肩胛区牵强疼痛，活动受限，不能向右、后转动回顾，无手麻及头晕。查体：枕后下方左侧颈背有明显压痛区，舌苔薄白，脉弦紧。

诊断：落枕。

治则：祛风散寒、舒筋活络。

取穴：后溪（左）、列缺（右）。

治疗经过：按照"刺寒清者，如人不欲行""寒则留之"的刺法，在进针后，候其得气，然后进行"得气动而伸之"的泻针手法，针刺后溪和列缺穴，嘱边针边转动颈部，观察15分钟，达到气至而有效，颈项疼痛止，并能向后、向右转动，脉象平缓乃出针。患者当即转动脖子，灵活自如。

按：依据《灵枢·邪气脏腑病形》"荥输治外经"循经远道取穴之法，对症取手太阳经的输穴后溪为主穴。并依据《灵枢·终始》"刺诸痛者，其脉皆实。故曰：从腰以上者，手太阴阳明皆主之"的理论，选取对头痛有相应主治作用（头项寻列缺）的列缺穴为配穴，仿照《千金方》"头项如有痛，后溪并列缺"的循经远道配穴法，以组成配穴处方，达到通畅经气，祛风散寒，舒筋活络而获速效。

病案二 叶某，男，40，工人。1974年2月26日初诊。

病史摘要：今晨睡醒起床时，忽然感觉颈项部连左肩胛区牵强疼痛，活动受限，不能向右、向后转动四顾。查体：枕后下方左侧颈部有明显压痛点，舌苔薄白，脉弦紧。

诊断：落枕，风寒侵袭。

治则：祛风散寒，舒筋活络。

取穴：后溪（左）。

治疗经过：先用梅花针（又称皮肤针）叩打颈项及背俞穴区的皮部，使局部有潮红发热感，然后用毫针刺后溪穴，用泻法。并嘱患者边针刺边转动颈部，以观察针刺的效应，当时患者的反映是：颈项部强痛已消失，能转动如常人。

按：《灵枢·经脉》指出，手太阳经脉从小指端沿手臂外侧后线绕肩胛上颈项部，如因风寒侵袭经络而致经气变动，就可出现是动则"不可以顾"即落枕症状（急性单纯性颈项部强痛）。临床上选取手太阳经的输穴后溪为主穴，并使用梅花针点刺颈背区皮部以通畅手太阳之经气，共同发挥其祛风散寒，舒筋活络的治疗作用。实践证明，用此法治疗落枕初发有明显疗效。

十五、颈椎综合征

取穴：夹脊、后溪。

刺法：泻法，局部叩打梅花针后加悬灸。

杨某，男，60 岁，干部。1975 年 5 月 7 日初诊。

病史摘要：患者于 2 月份发现颈部连左肩部疼痛，并觉左肩臂及手部有频发性麻痹，约每间歇一分钟发麻一次，经多种方法治疗 3 个月未见改善而来诊。X 线检查发现：第 4、5 颈椎椎间盘变性，第 5、6 椎间隙变窄。舌苔白，脉缓略弦。

诊断：痹证（颈椎综合征），瘀阻脉络。

治则：通络活血逐痹。

治疗经过：取肩三针（左）、天宗（左）、夹脊（颈椎 4～7 找针挑点）。用泻法针刺天宗（左）、肩三针（左）加以密波脉冲电流刺激，并在肩背部拔火罐 3 个。5 月 7～14 日，用上方治疗 3 次后颈部连左肩部疼痛已减退很多，但左肩臂及手部仍存在阵发性麻痹。从5月17日四诊后，转用针挑疗法为主，在颈椎4~7夹脊穴处找2~3个阳性点（触及皮内有小结节点）。进行较深的针挑，并向上下左右牵拉旋动，给中等刺激手法。并同时用温针灸肩三针、天宗穴，每周治疗2次。6月18日第十诊：自述针挑及温针灸8次后，左肩臂及手部阵发性麻痹症状已显著减退，只觉得每隔一两个小时才有一次轻微发麻感，继续照上方治疗，先后共16次，症状已基本消失，能恢复正常工作。

按：在病位邻近部取肩三针、天宗穴，用泻法针刺加以密波脉冲电强刺激，并结合拔火罐疗法，治疗颈部连肩部疼痛，有较好的止痛作用。在病位近部相应的颈椎夹脊穴区找结节阳性点针挑为主，配合温针灸肩三针、天宗穴具有温通经络、活血逐痹的作用，对消除肩臂及手部频发性麻痹有较好疗效。

十六、肩周炎

取穴：夹脊、肩三针、曲池。

刺法：泻法，局部叩打梅花针后加悬灸。

病案一　谭某，男，58岁，工人。1980年10月15日初诊。

病史摘要：去年10月间扭伤颈及右肩部后，引起右肩臂不能向后、向上活动，举肩受限。曾治疗半年时间，症状未见改善，现举臂时肩关节部作痛，活动受限，不能做内收外展活动，舌苔白稍腻，脉弦紧，X线片发现颈椎4~7椎体呈轻度肥大性改变。

中医辨证：肩部是手三阳经所过之处，根据"经脉经过，主治所及"的治疗规律，选取手三阳经穴位为主。

诊断：肩凝症（肩周炎）。

治则：行气活血，疏通经络。

治疗经过：处方：①针挑颈3~胸1夹脊附近反应点及肩胛区反应点；②电针肩三针、阿是、曲池（右）。经上方针挑加电针后右肩部疼痛明显减轻，但活动仍受限，内收外展时仍有痛感，再守原方治疗5次后病者症状已基本消失，肩部活动正常，无疼痛，能举臂上单杠。

按：本病由于平素气血衰退，受损后局部复受风寒之邪，使机体气血凝滞不畅，发生疼痛，即"不通则痛"。根据"治风先治血，血行风自灭"的方法，故取多气多血之手阳明经的曲池穴以行气活血，肩三针是循经局部近取法。针挑通过对皮肤的刺激以达到疏通经络，运行气血的目的，在针挑到白色纤维后，用力来回摆动，给予适当强度的刺激，可起到调动气血的作用。方中用颈3～胸1附近反应点，是大杼及大椎穴附近，根据骨会大杼理论，临床上用大杼有治疗骨关节疾病作用。大椎是三阳经与督脉之交会穴，督脉总督一身之阳气，为阳脉之海，根据中医理论，气为血帅，气行则血行，故刺大椎可疏通经络，使瘀血疏通而达到治疗目的。针挑找点时应耐心细致，尽量找到疾病反应点，在反应点上进行针挑，应注意适当深度，挑断白色纤维较多，则疗效较好，但要患者能忍耐为度。如病案中患者肩关节疼痛活动受限，曾采用其他方法治疗半年时间，症状一直未见改善，而用针挑为主治疗仅5次即收到了显著效果。在临床过程中，看到不少顽固性疾病，采用针挑为主治疗确实收到了一定疗效。

病案二 张某，男，57岁。1973年3月9日初诊。

病史摘要：患者去年8月起觉右肩痛，日轻夜重，每于下半夜痛醒，因疼痛而肩部外旋、外展、后伸动作均受限制，不能上举至头部，并影响穿衣脱衣等动作，经用多种药物及针灸治疗，未见好转而来诊。本院X线检查：颈椎未见明显骨质异常，椎间隙无变窄。诊见右肩臂外展约90°则痛，舌苔白，脉细缓弱。

诊断：肩凝症（肩周炎），气虚血瘀。

治则：调理气血，通经逐痹。

治疗经过：取肩三针、曲池、臑俞、天宗（均右），夹脊穴（颈3～7找两个阳性反应点），右肩胛区找两个阳性反应点。初诊用泻法针刺肩三针、曲池均右侧，并用针挑颈3～7夹脊两个点，右肩胛区两个点，每周治疗一次。治疗5次后，右肩痛减，但活动无明显改善。从4月13日第六诊转用针挑疗法和穴位注射综合治疗。每次用较强的刺激手法，针挑颈3～7夹脊两个点，右肩胛区两个点（相当于肩外俞、曲垣穴之处）。并用100mg维生素B_1一支，10%葡萄糖10ml混合注入臑俞、天宗（均右侧穴处）。按照本方，每周治疗

2次，经治疗8次后，肩痛显著减退。肩臂活动显著好转。进行12次后，肩痛已完全消失，右肩臂活动亦已基本恢复正常。两年后随访，经针灸治疗后肩臂活动功能正常，一直没有复发。

按：本例肩痛、肩臂活动受限和脉细缓弱，是由气血虚衰，局部感受风寒而引起肩关节周围的慢性炎症反应。根据辨证施治原则，调理气血、通络逐痹，运用针挑疗法为主，在病位邻近部取相应的夹脊穴及肩胛区的阳性反应点，使用较强的刺激手法，以腕力把针挑针向上下左右反复旋转牵拉，以疏通经络之气，而达通络逐痹止痛的作用。由于患者气血虚衰，故配合具有调理气血作用的水针进行穴位注射，有利于扶正祛邪，达到治愈疾病的目的。

病案三 谭某，男，58岁，工人。1976年5月19日初诊。

病史摘要：患者去年10月底在工作时因用力过猛而扭伤右肩部，此后疼痛不已，每于夜间尤甚，常因痛剧呻吟而不得眠，经服中西药及针灸治疗半年，仍未见好转而来诊。查右肩部压痛明显，活动受限，右臂外展约90°则痛，不能上举摸及头部，舌淡红，苔白带腻，脉弦。

辨证：肩凝症（肩周炎）。

治则：疏调气血，通络祛痹。

治疗经过：①针刺加脉冲电（密波）肩三针（右）、阿是穴、曲池（右）；②针挑：阳性点（在颈4～胸2夹脊及右肩胛部，每次找4～5点）。按上方隔日治疗1次，进行2次后，症状大减，5次后症状基本控制，功能逐渐恢复，8次后肩痛完全消失，脉转和缓，可进行双杠活动而临床治愈。以后用当归注射液2ml，维生素$B_1$100mg交替分注曲池（右）、天宗（右）、肩髎（右），隔天一次，共5次来巩固疗效。5个月后随访，一切正常，未见复发。

按：病者以肩痛为主诉就诊，病已半年多，目前仍剧痛难眠，活动受限，说明病邪亢盛，非能用一般之泻法所能奏效，故使用较强的密波脉冲电流，并适当延长时间，再加以针挑阳性点以增强泻的作用来通络祛邪，缓急止痛。但病者年高病久，本必有虚，故在痛止之后，合用药物使用补法（水针），以达温经养血营筋之功，并可提高其抗病功能，以免复发。

第三节
心脑病症

一、中风病

中风病病名始见于《黄帝内经》。《金匮要略》论中风"夫风之为病，当半身不遂，或但臂不遂者，此为痹，脉微而数，中风使然"。中脏腑见猝然仆跌，不省人事，口噤不开，面色潮红，二便阻闭，此属实而闭，脉多滑而劲。治宜开闭泻热，取十二井穴（刺出血），针百会、水沟、曲池、足三里、内关、合谷、颊车、涌泉等，均用泻法。中风见面色苍白，多汗，撒手，遗尿，此属于虚而脱，脉多细而散。治宜固脱回阳，取神阙（盐末填脐灸）、关元、气海、中脘、劳宫、内关，均用大艾炷各灸数十壮以汗收、肢温、脉起、小溲不尿为度，然后再刺水沟、中冲以醒神开窍。中经络（后遗症）见口眼歪斜，取地仓、颊车为主，其次下关、迎香、隐白、合谷、翳风以佐之。半身不遂取曲池、阳陵泉为主；上肢取肩髃、手三里、外关、天井，下肢取环跳、风市、足三里、绝骨；舌强不语常针哑门、廉泉、天突，或配通里、丰隆、涌泉、照海。再有类中风，其病因不同，见猝然昏迷醒后无口眼歪斜、肢体瘫痪，分为：①虚中，因烦劳过度，清气不升，忽然昏冒，人事不省。治疗选百会、中脘、气海、人中、中冲，行针刺手法。②实中，因暴怒气逆，忽然昏倒，牙关紧急，脉沉，肢冷。治疗取人中、合谷、中脘、气海、足三里、内关，均刺。

中风病的预防方法：除注意摄生与用药预防外，运用艾灸亦有一定作用，据《针灸大成》云："一论中风。但未中风时，一两月前，或三四个月前，不时足胫上发酸重麻，良久方解，此将中风之候也。便宜急灸三里、绝骨四处，各三壮，后用生葱、薄荷、桃柳叶，四味煎汤淋洗，灸令祛逐风气自疮口出。如春交夏时，夏交秋时，俱宜灸，常令二足有灸疮为妙。但人不信此法，饮食不节，色酒过度，卒忽中风，可于七处一齐俱灸各三壮，偏左灸右，偏右灸左，百会、耳前穴也。"这说明一定要发灸疮方能有预防中风之功效。司徒老的中风治疗六法为：①平肝息风法：四关、百会；②清脑开窍法：十二井、人中；③化痰通络法：丰隆、曲池，灸肺俞、足运动区；④滋阴活血法：太溪、膈俞、百会；⑤益气活血法：足三里、膈俞、百会；⑥调理五脏法：五脏俞、膈俞。

病案一 李某，男，55岁，干部。1972年6月14日初诊。

病史摘要：患者于1972年6月12日因头晕目眩，前往某医院检查，发现眼底动脉硬化改变明显，建议患者应进一步做全面查体和治疗，但患者急于回基层单位工作，未做进一步诊疗。13日突然出现心胸翳闷不舒，发音很困难，并觉右半身肢体活动不灵。诊时患者右半身肢体活动不灵，并觉有轻度麻木感，右眼不能完全闭合。口角向左歪斜，咀嚼食物藏于右颊之内，舌謇，讲话不流利，饮水时水液从右侧口角流出，右侧鼻唇沟变浅，面微赤而暗淡无华，舌质淡红，舌边略有瘀暗，舌苔白腻，脉大而无力。血压146/110mmHg。

诊断：中风病中经络（脑血管血栓形成）。

治法：活血息风，通行经络之气。

治疗经过：一方：风府、百会、人中、曲池（双）、足三里（右）、太冲（左）。二方：风池（右）、地仓（右）、合谷（左）、足三里（左）、阳陵泉（右）、曲池（右），用中度刺激，平补平泻手法刺之。每次针刺退针后，同时用梅花针点刺头面背腰夹脊区皮部。第一周每天针一次，一二方交替选用。第二周每隔一天针一次，按照二方取穴。两周共针刺9次，口角歪斜、言语障碍、半身不遂诸症均已显著减退。后改三方：曲池（左）、合谷（右）、阳陵泉（右）、足三里（左）、内关（左）、三阴交（左），左右交替取穴，或选三穴刺双侧，用平补平泻手法刺之，退针后，同时用梅花针点刺头项背腰骶部夹脊区及眼区皮部。第三周按照三方取穴，隔一天刺一次，同时加上用艾绒直接灸足三里穴，每穴灸尽5粒如麦粒大的艾炷，使局部留有小瘢痕。连续针灸治疗1个月，共16次，上述症状均已消失，血压降至140/88mmHg，告临床治愈，恢复正常工作。此后还坚持取灸足三里预防中风病的方法，每隔一两周或一两月进行瘢痕灸足三里一次。经观察两年多，没有复发。

病案二 梁某，男，57岁，退休工人，1970年8月27日初诊。

病史摘要：昨晚下半夜起床小便时，突然昏倒在地，牙关紧闭，两手握拳，不省人事，至今已6个小时，面色潮红，舌质红、舌苔黄白腻，脉弦大有力，左侧肢体瘫痪，血压210/116mmHg。

诊断：中风病中脏腑、半身不遂（脑血管意外）。

治则：平肝息风，和血醒神。

治疗经过：取太冲（双）、足三里（双）、曲池（双）。用泻法针刺太冲、曲池、足三里穴，在留针约半小时当中，反复用泻法行针。观察其牙关紧闭、两手握拳的症状已减退，神志较清醒，脉象亦较前好转，即出针。出针后20分钟，血压下降为180/90mmHg。8月28日二诊：神志已完全清醒，左侧肢体偏瘫现象仍然存在，因而针刺肩髃、曲池、环跳、阳陵泉、足三里等穴，并用梅花针点刺背俞穴区及头眼区皮部，每天一次，针3次后，患者已能扶杖起床站立学行，照上方再针3次后，即能自己扶杖前来针灸治疗。

按：太冲用以平肝，曲池用以活血，足三里是胃经的合穴，胃经具有"是主血所生病"的功能。手、足阳明经都是多气多血之经，故取足三里与曲池合用，可以和血降压，本方三穴配合使用，具有降低血压，平肝息风醒神的作用。

二、口眼歪斜（颜面神经麻痹）

症状：眼睑不能交睫，面肌弛缓，无表情，额纹变浅或消失，口角斜偏一侧，咀嚼说话有妨碍。

治疗：主穴：地仓，颊车，合谷；配穴：迎香，太阳，颧髎，瞳子髎，攒竹，四白，翳风，承浆，水沟，睛明，鱼腰，下关，听会。针后悬灸效果好。

备注：以上穴位，每次轮流取5～6穴即可。

病案 王某，男，64岁。

病史摘要：病者于6月7日早起洗脸时发现右眼不能完全闭合，口角向左歪斜，右口角下垂，后来吃东西藏物于右颊内，耳后乳突疼痛，眠可，经当地人民医院诊为"右面神经麻痹"，服用维生素 B_1、维生素 B_6、肌苷、川芎嗪等治疗无明显好转。1987 年 6 月 17 日来广州求医。查右眼闭合不全，右鼻唇沟变浅，右额纹消失，翳风穴处有压痛，鼓腮漏气，人中沟偏右，舌暗红，苔黄白腻，脉滑。

  诊断：中经络（右面神经麻痹）。

  辨证：痰瘀阻络证。

  治则：活血涤痰通络。

  治疗经过：第一诊，针泻人中，地仓透颊车（右），泻丰隆（右），补合谷（左），留针 15 分钟。然后右耳尖放血 0.5ml，梅花针轻轻点叩右面部、头项背腰膀胱经区皮部。第二诊，经针刺治疗后，吃东西藏食物减少，继续针刺上方加灸丰隆（右）、牵正（右），隔日治疗，经针灸 6 次后口㖞基本纠正，吃东西藏物消失，但右眼仍闭合不全。除针灸上方外，加针攒竹（右），继续治疗 7 次，面眼恢复正常。

  按：本病因痰瘀阻络，以致气血运行受阻，面部肌肤筋脉失于濡养所致。根据《针灸甲乙经》"㖞僻，水沟主之"，《百症赋》"颊车地仓穴，正口㖞于片时"，《铜人腧穴针灸图经》述地仓疗"目不得闭"，《玉龙歌》说"头面纵有诸般症，一针合谷效通神"，故选用泻人中、地仓透颊车，补合谷，配丰隆涤痰，耳尖放血以活血通络，牵正纠偏。全方共奏活血涤痰通络之功。

三、面肌痉挛

  取穴：太冲、涌泉、大椎、至阳。

  刺灸法：太冲透涌泉（双），针刺加拔罐：大椎、至阳。

四、核黄疸后遗症

  "核黄疸"是由新生儿溶血性疾病所致，其所遗留的神经系统严重的后遗症，称为"核黄疸后遗症"。表现为精神异常，易惊恐，不寐易醒，烦躁，智力低下，坐迟，立迟，行迟，发齿迟，语迟，运动障碍，头颈软，四肢无力或手足徐动或抽搐，汗多便秘，流涎耳聋，吞咽不利，数岁还不会讲话等。司徒老根据其临床表现认为"核黄疸后遗症"属中医"五迟""五软"范畴。病机多为先天胎禀不足，脑髓虚损，加之后天失养所致。治当补肾益髓，滋水涵木，交通心肾为主，助以健脾活血等。处方以百会、大椎、命门、悬钟、肾俞、太溪、阴郄为主，配穴四神聪、太冲、神门、人中、廉泉、承浆、曲池、合谷、支沟、内关、通里、阳陵泉、三阴交、足三里、丰隆、照海等。每次选取主穴 3～4 个，依症选加配穴 1～2 个。施以平补平泻手法，留针 30 分钟。针后直接艾炷灸或悬灸百会、大椎、命门、关元、肾俞、足三里等穴中的 1～2 穴，以及梅花针叩打项背夹脊、十二原皮部、眼区皮部。每天或隔天针灸治疗。

五、不寐

不寐的病因病机有思虑劳倦，内伤心脾；房劳伤肾，心肾不交；情志抑郁，肝阳扰动。若心脾亏损，则见多梦易醒，心悸，健忘，易汗出，脉细弱，取神门、三阴交，用补法针刺，配心俞、脾俞（灸）。心肾不交者，症见失眠多梦，头晕耳鸣，腰酸，舌红，脉细数，取神门（平补平泻）、三阴交配太溪（补法刺之），肾俞、心俞（灸），或用梅花针点刺颈背腰骶背俞穴区，重点为心俞、肾俞穴区和眼区皮部，偏虚则用灸法巩固。肝阳上亢者，见情志抑郁，性情急躁易怒，头晕，头痛，胁肋胀痛，脉弦，取神门、三阴交配间使、太冲、肝俞，毫针泻法或平补平泻法；梅花针点刺颈背腰骶背俞穴区，重点为心俞、肝俞穴区及眼区皮部。司徒老曾总结他治疗的 800 多例失眠患者，有一部分是单纯用梅花针点刺收效者。

病案　蔡某，男，20 岁。1966 年 6 月 15 日初诊。

病史摘要：诉患慢性肾炎多年，曾西药治疗。近月来睡眠很差，每晚要在凌晨 2 点左右才能入睡。虽服镇静药物但未见良效。面色无华，苔白质红，脉沉数。

诊断：失眠（心肾不交）。

治则：交通心肾。

治疗经过：先针三阴交（双）补法，神门（双）平补平泻，太溪（双）补法，留针 20 分钟。出针后梅花针点刺眼区及背腰部。6 月 17 日二诊时自述昨晚 10 点钟便能入睡，至今早 8 时才起床。再针郄门（双）泻法，三阴交（双）补法，留针 20 分钟。以后每两天针刺一次，连针 5 次。治疗期间每晚睡眠都很好。

按：本例患者因肾水亏虚，不能上济于心，心火炽盛，不能下交于肾。按"五脏有疾，当取之十二原"，选取心经原穴神门、肾经原穴太溪交通心肾，三阴交是肝脾肾三阴经交会之穴，有补肝肾安神之功；配梅花针点眼周及背腰部理肾调神。

六、精神病（癫狂症）

司徒老认为癫狂症的发病因素：其一，根据《灵枢·经脉》叙述阳明经络"病则癫狂"，《伤寒论》叙述"阳明病……翕翕如有热状，奄然发狂"。由此可见六淫之阳热实邪，侵犯阳明，由经络入于脏腑，可以出现身热发狂之症状。其二，根据《灵枢·癫狂》叙述狂症有得之忧饥、有得之大恐，亦有得之大喜者，《素问·奇病论》叙述"人生而有病癫疾者……病名为胎病，此得之在母腹中时，其母有所大惊，气上而不下，精气并居，故令子发为癫疾也"。由此可见精神病（癫狂症）的发病因素，一方面因七情过度，以致诸经气乱，阴阳失调；另一方面也可能是遗传因素引起。按症状分类，如《灵枢·癫狂》以癫痫及癫痫样发作精神病为癫症；该篇所述的狂症，除表现为狂言高歌，谩骂不避亲疏，气力逾常，妄行日夜不休等躁狂症状外，还可同时出现悲观失望的自悲症，同时被害妄想的善恐症和善见鬼神痴笑而不休，亦作为狂症论治。如《灵枢·癫狂》"狂始生，先自悲也，喜忘、苦怒、善恐者得之忧饥，治之取手太阳、阳明，血变而止，及取足太阴、阳明"。

在临床上，如见到癫症与狂症综合出现而狂症较显著者，我们称之为偏狂型癫狂症；如见到癫症与狂症综合出现而癫症较为显著者，称为偏癫型癫狂症。

该篇另一节指出："狂始发，少卧不饥，自高贤也，自辩智也，自尊贵也，善骂詈，日夜不休，治之取手阳明、太阳、太阴，舌下少阴，视之盛者，皆取之"。从这里就见到《黄帝内经》另有一部分狂症，虽见情感高涨，动作显著增加，有自高自大的狂言、骂詈，日夜不停，但尚有智力存在，甚或与人争辩夸大而不甚荒谬，并很少做出不可理解的举动，此即"重阳者狂"的狂症（相当于现代医学的躁狂性精神病）。

治疗方法上，司徒老根据《灵枢经》"狂始生，先自悲也，喜忘、苦怒、善恐者得之忧饥，治之取手太阳、阳明，血变而止，及取足太阴、阳明"，体会到癫狂症的发病过程与脾胃二经有重要关系。总结出以多经取穴法为主，治疗因多经气乱、阴阳失调而发生的癫狂症，并指出治疗狂症应采取刺之出血、血变而止的泻法，以泄其上盛诸经。对偏狂者，常用导气带微泻手法刺之；对偏癫者，常用导气带微补手法刺之，或配合灸法以补而调之，有很好疗效。

在疗效方面，司徒老在辨证施治的基础上，根据《灵枢·癫狂》，用多经取穴法，取手太阴、阳明及足太阴、阳明，治疗偏癫型癫狂症和偏狂型癫狂症（精神分裂症）均有显著疗效。司徒老采用孙真人十三鬼穴方治疗"重阳者狂"的狂症（躁狂性精神病）12 例，获得显著疗效。临床上根据《灵枢·癫狂》治狂症取手阳明、太阴，舌下少阴的多经取穴法，仿照十三鬼穴方，取手阳明、太阳，手少阴厥阴，及足太阴、阳明，督脉之经穴治疗偏狂型癫狂症，也有良好效果。在这些异病同治的具体事例中，我们体会到躁狂性精神病和精神分裂症虽然在症候上有部分差异，但两症都是由内伤七情的精神因素引起诸经气乱、阴阳失调所致，所以上述同一种方法，能治疗两种不同类型的疾病，这就是异病同治的明显例证。

另从测知十二经原穴皮肤电阻探讨精神病癫狂症的经络活动机制中，以及从《灵枢·癫狂》指出的癫狂症的发病原因及多经取穴治疗方法中，说明癫狂症的经络活动变化是很显然的。司徒老在临床上曾用经络测定仪，对 114 例癫狂症（精神分裂症）患者，探测其十二经原穴皮肤电阻进行观察，其中平均值较高者为肝经，从而测知偏狂型癫狂症患者有肝经电阻值偏高（平均值 56）

的现象，可见这是符合狂者多怒、脉弦等症候的。癫狂症因忧伤肺而起，故测得肺经值较低（平均值 35），这让我们体会到中医学"忧伤肺"是有一定道理的。从测知心包经值较低（平均值 36.5）的现象，可见是符合癫狂症因大喜伤心而有神志紊乱、多幻觉、善见鬼神等症候的。从测知膀胱经值较低（平均值 36）的现象，根据肾与膀胱相表里，可见是符合癫狂症因恐伤肾而有被害妄想、自悲等症候的。例如：偏狂型癫狂症患者林某，在 1960 年 6 月 11 日针灸治疗前经络测定结果，是肝经值较高（80），脾经值左 39、右 59，有不平衡现象，膀胱经值较低，左 28、右 49，亦有不平衡现象，可见是符合患者具有善怒、狂奔、脉弦、思维破裂，存在幻觉妄想等症候表现的。经针灸 20 次症状消失后，1960 年 7 月 4 日经络测定复查结果，肝经值为 52、心包经值为 27、肺经值为 26，膀胱经值左 22、右 22，从这里可见到癫狂症患者的经络变化，是具有一定参考价值的。

病案一 林某，男，21 岁，工人。1960 年 5 月 19 日入院。

病史摘要：病者于今年 5 月 9 日上完夜班回家后，精神不安，不眠，次日则突然目光炯炯，神色慌张，狂奔乱走，随街大吼，并出现幻觉妄想，生活被动，因而入院求治。检查：精神状态欠佳，意识模糊，整天卧床，冷淡，对外界事物毫无兴趣，而呈现沉思默想状态，回答问题迟钝，思想内容为妄想及妄觉，间有兴奋动作，在床上蹦跳，睡眠不佳。查体：皮肤感觉过敏，计算力、自知力、定向力等均缺损，甚至消失，一般生活要工作人员督促、护理。住院后，经服盐酸氯丙嗪片虽然躁动稍减少，但尚存有明显的幻觉和妄想，时有冲动行为，睡眠仍欠佳，6 月 11 日转用针灸治疗，症见面红、舌红、脉弦数。

诊断：精神分裂症妄想型（偏狂型癫狂症）。

治则：清热化痰、醒脑开窍。

治疗经过：取上星、迎香、血海、鸠尾、曲池、列缺、公孙、丰隆，用导气带泻法刺之。针刺 5 次后，神志略为清醒，但仍有欲自杀妄想，继续针灸治疗，意识转清，针至第 11 次，便觉饮食俱佳，情绪安定，已无幻觉妄想等病态。总共针 20 次，已痊愈，休养观察两周出院。

病案二 曾某，女，29岁。1960年2月3日入院。

病史摘要：患者于1958年底分娩一小孩，不久小孩死亡，随后患者又染上慢性肝炎，思想抑郁不安，于1959年12月突起精神失常，言语错乱，自言自语，有一晚突然跑到天台，放声大哭，晚上不入睡。入院检查：病者拒食已2个月，近来不说话，问亦不答，动作减少，整天坐在一隅，俯首作沉思状，生活被动，病态日趋严重，乃要求入院留医。2月8日诊得面色淡黄，舌淡白无苔，脉缓弱。

诊断：精神分裂症紧张型（偏癫型癫狂症）。

治则：调气化痰醒神。

治疗经过：第一方为针少商、人中、鸠尾、大陵、足三里、公孙，灸百会、大椎。第二方为针列缺、三阴交，灸关元、中脘。两方交替应用，导气带补法刺之。每天1次。针至第6次，能对答简单问题，自寻饭食，症状日渐好转，针至30次，意识完全恢复正常，计算力、记忆力、定向力均佳，言语有条理，共针38次，便告治愈出院。

按：《灵枢·癫狂》："癫疾始生，先不乐，头重痛，视举目赤，甚作极已而烦心。候之于颜。取手太阳、阳明、太阴，血变为止"。遂取手太阴少商、列缺，足太阴公孙、三阴交，足阳明足三里调理太阴、阳明；配督脉人中、百会、大椎，任脉鸠尾、关元、中脘，心包经大陵等调任督、醒脑开窍。

病案三 丘某，男，32岁。1960年8月7日入院。

病史摘要：病者于今年7月下乡生产未完成任务，表现为精神恍惚，无目的地到处乱走，不知归家，言语错乱，后连续三天不言不语，不敢出门，见人即慌张不安，不进食，终日卧床，有时突然打人，撕毁衣物。入院时意识欠佳，表情冷淡，沉默寡言，多问少答，定向力、自知力丧失，对外界事物不关心，生活不知自理，舌苔白腻，脉象弦数。

诊断：精神分裂症紧张型（偏狂型癫狂症）。

治则：化痰开窍醒神。

治疗经过：第一方为列缺、迎香、足三里、公孙、血海、极泉、曲泽、上星、风府、鸠尾、攒竹，用导气带泻法刺之。病者入院后，在完全没有服药的情况下，经用第一方针刺，每天针 1 次，经针 2 次后，症已好转，能对答问题，与别人讲一些笑话，针 5 次后，自觉症状消失，意识清楚，对答流利，眠食俱佳。继续用第二方公孙、曲池、丰隆、大椎、中脘，巩固治疗，用导气法刺之。每天针 1 次，连针 15 次，完全治愈出院。

按：针灸通调手足太阴、阳明，足太阳，配以泻手厥阴心包经穴醒神宁心、任督脉穴位调神开窍，疗效显著。

病案四　谭某，女，27 岁。1960 年 7 月 13 日入院。

病史摘要：病者于今年 6 月 20 日突然发病，说别人害她，无打人毁物行为，7 月 13 日由家属护送入院治疗。症见头发衣着整齐、安静，情绪冷淡，言语尚清楚，自诉头晕，夜间气不畅如有痰阻喉，脚软，家人讲她精神不正常，自己也觉得头脑不清醒，讲错话。查体：定向力、自知力存在，面红，舌红，脉弦数。

诊断：精神分裂症妄想型（偏癫型癫狂症）。

治则：化痰行气醒神。

治疗经过：取公孙、丰隆、列缺、曲池、迎香，用导气法刺之，有时用导气带微补法。患者入院后未经任何治疗，7 月 14 日开始用上述处方针刺 2 次后，能清楚对答问题，对外界事物有认知，知道这里是精神病院，喉间已舒畅，无气阻现象，随后觉有伤风鼻塞头痛，兼刺上星、太阳等穴。前后共针 20 次，眠食俱佳，症状消失而出院。

七、心悸病案

周某，男，29 岁。1975 年 3 月 20 日初诊。

病史摘要：患者于 1970 年间接受防疫注射，注射前身体已感不适，低热。注射后不省人事，经急救后苏醒，由于思想顾虑过重，以后常觉心悸，左胸闷痛不舒，有时失眠，几年来经医院多次检查心电图，呈窦性心律，节律正常，X 线检查心肺正常。经采用各种方法治疗，没有明显效果。就诊时患者心悸，左胸闷痛不舒，失眠，神疲乏力，血压不稳定，有时偏高。舌质淡红，苔白，脉细弱。

诊断：心悸，心肾不交型。

治则：调整心肾，使阴阳协调以宁心安神。

治疗经过：先选耳针心、肾、皮质下、神门（左右交替）。用 5 分毫针刺入耳穴后，留针半小时然后出针，并用皮肤针叩打背腰骶区和眼区，同时取足三里 1 穴（左右交替），用中刺激，平补平泻，每天针刺 1 次，10 次为一疗程。单纯用针灸疗法，不使用任何药物。4 月 5 日二诊：用上方针灸 10 次后，心悸、左胸闷痛等症状显著减退，睡眠较前明显好转，血压趋于稳定。继续如上方隔天针 1 次，共 10 次。2 个月后随访，患者经针灸治疗两个疗程后，心悸、左胸闷痛等症状完全消失，血压稳定，睡眠恢复正常，精神很好，照常工作。

按：刺耳穴心肾区，用以调整心肾经气相交，水火既济，使阴阳相对平衡协调；皮质下能调整神经中枢，治疗神经衰弱。耳针使用留针捻转，时间为半小时，以增强调节中枢作用。

八、病毒性脑炎后遗症病案

郭某，男，3 岁。1975 年 5 月 31 日初诊。

病史摘要：因抽搐而送入某医院住院，诊断为"病毒性脑炎"，经治疗 40 天，高热抽搐等急性症状消失而出院。出院后继续门诊治疗后遗症近半年，用过各种中西药物均未见效而转来针灸治疗。就诊时见神情呆滞、失语、听觉迟钝、不能坐稳、不能独行，有人扶持才能勉强迈步，左手活动不灵。舌质淡红，舌苔白，脉细。

诊断：痿证（病毒性脑炎后遗症），气血不和，经脉失养。

治则：疏通经络，起痿养神。

治疗经过：选夹脊穴（颈 3~7）用针挑法；头项腰骶区督脉及膀胱经所分布经穴的皮肤及掌指皮肤，用梅花针点刺；耳针选皮质下、肾、神门埋针。第一次用针挑法在右颈 5~7 夹脊穴找 3 个针挑点，用中等刺激量的手法针挑并用梅花针点刺上述部位。6月4日复诊时，患者已能自己坐稳，初步取得疗效。第二、三次仍按照第一次方法针挑及点刺，并加上埋耳针（耳穴见上述），先后共治疗3次，即能独自行走，手足活动正常，能说会笑如常人。3个月后随访，小孩健康活泼。1976年5～6月前来我院复查，一切正常。

按：《黄帝内经》有肾主骨，生髓，通于脑，腰为肾之府等理论，对热病伤阴伤气而出现腰脊不举，足不任身（即不能坐，不能行）者称为肾热病。后期出现痿证，是由于热邪伤阴伤气所致，临床上用中等刺激手法针挑相应的夹脊穴为主，配合梅花针点刺，达到通经络、行气血、调动机体抗病的一切积极因素，促进神经营养的改善和功能恢复。再配合埋耳针（肾、神门、皮质下）调整大脑皮质的兴奋和抑制过程，而使受损害的皮质功能得以恢复。

九、小脑共济失调病案

黄某，男，43岁，工人。1954年8月8日初诊。

病史摘要：患头晕、双足痿软无力、震颤，经多处医治未有改善。曾在某医院神经科检查，诊断为小脑损害疾病。现症见：头晕，双足痿软无力，睡眠不好，行路时摇摆不定，表现为醉酒步态，指鼻试验阳性，运动震颤显著，具有共济失调的征象，面色赤，唇红，舌苔薄，舌质红，脉弦略数有力。

诊断：小脑共济失调，阴虚阳亢证。

治则：滋阴潜阳。

治疗经过：①加味大补阴丸汤：生地黄、知母、黄柏、龟板、怀牛膝、旱莲草、女贞子、水蛭、天麻、白芍。8～12日，每日1剂。②针挑针按摩长强穴周围阳性点（8日），梅花针点刺腰背骶区、眼区（13日）。经过以上治疗后，患者头晕减轻，做指鼻试验时已能多次准确点指鼻尖，运动震颤症状减轻，症状大为改善。

按：患者阴虚阳亢，肝火亢逆之气厥逆脑中，因而渐发为小脑损害病变。先用大补阴丸滋阴潜阳，再用针挑督脉长强穴调督息风，配梅花针叩刺肾俞、膀胱俞调补肾气。

十、视神经萎缩病案

冯某，女，2岁。1957年11月19日初诊。

病史摘要：患者于今年9月1日患脑膜炎，两目失明，经市传染病医院诊断为两侧视神经萎缩，两目失明80天。后经某医院再诊断为视神经萎缩，该院医生建议针灸治疗。查体：视力消失，瞳孔散大，不能视物，角膜部呈假膜。舌淡红苔腻，脉滑。

诊断：①双侧视神经萎缩；②化脓性脑膜炎后遗症。

治疗经过：取天牖（双），睛明（双），用毫针捻转法。11月19日、21日取天牖（双），睛明（双）速刺，多捻转，共针刺2次。11月23日复诊，视力有进展，能看见医生衣服。守原方治疗。11月25日、27日、29日继守原方治疗3次，视力有显著进展，能看见猫追猫，瞳孔已较前缩小。再守原方治疗10次，视力明显好转。

按：本病因痰浊内阻所致，取手少阳三焦经天牖通调三焦之气，结合足太阳经局部睛明穴，标本兼顾，疗效显著。

第四节
肺系病症

一、感冒

症状：头痛、鼻塞、恶风发热，咳嗽喷嚏，脉浮有汗者为伤于风邪；如头痛发热恶寒，骨节烦痛，脉浮无汗者，为伤于寒邪。

治疗：风池，肺俞，外关，大椎，合谷，少商等。鼻塞针迎香、上星。如头痛头晕加太阳，恶心加中冲，出血、呕吐加百会、合谷、廉泉，手法均为点刺。

二、咳嗽

咳嗽是一个症状，最常见于支气管炎，若按原因而分，则大致有二：

（一）外感咳嗽

症候：如感冒、气管炎等，兼见发热恶寒，鼻塞头痛，咳嗽频发，牵引胸骨下疼痛，痰稀白或黄浓，脉浮或兼数，苔薄白，此病症时间短易愈。

治疗：主穴为肺俞、合谷、天突、太渊、大椎、尺泽；备穴有大椎、风门、外关。

（二）内伤咳嗽

症候：以久咳为主要临床表现的肺部疾患，兼见干咳无痰或痰多，体弱瘦，天寒咳剧，夜间咳多，痰为黏稠状、泡沫样或脓样，脉细数或滑，苔白厚或质绛红，此病症时间长难愈。

治疗：主穴针或灸肺俞、膏肓、足三里、天突、气海、中脘、膻中、尺泽；备穴有身柱、肩井、太渊、丰隆、太溪。

三、哮喘

哮喘是指呼吸喘促、喉中有哮鸣音而言。本病常反复发作、缠绵难愈。多见于支气管哮喘、慢性支气管炎、阻塞性肺气肿等。实证多因风寒外袭夹痰饮者，症见咳嗽、咯吐稀痰，形寒无汗、头痛，脉浮紧，苔薄白；因风寒夹痰热者，多见吐痰黏腻色黄，咳痰不爽，胸中烦满，咳引胸痛，或见身热口渴，大便秘结，脉滑数，苔黄腻。虚证多病久，肺气不足，症见气息短促，言语无力，动则汗出，舌质淡或微红，脉细数或软无力。如喘促日久，以致肾虚不能纳气，则神疲气不得续，动则喘息，汗出肢冷，脉象沉细。治疗：实证取手太阴经穴为主，毫针刺用泻法，风寒可酌用灸法，处方为天突、肺俞、尺泽、定喘、膻中，风寒加风门；痰多加膻中、丰隆。虚证宜调补肺肾之气为主，毫针刺用补法；痰多加丰隆，呼吸困难者加天突、鱼际。可参酌用灸法，处方取肺俞、膏肓俞、气海、肾俞、足三里、太溪、太渊；也可灸大椎、风门、肺俞、膻中为主，用麦粒灸，每穴每次 3～5 壮。

四、痨瘵（肺结核）

本病阳虚者有身体倦怠，精神不振，微咳，有时胸痛，饮食减少，体重减轻，皮肤呈苍白色，女性则月经减少。阴虚者有咳嗽痰多，不时咯血，体力显著衰弱，骨蒸潮热，夜间盗汗，男性有时遗精，女性则月经闭止。

治疗：

阳虚：用强壮灸法。穴位有肺俞、膏肓、关元、足三里。每 3 日灸 1 次，直接灸，每次 3 壮，足三里可灸 7 壮。

阴虚：发热取大椎、间使、曲池、三阴交；盗汗取阴郄、后溪；咯血取肺俞、尺泽、鱼际、膈俞、行间；咳嗽取肺俞、尺泽、太渊；食欲不振取中脘、足三里。

五、疟疾

疟疾一病，司徒老有如下经验：

（一）普疟一方

适应证：普通疟、间日疟、三日疟，症见寒热往来，头疼身痛，胸闷作呕，汗出热退，脉弦数。

取穴：大椎，内关（双），陶道，脾俞（双）。

操作方法：取俯伏坐位，取第七颈椎下大椎穴，用1寸半毫针针4分至1寸深，以有酸麻下达第六七胸椎部为准，用中等强度刺激，进行间歇的提插捻转，刺激时间为5～10分钟，用半进半退手法退针，同时用上述手法针两手前臂屈侧的内关穴，退针后用精致艾绒如绿豆大直接灸陶道、脾俞各3壮。

疗程：每日针灸1次，应在疟疾发作前2～3小时施行针灸，连续4次为一疗程，一般以连续两个疗程为度。

其他：疟疾初期有脾脏肿大者，可照上方加灸背部膏肓及脾脏肿大之周围。对疟疾复发多次者，可在疟发前2小时，先用圆利针挑刺至阳穴出血，然后同时按普疟一方施行针灸治疗。

（二）温疟一方

适应证：间日疟、三日疟，症见热多寒少（温疟），口苦舌干，作呕，脉弦数。

取穴：大椎，合谷（双），后溪（双），内关（双）。

操作方法：取侧卧位或俯伏坐位，针上列诸穴，手法如普疟一方。

疗程：每日针1次，应在疟疾发作前2～3小时施行，以连续针灸4次为一疗程。

（三）温疟二方

适应证：间日疟或三日疟，症见热多寒少（温疟），腰痛头重，烦躁渴饮，疟发多次不止，脉弦数滑实者。

取穴：委中（双），至阳，大椎。

操作方法：取俯伏卧位，用圆利针刺背部第七胸椎下至阳穴，挑破该部位微细血管出血，继用三棱针刺腘窝静脉，显现委中穴出血；再取侧卧位，用1寸半毫针针大椎穴如普疟一方。

疗程：每日针1次，应在疟发前2~3小时施行针治，连续针灸4次为一疗程。

（四）恶疟一方

适应证：间日疟，症见疟发时高热，烦躁，脉弦细数实者，或脉伏不见者。

取穴：十宣穴，大椎。

操作方法：取卧位，用短毫针或圆利针，行点刺手法，针两手指尖十宣穴出血；继取侧卧位，用1寸半毫针针大椎穴，用强刺激重雀啄手法，刺激时间为15~20分钟，留针期间须频频给予重雀啄刺激。

注意：疟止后至下次疟发前2~3小时，用温疟一方或酌用二方施行针灸治疗。

（五）疟发二方

适应证：间日疟、三日疟，或低热型的久疟之发作期，症见恶寒身热，头痛。

取穴：大椎。

操作方法：取侧卧位，用艾卷煨灸大椎穴20分钟。

注意：疟止后至下次疟发前2~3小时，用普疟一方施行针灸治疗。

以上针灸方法，全疗程为8天，一般针灸4天后，症状当见消失或减轻，8天后当见痊愈，即疟疾完全停止发作，体力食量恢复。

第五节
肝胆脾胃大肠病症

一、噎膈

噎膈是进食吞咽困难，饮食梗阻胸膈的疾患。中老年患者，一般应先通过各种检查排除癌症后，方可采用中医辨证论治。《简明中医辞典》记载《医学统旨》云"噎膈证，因脾气亏损者，宜益气健脾为治"，临床上依据《灵枢·背俞》理论指导，运用健脾理膈的治法，可迅速恢复纳食及消化功能。

病案 庾某，女，59 岁，工人。1987 年 7 月 26 日初诊。

病史摘要：患者平素体健，今年 6 月 15 日因过度思虑及劳累，突发心下剧痛（胸膈部痛），食不下，继而连续 40 多天未进食，每日仅饮少量温开水及无米渣的稀粥或米汤。伴胸膈烦热，夜不能寐，形体消瘦。曾经多方治疗未效，遂从香港至我院治疗。患者面色白，舌质淡，苔白暗，脉浮弱涩。

诊断：噎膈。病机为虚劳血痹，膈气障碍，脾失健运所致。

治则：行气活血，健脾理膈。

治疗经过：取膈俞（双）、脾俞（双），用半截枣核大的艾炷，每穴均灸 7 壮。经治疗一次后，患者觉得胸膈舒畅。回家后，约 1 小时许，即能进食大半碗米饭，同时还再添食小半碗，饭后觉得饱暖舒适，休息一刻钟后，便能安睡数小时。随后继续针灸调理 2 周，隔 2 天针灸一次，方法用：①麦粒灸：膏肓、足三里二穴各 3 壮；②用补法针刺大椎、内关。调治 1 周后胃纳正常，食量渐增，脉象和缓有力。继续针灸调治，2 周后，患者已恢复健康，乃告治愈。返港恢复工作，追访 6 个月，未见复发。

二、呃逆

呃逆，又叫"嗳证"（即膈肌痉挛），是由于气逆而致呕出作声，声短而频，临床辨证有寒呃、热呃、阴虚呃、阳虚呃和气滞呃等。寒呃因感受冷气而发，证见脘中冷，喜温恶寒，苔白脉迟。热呃为呃声响而频，或兼口渴便秘，面略赤，脉稍数或滑数。阴虚呃则呃声微弱而迟，有隔好几分钟才呃一声，兼见咽燥口干，虚烦，脉细或细数。阳虚呃是呃声低长无力，证见肢冷恶寒而脉细。气滞呃是胸膈气滞不舒作呃，呃声较有力。治疗上寒呃宜温中散寒；热呃宜清火降逆；阴虚呃宜养胃益阴；阳虚呃宜温中回阳；气滞呃宜顺气导滞。其一方取内关、膻中为主，配膈俞、肝俞。其二方取天突为主，主配内关、中脘。其三方取中膈穴，穴在中指一、二指节骨内侧（桡侧），屈指横纹头处是，用毫针直刺或沿皮刺且强刺激。

病案 朱某，男，技工。1966 年 5 月 12 日初诊。

病史摘要：患者于 5 天前发病，呃逆频发，经服药治疗未见效，呃逆剧作时，每觉牵动全身，痛苦异常，反复发作不止，不能上班工作，近 3 天不能纳食，舌苔厚腻，脉弦滑。

诊断：呃逆，膈气逆不宣。

治则：宣气宽膈，降逆和胃。

处方：针内关（双），用泻法，留捻 20 分钟。灸膈俞（双），各三壮（烧尽艾炷）。

治疗经过：经先针内关留捻 20 分钟后无明显改善，随即用艾炷直接灸膈俞二穴，灸后，病者自觉较前舒松些，约过 1 小时之后，呃逆明显减退。翌日复诊时照方针内关（双），直接灸至阳三壮，第三天患者自述呃逆已消失，并且亦能纳食，乃给他针灸足三里二穴，以调和胃气，巩固疗效，观察三天没有发作，患者已能照常上班工作。

按：本病膈气逆不宣，先灸膈俞宽胸理气，后泻内关和胃降逆，再灸至阳加强宽胸理气降逆作用，足三里加强和胃。

三、黄疸

本病以皮肤黄染、目黄、小便黄为特征，多由湿邪引起，由于致病因素的影响，可分为寒化、热化之不同。临床表现则有阳黄、阴黄、急黄的差异。阳黄者为湿从热化、湿热相蒸而发黄，症见发热、皮肤发黄，颜色鲜明、尿短黄、口渴、大便秘结，舌红苔黄腻，脉弦而有力。阴黄为湿从寒化、湿壅发黄，症见无热或热不高，皮肤黄色晦暗，畏寒少食，精神困倦，四肢欠温，大便烂，小便不利，脉沉迟而细，舌白苔黄。急黄为湿热炽盛、热灼伤津、实热发黄，症见神昏谵语，胸闷气促，便血，皮肤出血，舌绛苔少，脉细数或细弱。此症极少见，但症急病重，应立即进行抢救。针灸治疗取胆俞（双）、太冲（双）为主，配至阴、足三里、翳明，毫针针刺，行泻法。若仅转氨酶增高者，可用大椎、至阴、足三里为主，配行间、阳陵泉。

病案 梁某，男，24 岁，工人。1970 年 6 月 30 日入院。

病史摘要：患者发病已 20 天，疲倦无力，胃纳差，小便黄，大便秘结，身黄鲜明，眼巩膜黄染，舌质红苔黄，脉弦数。患者经 20 天中西医治疗黄疸消退不满意，建议加用针灸治疗。

诊断：阳黄（急性黄疸型肝炎），热重于湿型。

治则：清热利湿退黄。

治疗经过：取穴两组，第 1 组为至阳、肝俞（左）、胆俞（右）、足三里（右）；第 2 组为至阳、肝俞（右）、胆俞（左）、足三里（左）。每天 1 次，两组轮流交替，毫针泻法。经第 1 组穴针后，第二天患者精神好转，胃纳增加，改第 2 组穴针刺。第四天身黄已退，巩膜黄疸消退，精神好，胸闷腹满减，大便变软，小便微黄，睡眠佳，黄苔已减，脉弦略数。第六天巩膜黄疸已消失，小便转清，胃纳大增（从吃 2 两米饭增至 5 两），精神舒畅，无其余不适，舌质微红、苔薄白，脉缓略弦。

按：根据"阴病引阳"之意，取背部腧穴为主穴，至阳（督）、肝俞（膀胱经），以实则泻之的原则强刺激，达针刺疏通经络，清热利胆退黄，提高机体应激能力之效。

四、细菌性痢疾

司徒老从 1960 年 9 月至 1961 年 8 月参加 59 级西医学习中医高级研究班临床教学工作，整整一学年期间，在某军医院住院部传染科病区，负责痢疾研究组工作，总结了 262 例急慢性菌痢医案。其运用辨证论治原则，取阴陵泉、足三里、天枢为主穴，配穴气海，有发热兼选刺合谷、曲池、大椎等穴。用泻法刺之，每天针 2 次，待热退，下痢症状显著减退后，可用平补平泻法刺之。留针约 20 分钟，每天针 1 次，并灸足三里、气海等穴，以充实元气防止复发。其用针灸补法治疗久痢脾虚型慢性菌痢，用针灸泻法治疗急性菌痢，治愈 222 例，均达到治愈标准（痢疾临床症状消失，病脉消除，连续三次大便细菌培养阴性，直肠镜检查正常）。同时在针刺感应传导的观察中，选择 20 例患者针刺足三里等 87 穴次，针刺得气而循本经感传者 12 穴次，循本经感传并内联脏腑者 10 穴次，循本经并向他经感传者 12 穴次，行补法针下有热感或行泻法针下有凉感者共 33 穴次，并有飞经走气的现象。同时，通过经络测定数值的观察，用补法刺胃经足三里穴后，发现胃蠕动波速加快，波深加深，波频率加快，胃排空时间减少。在以阴陵泉、足三里、天枢穴为主穴的针灸调理脾胃治痢的观察中发现结肠排空时间减少，肠蠕动功能增强。

若中毒型细菌性痢疾出现发热、肢厥、昏迷、抽搐则认为是温毒邪留闭证。

针灸取穴：曲泽、委中、十宣、曲池、太冲、足三里、中脘、人中、风府、涌泉（多经取穴原则）。

中药：内服升降散、白头翁汤合剂为主，同时另煎升降散、白头翁汤合剂保留灌肠。

西药：解毒，静脉补液降温，止痉剂，对抗呼吸及循环衰竭治疗。

病案 黄某，男，20 岁，军人。1960 年 10 月 26 日入院。

病史摘要：患者于 1959 年 2 月患痢疾，经治疗症状减退后，同年 6 月又复发一次，近半年迁延不愈，腹隐痛，有里急后重感，大便带脓及黏液，每日 4 次，大便培养发现弗氏痢疾杆菌阳性，直肠镜检查见少许浅溃疡。面色黄，唇淡，舌质红，苔白，脉虚弦。

辨证：久痢脾虚（慢性菌痢）。

治则：调理脾胃、理肠治痢。

取穴：阴陵泉、足三里、天枢、关元、气海。

治疗经过：每日用补法针刺双侧足三里、天枢、阴陵泉，在针刺足三里穴时，患者有针感沿胃经向上传导扩散到腹部。针3天后腹痛已消失，便次减少。随后每天除针刺上述各穴外，并加灸足三里、关元、气海等穴。单纯针灸治疗10天，未结合药物治疗，患者全部症状消失，连续三次大便细菌培养阴性，直肠镜检查溃疡已消失，治愈出院。

按：足三里是胃经之合穴，阴陵泉是脾经之合穴，取"合治内府"之意，配大肠募穴天枢，组成调理脾胃、理肠治痢的主穴。临床证明，这组穴位具有明显的促进胃肠运动功能，并可加强机体代谢和增强白细胞吞噬痢疾杆菌的能力，从而产生治疗菌痢的作用。

五、便秘

1. **实热便秘** 喜冷饮，小便短赤，大便燥结，舌苔黄。

取穴：大横，丰隆，支沟，照海，用泻法刺之。

2. **气滞便秘** 嗳气频频，心腹痞闷，胁肋胀闷。

取穴：中脘，天枢，大肠俞，足三里，针灸并用。

3. **通便条**

药物：细辛（四钱）、皂角（四钱）、蜜糖一斤。

制法：先把细辛、皂角研为粉末，待将蜜糖煮至可滴水成珠的状态后加入搅匀，然后做成长约5cm、直径0.5cm的通便条（外抹滑石粉，用塑料薄膜包装备用）。

用法：每日1次，在大横针刺2~4小时后，用通便条塞入肛内，或用生姜制成通便条代替。

六、痔血

症状：痔疮有内痔、外痔之分，自觉排便时感到肛门紧张不适，及发现便血，或伴疼痛，检查可发现有痔核。

治疗：针长强、承山，灸二白、腰阳关。

取穴：脱肛或便血时，取腰俞、腰阳关、百会，各灸 5～7 壮。

七、脱肛（直肠脱垂）

1. **虚证**　直肠脱出不收，不甚肿痛，但神情萎靡，体弱少力，脉虚弱者。

治疗：针承山、大肠俞，灸长强、百会、腰阳关。

2. **实热证**　直肠脱出，伴红肿，刺痛作痒，大便闭，脉实。

治疗：针承山、二白、长强。

八、臌胀

现代的血吸虫病常表现为单腹胀症状，用针灸疗法效果颇好。临床表现为腹胀如鼓，青筋暴露，头面四肢瘦削，二便不利，肤黄晦暗，食少，口干，舌红苔腻，脉弦。治疗先于腹部青筋处刺出血；再针肝俞、脾俞、大肠俞、章门、中脘、足三里；备用穴有三焦俞、胃仓、建里、气海、阳陵泉。

也可用瘢痕灸，取大椎、中脘、痞根（十三椎下旁开 3 寸半）、食仓（中脘穴旁开 3 寸）、章门、膏肓、痞块（建里穴旁开 3 寸）。如脾脏肿大者灸大椎穴，5～7 壮，中脘及食仓穴各 5～7 壮。如肝脾均肿大时，即灸两侧痞根。据临床观察，瘢痕灸对晚期血吸虫病，肝脾肿大症有一定疗效。不仅一般体征改善，肝脾缩小，而且肝功能和血象均得到一定程度的改善，为锑剂治疗创造了有利条件。

九、肠痈（急性阑尾炎）

临床表现为右下腹痛，伴发热，恶心，呕吐，口干，纳差。查体右下腹压痛及反跳痛，白细胞升高。

治疗：足三里，气海俞，大肠俞，肓俞，压痛点（在右下腹压痛最明显的地方）。

病案一　李某，女，24岁，工人。1984年1月10日晚上9点45分急诊。

主诉：右下腹抽掣样疼痛1小时。

病史：患者今晨自觉畏寒、发热，脐周不适，继则右下腹抽掣样疼痛，欲呕不得，欲便未能。查面色苍白，腹平软，麦氏点压痛（+），轻度反跳痛，肠鸣音存在，舌尖红苔薄，脉弦数，WBC 9×10^9/L。1981年有阑尾炎住院保守治疗史。

诊断：肠痈（急性阑尾炎），气滞型。

治则：行气止痛。

治疗经过：用子午流注纳甲法取涌泉双穴，泻法刺之，有胀感，行针操作15分钟后汗出，右下腹疼痛明显减轻，取效显著。

按：1984年1月10日为癸卯日，为阴日；来诊时辰是晚上9时45分，为癸亥时，属阴时，因而按阴日阴时开阴经穴的规律取涌泉穴。

病案二　熊某，女，21岁，学生。1959年6月28日入院。

主诉：右下腹痛1天。

病史摘要：昨日晚间11时患者出现上腹部持续性疼痛，今晨疼痛转移至右下腹，呈阵发性加剧，无呕吐，体温38℃，昨日大便1次，纳差，查体：腹软，麦氏点压痛，肝脾未触及，右足伸膝时痛甚，舌淡红，苔薄黄，脉滑数。

诊断：急性阑尾炎，湿热型。

治则：清利湿热。

治疗经过：取阑尾穴（右）、内庭（双）、阿是（右腹结穴处），行毫针泻法，留针 1 小时，每 15 分钟行泻法 1 次，日针 2 次。6 月 29 日复诊时诉腹痛明显减轻，昨晚大便 1 次，先硬后溏，体温从 38℃降至 37.5℃，续守前方，日针 2 次。7 月 1 日复诊，诉今晨无腹痛，体温正常，脉平缓，续守前方，日针 1 次。7 月 3 日复诊，诉腹部症状完全消失，遂办理出院。随访半年未复发。

按：本例阑尾炎证属阳明湿热，取经验穴阑尾穴，泻胃经荥穴内庭穴及阿是穴，有清热利湿作用。

十、暴泻

取穴：阴陵泉、天枢、水分、上巨虚。

刺灸法：毫针泻，可灸。

十一、消化不良

取穴：四花穴、中脘、胃俞、足三里。

刺灸法：毫针平补平泻，配合灸法。

病案 川某，男，45 岁，干部。初诊日期为 1954 年 4 月 1 日。

主诉：食后嗳气打嗝，伴胸腹部不适、大便不畅、胃痛 10 年余。

病史摘要：26 岁开始出现食后嗳气，伴胸腹部不舒畅感，大便不畅，时有胃痛，工作劳累后加剧。经外院检查未发现胃肠等器官有特殊病变，诊断为"神经性消化系疾病"。进食后则自觉胸腹部发胀、打嗝不畅，且当晚夜不能寐，食欲减退，经休息安静后胃纳可缓解。发作当天大便色绿，甚则便秘，未发作则大便色黄，大便通畅。体格检查未见异常。经某医院 X 线检查心肺正常，肝胆胃液均正常。

诊断：神经性消化不良（胆郁脾胃虚弱证）。

治则：调胆理脾胃。

治疗经过：先针足三里（右）、曲池（右）、支沟（左）、阳陵泉（左），后悬灸膈俞（双）、胆俞（双）、胃俞（双）各 5 壮。4 月 4 日复诊，经治疗后症状有所改善，守原方治疗 2 次。4 月 9 日自觉打嗝症状减少，仍精神疲倦。

予针刺足三里（右）、曲池（右）、支沟（左）、阳陵泉（左）、太冲（左），灸膈俞（双）、胆俞（双）、胃俞（双）各5壮。4月13日复诊，诉打嗝症状显著减少，精神可，守4月9日方3次而愈。

按：指出"胆者，肝之腑，属木，主升清降浊，疏利中土"，故胆郁不舒，加上脾胃虚弱则消化不良。取少阳经支沟、阳陵泉，厥阴经太冲疏调肝胆，阳明经足三里、曲池健脾胃调肠腑，加上灸膈俞、胆俞、胃俞疏胆行气健胃。

十二、急性胃（肠）炎

取穴：关元、下巨虚、曲池。

刺灸法：泻法，可灸。

病案一 许某，男，11岁，学生。1981年10月20日急诊。

病史摘要：病者因饮食不洁，腹痛伴腹泻3天，日腹泻3~4次，水样便，无脓血，无呕吐，无发热，腹胀，小便短少，经服黄连素、藿香正气丸无效，夜晚腹痛加重，7点半遂至急诊就诊。查全腹无压痛及反跳痛，舌红，苔薄黄滑，脉略数。

诊断：腹泻腹痛（急性肠炎），湿热型。

治则：清利湿热止痛。

治疗经过：立即予针泻关元、下巨虚（右），约留针10分钟腹痛缓解。当晚无腹泻，第二天无腹痛腹泻，一次治疗告愈。

按：《素问·阴阳应象大论》"清气在下，则生飧泄"，《难经·五十七难》有"小肠泻者，溲而便脓血，小腹痛"。《素问·灵兰秘典论》指出"小肠者，受盛之官，化物出焉"。若小肠泌别失职，清浊不分，注入大肠则为腹泻，因其水流不走膀胱，故伴有小便短少。所以本病案选用小肠募穴关元和下合穴下巨虚配合治疗，有分清别浊的作用，针到病除。

病案二 周某，男，50岁，工人。1981年6月5日初诊。

病史摘要：腹痛腹泻2天。前晚因进食未熟的瘦肉后，凌晨开始出现腹痛伴腹泻，大便 1 小时 2 次，开始为水样便，继则仅排出黏液，微畏寒，口干苦，尿黄。查体：心肺正常，腹部平软，左中腹轻压痛，肠鸣音亢进。舌质红，苔黄腻干，脉滑数。

诊断：腹痛腹泻（急性肠炎），湿热型。

治则：清利湿热止痛。

治疗经过：针太溪（右）、太白（左），胀麻感向大腿内侧传导，20 分钟后腹痛完全消失，无压痛。第二天未复发。

按：本病为湿热内阻实证，按"实则泻其子"原则，取肾经及脾经土穴太溪、太白泻之。

病案三　钱某，男，38 岁，工人。1982 年 7 月 22 日初诊。

病史摘要：左腹部阵发性疼痛 3 小时。患者午饭后下午 5 点突然出现左上腹部阵发性疼痛，无向背部放射，伴腹泻，无恶心呕吐。查体：心肺正常，腹部平软，左上腹及左下腹轻压痛，无反跳痛，麦氏点（－），肠鸣音活跃。舌质红，苔黄微腻，脉弦数。

诊断：腹痛腹泻（急性肠炎），湿热型。

治则：清利湿热止痛。

治疗经过：诊时辛己日戊戌时为闭穴，主闭开客，取丙日戊戌时开内庭。内庭（双）行泻法，左侧有触电感，右侧有痛痹感，10 分钟后腹痛消失。继续行针 10 分钟，腹部无压痛，乃出针。

按：本病证属胃经实热，按"荣主身热"原则，取胃经荣穴内庭，泻其实热之邪，体现司徒老辨证逢时取穴的观点。

病案四　马某，45 岁，工人。1983 年 10 月 19 日上午 8 时 40 分初诊。

病史摘要：患者于 10 月 18 日晚饮糖水后即觉腹部隐隐作痛，痛时喜按，继而腹泻 4 次，为稀溏便，伴神疲，纳呆，舌质淡苔白，脉沉细。

辨证：腹痛（脾胃虚弱）。

治则：益气和胃。

治疗经过：上午 8 时 40 分为辰时，辰时为胃经所旺，故取胃经原穴冲阳

（双）及合穴足三里（双），采用徐入徐出的导气法 3 次。针左足三里针感向足底传导，针右足三里有酸胀感向上下方向传导，针双冲阳有酸胀感，行针 20 分钟，腹痛完全消失，无压痛。第二天诉针灸后未服过任何药物，现无腹泻腹痛，疗效显著。

按：本案为脾胃虚弱的虚证，"五脏有疾，当取之十二原"，取胃经的原穴冲阳，配合足三里以健脾，手法行补法，达到益气和胃作用。

第六节
肾膀胱胞宫病症

一、痛经

1. **实痛**　多为经期前小腹胀或经期小腹痛，月经先期而至，血色紫黑，口干燥，脉细数。

治疗：以针气海、合谷、三阴交、血海为主。

2. **虚痛**　多为经期后腹痛，月经后期而至，血色淡而少，经常畏冷，脉细涩。

治疗：以灸关元、肾俞、足三里、归来为主。

二、尿闭

尿闭古称为癃，多由三焦气化失常或膀胱之湿热稽留，孕妇之胎气下陷，产后之血虚气滞等因素所致。在临床上，若腰腹部或会阴、肛门等部位曾行手术治疗可引起尿潴留；若有脊髓炎、前列腺肥大、腰部损伤史等亦可引起尿潴留，用针灸治疗效果良好。临床表现为小便点滴而出，或小便不通。若大便硬结，或腹胀痛，脉见滑实，烦躁不宁者，属实热；若小便闭结，呕哕，上不能食，下不能出，脉实大无力，是为关格危症；若厥冷恶寒，脉见沉细，为阳虚不运；若午后发热，脉象细数，为阴虚不化；若胸中痞闷，咳逆喘息，为肺气不宣；若妇人怀孕，气虚下陷，压塞膀胱，则称为孕妇转胞，亦有产后失血过多而小便不通。

治疗以肾俞、膀胱俞、气海、关元、曲骨、阴陵泉、三阴交等穴为主，或针或灸，酌情选用。实热者加用曲泉放血，针阴陵泉；虚寒者用关元、三阴交针灸；肺气不宣者针合谷、尺泽；发热者针大杼；呕吐，关格者针内关、中脘；胎前气虚下陷者，灸百会、气海、关元；产后血虚气滞者，以针曲骨、三阴交为主。

如麻醉手术后尿潴留及孕妇（超过 8 个月）尿潴留，可针下列穴位常收效：主穴为关元、膀胱俞、阴陵泉、三阴交（孕妇不用关元，改气海），配穴为大椎、足三里。

三、崩漏

按其症候分类，血崩者为月经突然暴下不止；重证者为面色白，头晕心悸，肢冷汗出，脉沉细；漏下者为月经淋漓不断，日久者兼有头晕心悸等贫血症状，脉沉细。血崩的治疗取关元、三阴交、隐白，备用穴为脾俞、肾俞、气海、大敦。漏下的治疗取气海、脾俞、三阴交，备用穴取太冲、然谷、大敦、隐白。灸法治疗月经过多效果良好，可灸大敦，备用穴取三阴交、关元。

四、遗尿

临床表现为夜间就寝后，无意识排尿，甚者每晚 2 ~ 3 次。本病多见十四五岁以下的儿童，身体虚弱者常伴有营养不良症。

治疗：取肾俞、膀胱俞、关元、气海、中极、三阴交，交替治疗。

备用穴：八髎、大肠俞、气海俞、大敦、涌泉。

每次腹部取 2 ~ 3 穴，再配合骶部及下肢腧穴，针刺达到一定深度，待有酸麻等针感后，提至 2 ~ 3 分，留针 15 ~ 20 分钟，最后予艾灸辅助，以巩固疗效。在治疗时，需对患儿进行健康教育，矫正其不良习惯。

五、阴挺（子宫脱垂症）

妇女阴户中有物挺出，如阴茎状，大者如鹅卵，色淡红，面色萎黄，精神抑郁。其因湿热下注者，兼有气秽之物排出，间有发热等现象。产后尚未复原，或从事体力劳动者常患之。治疗取关元、三阴交、子宫（维道下 2 寸，斜向少腹边缘）、会阴、中极、曲泉、大敦、八髎，每日 1 次，7 次为一疗程，用补法刺之，留针 15 分钟，可嘱患者用艾卷自灸曲泉，每天 1 次，连续艾灸

3～4周，以巩固疗效。

六、产后腹痛

1. **虚证**　因分娩时出血过多并受寒而痛者，症见腹痛喜按，得温则舒，面色清白，身体清冷，舌苔薄白，脉沉迟。

2. **实证**　因恶露瘀凝及伤食积滞者，症见腹痛拒按，按之有块，积食者可见脘腹胀满，吞酸嗳气，大便不通，小便赤涩，舌绛苔黄，脉弦数。

3. **治疗**

主穴：关元，气海，三阴交。

配穴：中脘，归来，足三里。

4. **治疗方法**　虚者宜灸，实者宜针，可针灸并用。

七、妊娠恶阻

症候：受孕后月余内可见晨起呕吐，食欲不振，喜食酸物等。

治疗：针内关、足三里。

八、月经病

主穴：关元、三阴交。热蕴胞宫加劳宫、行间、血海；寒凝血瘀加气海、中极、天枢、命门、合谷、外关、地机；肝气郁结加太冲、阳陵泉；气血虚少加气海、关元、百会、脾俞、膈俞；伴有经痛加次髎、中极；崩漏灸隐白、大敦；闭经加合谷、三阴交、血海、膈俞、足三里。

刺灸法：除气血虚用补法外，一般用泻法。俞募穴可以多灸。

九、带下

主穴：三阴交、带脉。脾胃虚加脾俞、胃俞、足三里；湿重加阴陵泉；赤带加阴陵泉、气海、行间。

刺灸法：虚证针刺可用补法加灸，湿热可用泻法。

十、滞产

主穴：三阴交、合谷。气血虚少加气海、关元、百会、天枢；胎位不正加至阴；产后宫缩痛加关元、足三里、太冲。

刺灸法：三阴交用泻法，合谷用补法。气血虚少加灸；胎位不正加灸至阴20分钟；产后宫缩痛针后加灸。

十一、乳少

主穴：针合谷、少泽，灸膻中、乳根。肝气郁结加期门、太冲；脾胃虚弱加足三里、脾俞、胃俞。

刺灸法：四肢穴可用泻法，俞募穴多用灸法。

十二、脏躁

主穴：内关、神门、照海。肝气郁结加太冲、阳陵泉；心脾不足加心俞、脾俞；昏迷不醒加人中、百会、涌泉。

刺灸法：毫针用泻法。

十三、水肿

主穴：水分、气海、关元、中极、足三里、阴陵泉、肾俞。

刺灸法：针刺用补法，可多灸。

十四、阳痿

主穴：以关元为主。梦遗加三阴交、神门、太溪；滑精加肾俞、命门。

刺灸法：关元用补法，梦遗宜泻心经，补肾经及任脉，滑精宜补法且多施灸。

病案 吕某，男，28岁，已婚。1966年4月22日初诊。

病史摘要：自述过去素有手淫习惯，婚前经常遗精。从1961年起出现阳痿不举现象，1962 年结婚至今症状加重，曾服中药无效。其面色稍暗，说话声低而细，精神不振，舌质稍淡苔薄，脉沉细弱无力。

诊断：阳痿（肾阳虚衰）。

治则：以补肾为主，针灸辅以中药治之。

治疗经过：①关元（补法）、命门各灸 7 壮。②中药：吴茱萸、生姜、巴戟天、淫羊藿、锁阳、山萸肉。针灸 7 次，服药 4 剂后，已恢复正常。

按：本病因命门火衰，精气虚冷，宗筋失养所致。故选用关元、命门温命门之火，佐以补肾中药相得益彰。

十五、肾炎病案

病案一　梁某，女，26 岁，工人。1956 年 11 月 6 日初诊。

病史摘要：1955 年 8 月患者开始出现全身浮肿，经中西医治疗后未见好转。现症见头面腹足俱肿，小便少，面色淡黄，晦暗，舌苔白，脉细沉。足部指压有凹陷，腹部检查未见移动性浊音，腹围 77cm。

诊断：阴水（慢性肾炎），脾肾两虚。

治则：温肾健脾、利水消肿。

治疗经过：11 月 6 日针灸处方：脾俞、肾俞，均双侧，直接灸 5 壮。针刺三阴交、足三里、涌泉，均双侧，行补法。11 月 10 日肿未消，腹胀，小便少，咳嗽喉痛，腹围 80cm。针灸处方：膏肓、脾俞、肾俞、水分、气海，均双侧，直接灸 5 壮。针刺三阴交、足三里，均双侧，留针 20 分钟。遵上方治疗 3 天后小便转多，夜间有小便，头面腹足浮肿消除甚多。治疗 10 次后腹围降至 67.5cm。

按：本病乃脾肾两虚，水寒内聚所致，如《景岳全书·肿胀》所言"脾虚则土不制水而反克，肾虚则水无所主而妄行"。选用膀胱经背俞穴脾俞、肾俞、膏肓俞，胃经足三里，脾经三阴交，任脉气海，肾经涌泉健脾温肾，固元利水；任脉水分利水消肿，针灸并用疗效显著。

病案二　谢某，男，23 岁，工人。1955 年 10 月 19 日入院。

病史摘要：全身浮肿 4 个月，在外院住院治疗消肿后出院，约 1 周后浮肿再现，现指压头面四肢均有压痕，腹部有移动性浊音，听诊：呼吸音粗，左上肺水泡音，尿常规：蛋白（+++），蛋白定量 8.5mmol/L，腹围 88cm。

诊断：慢性肾炎（脾肾两虚）。

治则：健脾温肾利水。

治疗经过：入院后，初期用宣肺补阳法及泻水法未效。1956 年 3 月 7 日，发展为尿毒症兼有肺水肿，予雀啄灸水分，双侧膏肓、脾俞、肾俞，针刺双足三里、双复溜、人中，行补法，约 5 分钟，针刺后服用中药。6 月 14 日浮肿消退，腹围 66cm，继续用前方。6 月 25 日改针灸处方为：肩髃、曲池、足三里均右侧，委中（双），合谷（左），平补平泻法。症状持续好转，8 月 16 日改针灸处方为：内关、章门、足三里（均右侧），曲池、三阴交（均左侧），大椎，经治疗后浮肿明显减轻，于 1956 年 11 月出院。

按：本案同属脾肾两虚水肿，但较为严重，涉及肺脏、尿毒症，《素问·水热穴论》："肾者至阴也，至阴者盛水也；肺者太阴也，少阴者冬脉也，故其本在肾，其末在肺，皆积水也"。故取水分、膏肓、脾俞、肾俞、复溜、足三里、章门、三阴交、大椎等穴温肾健脾、利水消肿，人中利水消肿，曲池、肩髃、委中、内关等活血解毒。

第七节
外科病症

一、破伤风

症状：受伤后短时间内往往尚无全身症状，常在肿痛已退、创口逐渐收敛时，才出现牙关紧闭，欲食不利，渐至四肢抽搐，角弓反张，阵阵发作的症状。发时汗多神疲，语声不出，病情颇为危险。

主穴：百会、后顶、强间、风府、哑门、大椎、下关、大肠俞、承山、手三里、长强、颊车。

备用穴：督脉自大椎以下至腰俞的腧穴，以及四肢的合谷、曲池、阳陵泉、绝骨等交替取穴。

刺灸法：毫针用泻法，留针时间宜长。

二、脚气

1. 湿脚气

症候：两足先肿，酸重，无力或顽麻或缓纵，浮肿至膝，腱反射消失，运动障碍，脉濡缓。

治疗：针足三里、三阴交，灸阳陵泉、水分，艾灸 5~7 壮。

2. 干脚气

症候：下肢软弱无力，肌肉日瘦，麻痹冷痛较前加重，知觉障碍，食欲差。

主穴：足三里、三阴交、阴陵泉、阳陵泉、悬钟、风市。

刺灸法：用平补平泻法，加灸阳陵泉、悬钟、风市。

3. 冲心脚气

症候：兼有恶心，呕吐，心悸，呼吸困难，声嘶，胸闷。

主穴：足三里、三阴交、内关、太冲、绝骨。

刺灸法：用平补平泻法，加灸绝骨，注意局部灼热者不宜灸，可配合内科服药治疗。

三、疔疮

症候：本病多生于头面四肢部，初起如粟，或发黄疱，中或紫黑。然后局部红肿痛颇剧，兼伴有寒热，脉数。

主穴：灵台。再按循经取穴法，生于面部配合谷；生于背部配委中等。

刺灸法：灵台用刺络法，其他用泻法。

四、湿疹

症状：皮肤小疮，奇痒如癣疥，搔破则流黄水。

主穴：曲池、血海、委中、大陵。

刺灸法：用泻法。

五、痄腮（腮腺炎）

症状：腮部肿胀并有灼热、压痛及寒热，脉数，一般儿童多见。

治疗：合谷、列缺、颊车、翳风、商阳。

刺灸法：用泻法，商阳刺络出血。

六、乳痈（乳腺炎）

症状：妇人乳房局部红肿，疼痛或结硬块，兼有寒热、烦渴等。

主穴：肩井

配穴：足三里、尺泽、鱼际。

刺灸法：用泻法，留针 20 分钟。

七、瘾疹（荨麻疹）

主穴：曲池、合谷、血海、风市、膈俞、环跳。

刺灸法：多用泻法。

八、乳痛

主穴：肩井、足三里、尺泽。

刺灸法：用泻法，局部可用梅花针点刺 10 分钟。

九、瘰疬

主穴：翳风、天井、百劳、肘尖、少海、臑腧。

刺灸法：泻法。

十、瘿气（甲状腺肿大或结节）

主穴：合谷、足三里、天突、天鼎、水突。

刺灸法：平补平泻。

十一、肠痹

手术后引起短暂性肠麻痹，以腹胀为主。

主穴：中脘、天枢、足三里、三阴交。

刺灸法：用补法，留针 5 分钟，艾灸中脘或天枢 15 分钟。

第八节
五官科病症

一、风热眼（急性结膜炎）

症状：初起双目红肿，刺痛，流泪，怕光，结膜充血。

主穴：风池，合谷，睛明，瞳子髎，太阳。

刺灸法：用泻法，留针 20 分钟。

二、雀盲（夜盲）

症状：双目夜间视物不能，白天即复明。

主穴：睛明，肝俞，足三里，合谷，大椎。

刺灸法：针刺用补法，并灸肝俞。

此外，针灸对中心性视网膜炎、视神经炎眼科术后疼痛均有良好效果。

三、耳疾（附聋哑）

（一）暴聋实证

症候：因肝胆实火上逆而致暴聋者，属实。

主穴：外关，翳风，听会，侠溪。

刺灸法：用泻法。

（二）暴聋虚证

症候：因肾亏精气不足而致暴聋者，属虚。

主穴：听会，肾俞，百会，合谷。

刺灸法：用补法，可灸。

（三）耳鸣实证

症候：因肝风上犯，可见于体型强壮之人，按两耳鸣声不减。

主穴：听会，中渚，足临泣。

刺灸法：用泻法。

（四）耳鸣虚证

症候：因肾虚风阳上扰，多见于老人，按两耳鸣声减少。

主穴：听会，肾俞，足三里。

刺灸法：用补法后加灸。

（五）聋哑

症候：因先天或后天热病所致的两耳不闻，口不能言。

治疗：聋症：听会、翳风为主，配外关、侠溪、合谷、听宫、百会。哑症：针哑门、廉泉、通里、合谷、关冲、听会，翳风可深刺至1寸。一般采取先治聋后治哑的原则。

（六）病案

病案一 余某，女，40岁，工人。1973年8月10日初诊。

病史摘要：患者从1972年11月起患发作性眩晕，每次发作，程度剧烈，可持续半天，待休息3天后才能工作，两次发作时间一般间隔30~40天，对工作影响很大。1972年5月因耳聋症曾行"鼓室成形术"。现症见头晕目眩，感到四周景物绕自己旋转，站立不稳，伴有呕吐，面色苍白，舌苔白，脉弦滑。

诊断：眩晕（耳源性眩晕），痰浊中阻。

治法：行气豁痰理眩。

治疗经过：取百会，用直接灸法。每壮取艾绒如花生仁大小，用压灸法直接灸百会穴，约烧至半段即用力压熄，使夹带艾叶挥发油的温热感透射到百会穴深部，以达到温阳行气，豁痰散浊而理眩的效果。灸时要使局部由麻木不知痛，灸至知痛为止（如不知痛可以增加壮数）。灸完 12 壮后，患者已觉眩晕消失。8 月 18 日复诊，诉无眩晕感，照上方再灸百会 12 壮（每壮取艾绒如黄豆大）以巩固疗效，先后共诊治两次已告痊愈，随访 1 年余未见复发。

按：本病乃痰浊中阻、清窍不清所致，百会为"诸阳之会"，故灸百会有温阳行气、豁痰理眩作用。

病案二 林某，男，42 岁，矿工。1976 年 3 月 5 日初诊。

病史摘要：患者于 2 月 19 日晚突然出现剧烈眩晕，感觉天旋地转，伴恶心作呕，右耳耳鸣，耳部胀压感，约 2 分钟后右耳不能闻声，伴站立不稳，约持续 2 小时后眩晕感逐渐减退。此后眩晕症状较轻，但反复发作，伴神疲肢倦，胃纳差，大便烂。近 2 周患者身形消瘦明显。经五官科检查，发现听力减退，双耳膜内陷，眼球震颤（+），经中西药治疗 10 余天未效，舌苔白，脉濡滑。

诊断：眩晕（耳源性眩晕），痰浊中阻。

治则：温阳行气、豁痰理眩。

治疗经过：取百会、翳风、听会、风池、耳门。用大艾炷直接灸百会，以压灸法连灸 10 壮后，患者当天已觉眩晕症状明显减轻，听觉较好。3 月 8 日二诊及 3 月 10 日三诊时，处方：①压灸百会穴 10 壮；②温针灸翳风（右）、听会（右）。3 月 12 日四诊及 3 月 15 日五诊，处方：①压灸百会 10 壮；②温针灸风池（右）、耳门（右）。3 月 22 日六诊，眩晕、耳鸣等症状已全部消失，听觉恢复正常，临床治愈。6 个月后随访，眩晕未复发。

按：用压灸法直接灸百会穴和温针灸耳门、听会、翳风、风池穴，可使艾灸的热量刺激到穴位深部，从而发挥温行阳气、祛除痰浊的治疗作用。

四、鼻疾

（一）鼻塞

症状：呼吸不利，鼻鸣，多涕，嗅觉较差。

主穴：迎香，合谷。

刺灸法：用泻法，留针15分钟。

（二）变应性鼻炎

主穴：印堂，迎香（双），合谷。

刺灸法：用泻法，留针15～20分钟。

五、喉疾

（一）喉风

症候：初起恶寒发热，咽喉红肿刺痛，甚则咽喉肿闭，喝水不能下咽，呼吸困难。

主穴：合谷，少商，尺泽，风府。

刺灸法：用泻法，少商刺络。

（二）乳蛾（扁桃体炎）

症候：生于咽喉旁，状如蚕蛾，红肿疼痛，急病多属实火，慢病多属虚火。

主穴：少商，合谷，天柱。

刺灸法：用泻法，留针15～20分钟，少商用刺络。

（三）口腔炎

症状：口腔及舌唇等处红肿溃烂，伴疼痛，不欲食或涎沫多，间有发热。

主穴：合谷，颊车，少商，足三里。

刺灸法：用泻法，留针 15 分钟。

（四）病案

病案一 邓某，男，45 岁，干部。1976 年 2 月 15 日初诊。

病史摘要：患者近几个月因工作关系，讲话过频，于今年 1 月 5 日开始出现喉部不适，声音改变，进而发展为声音嘶哑。1 月 12 日经广州市某医院检查诊断为"慢性喉炎"，曾用多种药物治疗 20 多天，症状未见好转，遂来诊。

检查：咽喉部黏膜呈弥漫性充血，舌质淡红，舌苔黄白，脉滑略数。

诊断：音哑（慢性喉炎），过劳伤阴，虚火熏灼咽喉。

治则：清肺泄热，通络理喉。

治疗经过：取大椎、肺俞（双）、百劳（双）、少商（双）。在肺俞、大椎、百劳穴区寻找疾病反应点，用较强的刺激手法，反复深挑刺，并用泻法针刺少商穴出血。2 月 19 日复诊：声音嘶哑症状大减，遂照上方治疗。2 月 22 日三诊：声音嘶哑症状已基本消失，照上方治疗一次以巩固疗效。3 月 12 日随访，讲话发音已完全恢复正常。

按：治疗本病以针挑疗法为主，在病位附近选取对本病有相应主治作用的大椎、百劳、肺俞等穴位，寻找疾病反应点进行针挑，用较强的刺激手法，以粗钩针钩起较深的皮下纤维组织，以腕力把针向上下左右反复旋转、摆动，以疏通经络之气。创口存在组织再生过程，故在一段时间内仍有一定刺激作用。喉连气管通于肺，用泻法刺肺经之井穴少商出血，可共同发挥通络泄热理喉的治疗作用。

病案二 卢某，男，25 岁，工人。

主诉：咽痛、全身不适 3 天。

现病史：3 天前开始畏寒、发热、咽痛、全身不适。查体见咽部充血，无脓性分泌物，听诊心肺正常，舌质淡红苔白，脉弦缓。

辨证：咽痛，实火。

治则：清热泻火利咽。

治疗经过：诊疗时为丁酉日庚戌时，故开曲池，针曲池有酸胀感，以左侧为甚，双侧用泻法，10 分钟后，咽部疼痛明显减轻。

六、牙痛

主穴：上牙痛取下关、合谷、内庭；下牙痛取合谷、颊车。

刺灸法：泻法，留针 15 分钟。

第九节
儿科病症

一、急惊风

症候：壮热，昏迷，咬牙呲齿，两目上视、角弓反张，四肢抽搐，舌苔黄或糙，脉弦滑数。

主穴：十宣、人中、涌泉、合谷、颊车。

刺灸法：十宣刺络出血，针刺人中、涌泉、合谷、颊车，行泻法。

备注：急性脑膜炎、昏迷、抽搐，用此方急救有效。

二、脐风

症候：多噎，吮乳口松，眼角、鼻准处色黄，脐上有青筋，上冲心口，腹胀，口撮，牙关紧闭，角弓反张。

主穴：然谷，照海。配穴：脐轮四周及青筋头上；口噤者加针颊车、合谷。

刺灸法：用泻法，脐轮四周及青筋头上用灸法，牙龈有小疱者须将疱擦破。

三、疳积

症候：面黄肌瘦，不思饮食，腹胀，便溏味腥，啼哭无常，潮热无定，肌肤甲错，舌质光尖绛，舌苔花剥。其特征为两手四指中节纹内有 1～2 粒红色络纹瘀点。

主穴：四缝穴。

配穴：合谷，足三里。

刺灸法：针刺四缝穴，出黄色黏液。其余用平补平泻法。针灸治疗疳积疗效较好（表 4-3）。

备注：针灸治疗小儿腹泻（消化不良）亦有较好疗效。

表 4-3　针灸治疗 26 例疳积泻患儿观察表

项目	病名	
	积泻	疳泻
症状	有多食或食欲不振史,起病较急,烦躁不宁,口干、口渴,大便酸臭,排出食物残渣如水样液体,日数次,或数十次	有消化不良史或长期的腹泻史,形体消瘦,贫血貌,腹胀,腹部青筋毕露,间有潮热,大便日 2～3 次,质稀烂,有少量黏液
针灸处理	针刺足阳明胃经足三里穴,深 2～3分,用平补平泻法,留针 20 分钟,每隔20～30 秒轻捣针 1 次,每日针灸 1 次	针刺四缝穴(手掌除拇指外)第二指间关节腔,出针后挤出关节腔内黄色黏液。2～3 天一次
例数	18 例	8 例
治愈率	100%	100%

四、小儿瘫痪（小儿麻痹）

症候：本病因小儿惊风发作后遗留所致，如急性热病后出现四肢瘫痪，患部失去知觉，不能活动。若迁延日久，则患部肌肉消瘦，称为痿证。

取穴：上肢：取大椎、身柱、曲池、合谷、尺泽、肩髃；配穴：手三里、大杼。下肢：取环跳、阳陵泉、昆仑、解溪、三阴交、商丘、足三里；配穴：腰阳关、风市、承山、绝骨、肾俞、大肠俞。灸八髎，点刺背腰骶区及患部。

颜面：取合谷、听会、下关、颊车、地仓；配穴：承浆、人中、隐白、翳风、迎香。

肠麻痹：取足三里、天枢。

尿潴留：取三阴交、关元。

刺灸法：用补法，不留针。

备注：同时针双侧肢体比单纯针患侧肢体效果好；治疗小儿麻痹以早期疗效更佳。

五、小儿气喘性支气管炎

本病发作时，呼吸急迫，喘气，甚者嘴唇青白，多汗，日夜不停如虚脱状。本病多数在受凉或感冒后发生，因此多伴有气管炎。

主穴：大椎，大杼，肺俞，太渊，合谷。

刺灸法：用灸法 5 ~ 10 分钟。

备注：灸法效果良好；年龄越小，效果越好；1 周岁以内的患儿大多数可痊愈。

六、百日咳

本病初期症状类似感冒发作时的咳嗽，随后咳嗽症状呈短促阵发性，如母鸡啼叫样，连续数十声，不能停止，伴面红、耳赤。

主穴：四缝，身柱，太渊，合谷，十宣，内关。

刺灸法：用泻法，不留针。

第十节
常见疾病应用归纳表

常见疾病应用归纳见表4-4。

表4-4　常见疾病应用归纳表

病症名称	治则	循经远道取穴,病位近部取穴,以五输穴为代表但不限于五输穴,以背俞穴、募穴为代表但不限于俞募穴	刺灸法
胃脘痛(肝气犯胃型)	理气和胃缓痛	足三里、内关、中脘	用泻法刺之
阳气虚脱	扶阳固脱	足三里、人中、神阙、关元、气海	悬灸神阙、气海、关元,用补法针人中、足三里
脑血管意外(中风昏厥闭证)	平肝息风,苏厥醒神	太冲、曲池、足三里	用泻法刺之
肩凝症(肩周炎)	疏调气血,通络逐痹	曲池、阿是穴、肩三针、颈4夹脊、胸2夹脊、肩胛区阳性点、天宗、肩髎	1.用密波脉冲电流;2.用针挑疗法;3.用当归片(注射液)、维生素(注射液)交替穴注
感冒发热,喉咙痛	宣肺泻热	少商、合谷	用泻法刺之
落枕	祛风散寒,疏经通络	后溪、列缺	用泻法刺之
蛔虫性肠梗阻	行气通便驱蛔	支沟、照海、足三里、背腰部背俞穴皮部、腹部六腑募穴区皮部	用梅花针点刺及按摩背腹部,并用开塞露塞肛
肠套叠	行气血,散寒结	足三里、膈俞、三焦俞	背俞穴用直接灸3壮,针刺用泻法

251

病症名称	治则	循经远道取穴,病位近部取穴,以五输穴为代表但不限于五输穴,以背俞穴、募穴为代表但不限于俞募穴	刺灸法
胃脘痛(脾胃虚寒型)	温中散寒,理气和胃	足三里、四关、中脘、脾俞	直接灸中脘、脾俞、足三里,针刺用泻法,留针30分钟
慢性菌痢(久痢脾虚)	调理脾胃,理脾治痢	阴陵泉、足三里、天枢、气海、关元	用补法针刺足三里、阴陵泉以扶正祛邪,灸天枢、足三里、气海、关元
中毒性菌痢	活血解毒,泄热开闭,醒神	十宣、曲泽、委中	用三棱针刺出血
晕厥	温行气血,通阳醒脑	合谷、内关、人中	用灸法,醒后加灸足三里
癔病昏厥	调阴阳,和气通神	百会、巨阙、内关、合谷、列缺、照海、太冲	用平补平泻法,针灸并用
痰厥	温中行气,豁痰通神	尺泽、中脘、丰隆	针灸并用,泻法
脑震荡昏厥	温行气血,扶元醒神	百会、人中、曲池、内关、气海、关元、足三里、大敦、涌泉	针灸并用,补法
暑厥	宣络泄热,开窍醒神	刮两侧肘窝和腘窝及颈背脊椎两侧,刺络曲泽、委中	用光滑汤匙蘸水刮至皮肤出现紫红色为度;刺浮络出血,泻法
中暑轻症	宣络泄热,醒神	中冲	刺泻出血
中暑肠胃型热痉挛(绞肠痧)	宣络开闭,泄热解痉	十宣	刺出血,泻法
面神经麻痹	疏风通络、通调气血	地仓、外地仓、颊车、翳风、合谷、阳白	地仓透刺颊车,针刺泻翳风,补合谷;灸外地仓、阳白
落枕	疏通经络	列缺、后溪	用泻法
小儿风热感冒	疏风泻热通络	少商、合谷	用泻法
耳源性眩晕	涤痰通经止眩	百会、翳风、听会、耳门、风池	百会压灸,余穴针刺用泻法

第五章

司徒铃
论著精选

第一节
如何学习针灸学

基本理论知识的学习

针灸治疗是通过"四诊"将所见病候进行分析与归纳，在"辨证分经""八纲辨证"的基础上，确定是何经何脏的病变之后，选取适用于该病的某经腧穴，或该经与他经的腧穴配合施治，并根据病变的邪正盛衰、阴阳表里及寒热虚实等不同情况，确定应针、应灸，当补、当泻的治疗方案。由此可见，学习针灸必须根据理论联系实际的原则和一切通过实验的精神进行学习，才能得到一定收获。现将学习基本理论知识的要点分述如下：

（一）熟记十四经腧穴

首先应在概括认识针灸治疗基本理论的基础上，进行经络学说的温习，熟悉经络的循行分布和各经所主治的病候，同时应结合十四经穴模型或经穴图，熟读十四经穴分寸歌，并与同学勤加练习相互点穴或自身点穴。根据以指掐穴位陷中之处，觉有酸麻感的准则，系统熟记各经腧穴的准确位置及其主治作用，以充实针灸治疗的基本知识。

（二）熟悉掌握刺灸补泻手法

在学习补泻刺法的具体操作后，必须与同学互相针刺或自行练习，体验如何才能达到进针无痛和得气的关键。从针刺得气循经感传中，可亲自体验"经络所通，主治所及"的针灸作用原理，同时是确定取穴是否准确的一个重要方法。通过勤学苦练，细心领会技术操作的主要内容，便可掌握针灸补泻、行针导气等手法的基本技能。但在练习针刺手法之前，必须全面认识各部腧穴针刺的深浅，针刺的角度，针时的体位，施术前后和在针刺过程中应注意的事项，及晕针、滞针、弯针、折针等异常情况的处理方法，有些穴位是禁针禁灸的，应做好充分准备，才能开始练习刺法操作。

（三）掌握针灸治疗的处方准则

针灸治疗学，是针灸基本理论知识在临床上的具体应用。在学习治疗学部分时，应在区别各个不同病候或某种病的某个阶段，合理运用适用于该病的不同配穴，或不同针灸法的处方案例中，切实体会运用十二原和各经井、荥、输、经、合的原则，本经五输穴和有关之经五输穴配合的原则，俞募配穴、局部与邻近循经配穴、多经配穴、循经筋配穴等方法的基本原则，以及运用补、泻、导气、刺络、艾灸，或针灸并施，或针刺不灸，或少针多灸的原则。通过对各种病案的深入讨论，要求切实掌握针灸治疗的基本法则，和常见病的处方准则。在此期间，应该多参考《针灸甲乙经》《针灸聚英》《针灸大成》等古代针灸专著及针灸医案，以广泛吸取古代针灸治疗的经验，深入探讨古代针灸医师在临床上对针灸专业知识的运用，以学好基本理论知识，为展开临床学习打下良好的基础。

（四）临床学习

在开始临床学习以前，首先要熟读《十四经穴歌》《十二经井荥俞原经合歌》《八会穴歌》《十二经脉循行与病候歌》《四总穴歌》《千金十一穴歌》《马丹阳天星十二穴治杂病歌》，并泛读《金针赋》《肘后歌》《行针指要歌》《百症赋》《通玄指要赋》《席弘赋》《玉龙歌》《胜玉歌》《子午流注逐日按时定穴歌》《十二经纳天干歌》《十二经纳地支歌》《十二经子母穴补泻歌》《八脉交会穴歌》《八法交会歌》等。做好临床学习的准备后，在医师的指导下，进行治疗操作。取穴时，应尽可能依据"取五穴用一穴而必端，取三经用一经而可正"的古训，严格要求自己准确取穴。在施针前应注意关心患者疾苦，和蔼地询问患者的病情，一边理解该病辨证施治和处方用意，一边争取患者自愿接受治疗的意愿，然后集中精神，全心全意为患者针灸。在施术过程中，应注意不可在患者面前看图对穴，或频频问患者痛不痛，应细致地在针刺得气循经感传的基础上，按"徐疾""迎随""呼吸""开阖"等原则施术，尽可能达到"补则针下热，泻则针下凉"的感觉，或"补者，必然若有得也；泻者，恍然若有失也"的效应。同时应注意领会各类疾病的取穴原则及其治疗方法的选择原则，例如何时针刺补泻，何时艾灸治疗，何时单纯针灸，何时针药结合。在此期间应有计划地每天结合临床实例，利用空余时间，请指导医师讲授各种病的针灸治疗经验，吸收指导医师口传心授的经验。同时应该多阅读现代针灸治疗的报道资料，吸收各地治疗经验，丰富针灸专业知识，要求切实掌握常见病的针灸疗法。应结合各种临床病案的讨论，深入认识到善于运用针灸或针药并用，懂得充分发挥中医治病的优势，才是提高医疗质量的关键。要学习针灸，必须重视临床学习的环节，如无法联系实习单位者，亦应将开始针灸治疗的前一个阶段，自行划定为临床学习时期，严格要求自己，做到定穴准确，补泻熟练，能将针灸基本理论知识，具体运用到临床治疗上，精通业务，以达到提高医疗质量的目的。

（五）从科学实验中进一步学习

在理论和临床的学习及独立开展针灸治疗工作之后，须从治疗实践中，结合科学的实验观察，具体分析针灸的理论和作用机制，不断提高针灸学术水平。例如：我们在临床上治疗脾肾气虚引起的饮食无味、胃纳不佳、四肢疲倦、面黄、唇淡、舌苔白、脉缓弱的症状，用补法针刺及艾灸胃经之后，见到胃肠蠕动的波速加快，波深加深，波频升高和胃排空时间缩短等胃运动功能增强的现象，从而证实《灵枢·本输》指出的现象：十二经五输（井、荥、输、经、合）是"气之所处，病之所合"。在针灸五输穴治疗小儿肠套叠的病案中，患者突然剧烈腹痛，哭闹不宁，频频呕吐，不能纳食，腹胀，腹部可扪及有平滑的痞块，钡餐灌肠透视检查提示肠套叠，发病后一天内，曾排出含有血液的粪水两次，曾用中西药剂配合针灸治疗（刺足三里、内关、天枢、中脘等穴）未效。发病 24 小时后，现症状加重，在准备外科手术治疗之前，我们通过深入研究，采用艾炷直接灸的方法重灸膈俞、三焦俞二穴，用疾吹其火的泻法灸之，配合刺足三里一穴，停止其他药物治疗并进行观察。经针灸后，患者即觉腹痛腹胀明显减退，哭闹亦显著减少。针后 6 小时，再做钡餐透视检查，发现肠套叠已明显缓解，当时患者已能纳食米汤，乃给予内服炭末，试探其肠道能否通利排泄，结果，翌晨即见有炭末从大便排出，证实其肠道之梗阻已经解除，该患者得以免于外科手术治疗而获愈，从而验证了《灵枢·背腧》专题论述的五脏背俞能解除内脏疾病的专长作用。又如我们在针灸治疗细菌性痢疾的临床观察中，体会到治疗同一痢疾杆菌所致痢疾，均以取脾胃二经足三里、天枢等穴治疗为主，但对湿热痢与脾虚寒湿久痢，必须根据邪正虚实、偏寒偏热等不同病候，使用适应于该病的当补、当泻、应针、应灸的法则施治，才能使痢疾症状减退，痢疾杆菌清除，肠溃疡消失而获愈。如临床上治疗慢性细菌性痢疾，症见下痢，大便溏泄有黏液，经久不愈，时轻时重，有时便脓血，里急后重，面黄，唇淡，舌苔白润，脉缓弱，属久痢脾虚寒湿之病，若误用泻法针刺脾胃二经穴，且针而不灸，就是违背"虚则补之"的原则，势必导致寒湿未获温散，而脾虚越甚，正气不能胜邪，抗菌乏力，则病邪不能除矣。如治疗急性细菌性痢疾，症见下痢，里急后重，便脓血黏液，腹痛，身热面赤，唇红，舌苔黄白，脉滑数，属湿热痢之病，若误用补法，针灸脾胃二经经穴，就是违背了"盛则泻之"的原则，势必形成湿热不除，病当益甚。以上均验证了《灵枢·经脉》所指出治疗各经病候须以"盛则泻之，虚则补之"为共通法则。

通过上述临床治疗经验，结合科学实验观察，我们对十二经五输穴与五脏背俞穴的运用，针灸补泻的应用时机及其治疗原理，均得到更深的认识。因此，深入学习针灸学，必须临床实践结合科学实验，进行理论联系实际的具体分析，方可达到边做、边学、边提高的目的。这对提高医疗质量和针灸学术水平，继承与发扬中医学遗产具有积极意义。

第二节
略论《灵枢·九针十二原》

《灵枢·九针十二原》是《灵枢经》卷一的首篇，司徒老认为此篇文章重点把针灸医疗的理、法、方、穴位进行纲领性的阐述，让后学有所遵循，易用难忘。篇中首先具体说明辨证区别使用九种不同针具治病的方法，肯定我国古代劳动人民在针灸医疗方法和技术上的部分成果，突出毫针治病疗效明显、适应证广、副作用少的优点，所以首节就提出："欲以微针通其经脉，调其血气，营其逆顺出入之会。"初步说明毫针治病的原理，因此后文重点讲述运用小针治病的要领，即须在辨证施治的原则下，运用脏腑经络腧穴的理论指导循经配穴处方进行针灸治疗实践。由于篇中所提出的理论亦贯穿于全书，乃将其置于冠首，篇中古人提出了下列四个中心问题：

一、九针是我国古代针灸用具发展的结晶

九针各不同形，各有所为，长短大小，各有所施，不得其用，病不能移。

1. **镵针** 头大而末端尖锐，可在病所周围浅刺，以去泻肌肤在表的阳邪，此与近代梅花针、皮肤针相类似。

2. **员针** 针尖如卵形，用以按摩病所分肉之间，而去除分肉之间的疾患。

3. **锃针** 其针尖如黍粟之锐，用于按压经脉，但不宜穿破脉管，适应于脉气少，当补之的疾病，用锃针在相应井荥分输调补其脉气。

4. **锋针** 刃三隅，针尖锐利，即今天所用的三棱针，主用于痹证，如病在经络的痼痹（经久不愈的痹证）或病在五脏的痼疾。

5. **铍针** 针尖如锋，可作刺破排脓之用。

6. **圆利针** 针身稍粗大，针尖且圆且锐，相当于现代锐利的粗针，用于治病痹气暴发者。

7. **毫针** 是目前经常使用的毫针，可静以徐往，微以久留之，用于治疗痛痹、气痛而不去者。

8. **长针** 针尖锐利，针身薄，可治日久不愈的痹症。

9. **大针** 尖如梃，其锋微圆，病水肿不能通关节者，取大针用以泻机关积水也。

以上这些是古人总结的运用九针治疗的经验体会，至今仍是临床治疗的准则。例如，同是痹证，有因邪气久留经络，以致络脉瘀阻不通而形成实证痹证，病在经络的痼疾者，宜用三棱针刺出血泻之，则可获显效。如痛痹证，病痹气痛而不能言语者，非锋针所宜，此症可用较长的毫针，静以徐往，微以久留之，待阳气隆至，推而行之，使痛痹可除，这是临床常用有效的方法。司徒老曾遇一先兆中暑的患者，病新发，先用毫针刺内关穴后，心胸翳闷稍舒，但神志昏蒙不能回答问题，乃根据"心藏神""病在脏者，取之井"以及"病在五脏固居者，取以锋针，泻于井荥分输，取以四时"的理论，考虑时当盛夏，暑邪侵及心包，采用锋针刺心包经井穴中冲出血，病者即应针而愈。

二、小针之要

本节讲述运用毫针治病要领的内容：必须坚持在辨证的基础上施针，同时集中精神注意"针下辨气"，得气时根据邪正行补泻手法，要求达到补则实，泻则虚，气至而有效的治疗作用。

（一）必须坚持在辨证的基础上施针

篇中提出"粗守形""上守神""凡将用针，必先诊脉"，简单几句传统医话，便对我们提出了要求，即用针之前，首先要辨证，并注意"治神"。所谓"治神"就是全面观察患者的神态和机体气血盛衰的情况，通过"守人之血气有余不足"而定出"可补泻"的治疗原则和方法。相反，"粗守形"就是把针刺补泻片面地看成是孤立的徐疾、迎随、开阖等形式的刺法，而忽视血气、正邪之往来的情况。最后鼓励医者应以"上工"的要求对治疗工作认真负责，要在辨证施治的基础上施针。

（二）必须注意"针下辨气"

篇中提出"粗守关，上守机，机之动，不离其空，空中之机，清静而微，其来不可逢，其往不可追，知机之道者，不可挂以发，不知机道，叩之不发，知其往来，要与之期，粗之暗乎，妙哉工独有之"。这主要是强调作为一个针灸医务工作者必须以"上工"的要求，专心致意，神在秋毫，属意病者，认真仔细地观察针下所感知的经气往来的有机活动，以便于通过针下分辨邪正之气，并在得气时行针补泻。两千多年前的医务工作者每次施针，均高度负责，全神贯注，手如握虎，将注意力集中在手握的针上，仔细地观察针下所感知的经气往来的有机活动。此属"上工"独有的技术，因此极力鼓励针灸医务工作者打磨自身技术。

（三）补泻之时，以针为先

篇中先后提出"凡用针者，虚则实之，满则泄之，宛陈则除之，邪盛则虚之"等施用针刺补泻的原则，说明针刺补泻是解决虚实两个不同性质病变的两种方法。同时，具体地提出了几种补泻手法："逆而夺之，恶得无虚，追而济之，恶得无实"（迎随补泻手法）；"泻曰：必持内之，放而出之，排阳得针，邪气得泄……补曰随之，随之意若妄之，若行若按，如蚊虻止，如留如还，去如弦绝，令左属右，其气故止，外门已闭，中气乃实""按而引针，是谓内温"（开阖补泻手法）；"徐而疾则实，疾而徐则虚"（徐疾补泻手法）。本节另指出"言实与虚，若有若无，察后与先，若存若亡，为虚与实，若得若失"；"刺之要，气至而有效，效之信，若风之吹云，明乎若见苍天"。这说明临床上每当遇到患者体质不同，邪正消长状况不同，需要用针刺补泻手法加以调整。经过针刺补泻后，机体则应该达到"补则实，泻则虚"的效果，也就是机体原来状态是虚的，经用补法针刺后就应该感觉到机体犹如若有所得一样，而实证经泻法针刺后，机体犹如若有所失一样。《灵枢·终始》解释"气至而有效"的含义时提到："所谓气至而有效者，泻则益虚，虚者脉大如其故而不坚也，坚如其故者，适虽言故，病未去也。补则益实，实者脉大如其故而益坚也，夫如其故而不坚者，适虽言快，病未去也。"这就具体说明了针刺有效的标准，即临床症状消失，且必须病脉显著改善，达到"补则实，泻则虚"的效应，才能称为确实取得疗效。

本节指出"补泻之时，以针为之"的医话，就是说明针刺技术具有为补为泻的两种效能，并要求医者必须认真掌握具体操作的技术深度，才能做到有作有为。

三、十二原主治五脏六腑疾病

本篇所举出的十二原穴，是心、肺、肝、脾、肾五脏之原各二穴，膏之原，鸠尾一穴，肓之原，脐胅（气海）一穴，并显示了五脏的原穴皆出于远离脏腑的四肢肘膝关节以下的部位（属于循经远道取穴治疗的范畴）。膏之原穴与肓之原穴皆出于胸腹脏腑的近部（属于病位近部取穴治疗的范畴）。本节列举十二原名称和穴位出处之后，同时即提出"凡此十二原者，主治五脏六腑之有疾者也"，这句是"明为之法"的传统医话。由此可见，古代医家总结了临床上行之有效的十二原穴，远近兼选，把规律性的东西制定为运用十二原穴主治五脏六腑的法则，也就是循经远近取穴配穴的理论基础。这种方法至今仍有一定临床意义。例如，临床上治疗冠心病，常常循经远取心之原穴大陵（或内关）并取膏之原穴鸠尾（或膻中），可缓解患者心绞痛的临床症状。这就是运用"十二原主治五脏六腑疾病"的法则，亦属循经远近配穴治疗的例证。

四、四关主治五脏

篇中提出："五脏有六府，六府有十二原，十二原出于四关，四关主治五脏。"这里所谓的十二原，实质是指以十二原为代表的井、荥、输、原、经、合等五输穴。参阅紧接本篇的《灵枢·本输》，其内容就详细记载了五脏五输、六腑六输的全部穴名和穴位位置，这便使我们对"十二原出于四关"有更清楚的认识。

至于"四关主治五脏"，是古代医家发现循经选取四肢肘膝关节以下的五输穴治疗相应内脏疾病具有良好的疗效，因而把规律性的东西总结为"四关主治五脏"的法则，至今仍具有一定临床意义。例如，临床上治疗小儿肺热喘咳初期（急性支气管肺炎），循经选取肺经之井穴少商，并取与肺相表里经之井穴商阳和原穴合谷，并依据"刺诸热者，如以手探汤；刺寒清者，如人不欲行"的刺法，对本病热证用速刺泻法刺之，可取得宣肺泻热平喘的卓效。

此外，在《灵枢》其他篇中，亦有论述"四关主治五脏"的引文。如《灵枢·五邪》"邪在心，则病心痛，喜悲时眩仆；视有余不足而调之其输（大陵穴）也"。《灵枢·五乱》"气在于肺者，取之手太阴荥（鱼际），足少阴腧（太溪）"。《灵枢·顺气一日分为四时》指出："五脏有五变，五变有五输。""病在脏者，取之井；病变于色者，取之荥；病时间时甚者，取之输；病变于音者，取之经；经满而血者，病在胃；及以饮食不节得病者，取之于合。"《灵枢·邪气脏腑病形》指出："荥输治外经，合治内腑。"可见，假若本篇中只强调"五脏有疾，当取之十二原"而不提出这项"四关主治五脏"的法则，那么对本书各篇运用五输穴治疗五脏病就缺乏了理论根据。

在运用针灸治病中，如果能明确地诊断疾病，合理地选用适当的针具，辨证循经取穴，认真做好针灸补虚泻实的操作手法，那么许多疾病就能迎刃而解，得到显著的疗效，有些针灸医务人员，只掌握几个常用穴位，简化操作了事，结果许多病解决不了，这就因为没有很好地掌握针灸医疗技术。篇中肯定地指出："言不可治者，未得其术也。"作为一个针灸医务工作者，应努力地钻研，把针灸治疗的理、法、方、穴掌握好，方可大有作为。

综上所述，本篇阐述了针灸医疗的理、法、方、穴。其理论贯穿了全书各篇；九针是我国古代针灸用具发展的结晶，辨证区别使用，各任其所宜；运用小针治疗的要领：必须在辨证基础上施针，要注意针下辨气，在得气基础上行补泻手法，达到"补则实，泻则虚"气至而有效的要求；篇中列举十二原的名称，穴位位置，同时提出了十二原主治五脏六腑疾病的法则，奠定了循经远近配穴的处方方法；篇中提出"四关主治五脏"的法则，指出了选取五输穴（井、荥、输、经、合）治疗相应脏腑疾病，奠定了循经远道取穴的处方方法。

第三节
对本经取穴、他经取穴和多经取穴治疗的研究

司徒铃教授认为十二经脉主要是以积累针刺感传的体会和经络所及的治疗经验作为指导针灸诊疗的理论。临床上根据各经所主治的症候群和病变经络所过区域的过敏点、麻痹区等症候便可区别某经之病变，结合四诊所得之寒热虚实的具体情况，使用适应于各疾病的补、泻、疾、留等刺激手法，对有病变的经络进行刺灸，便可起到一定的治疗作用。司徒老根据《黄帝内经》记载，结合临床体会，归纳为本经取穴、他经取穴、多经取穴等多种取穴方法。

一、本经取穴

根据《灵枢·经脉》记载："不盛不虚，以经取之。"结合《灵枢·终始》指出"故阴阳不相移，虚实不相倾，取之其经"的原则，他认为凡取用本经经穴以治疗本经的病变者，就叫本经取穴法，并可进一步细分为循经取穴法和本经五输取穴法。

（一）循经取穴法

凡取用该经所过病区局部的经穴治疗，或取该经的原穴进行治疗者，就叫作循经取穴法。例如我们在临床上治疗一例两手前臂部内侧痛，右手下连右拇指部疼痛 3 天的桡神经痛患者，用指头切循右前臂屈侧桡侧，近腕关节太渊穴部有明显压痛点，根据十二经症候群属手太阴经病，所以我们按循经取穴法，给他着重刺手太阴经之原穴太渊，便收到明显的镇痛效果。又如我们治疗一例口角向左歪斜的面神经瘫痪的患者，根据十二经症候群属足阳明经病，我们按

足阳明经循面部所过区域有病变，给他针灸足阳明经在面区所过的下关、颊车、地仓等穴，针灸数次后便症状消失，这都是循经取穴法的例证。

（二）本经五输取穴法

取本经五输中的某一二腧穴来治疗该经的病变，就叫作本经五输取穴法。《灵枢·九针十二原》："经脉十二，络脉十五，凡二十七气，以上下，所出为井，所溜为荥，所注为腧，所行为经，所入为合。"《灵枢·顺气一日分为四时》："病在脏者，取之井；病变于色者，取之荥；病时间时甚者，取之输；病变于音者，取之经；经满而血者，病在胃；及以饮食不节得病者，取之于合。"该篇指出了以五输主治五变的应用纲要，从这里也可看到五输在治疗上各具不同的特殊作用。

1. 井 十二井之井穴，位在四肢末梢部，我们在临床上治疗一个外伤性癫痫发作伴昏迷不省人事的患者，灸其足厥阴经井穴大敦，能使患者迅即苏醒过来。

根据《灵枢·本藏》叙述，五脏者，所以藏精神血气魂魄者也，古人以失神、形无知者为病在脏，井穴用于形无知、不省人事的急救有显效，可见，"病在脏者，取之井"是经验的结晶。此外，灸足太阳经之井穴至阴能治疗难产，灸足厥阴经之井穴大敦能治月经过多，刺手太阴经之井穴少商能治气喘呼吸困难。由此可知，井穴对于神志突变之急救，或某一脏器之功能失调，是有一定治疗作用的。

2. 荥 位于井之次，临床上治疗肺热病（急性支气管发炎）喘咳，右颊先赤之初发病期，刺手太阴经之荥穴鱼际，和手阳明经之荥穴二间，有退热镇咳平喘之效。《灵枢·五邪》指出："邪在肝，则两胁中痛……取之行间（肝经之荥穴），以引胁下"，临床上治疗肋间神经痛刺行间，是有镇痛疗效的。从这里可见，各经荥穴对各经热病病变于色的初发病期及原发性神经痛是有一定治疗作用的。

3. 输 位于荥之次，在腕踝关节部，或关节之稍前处，《难经·六十八难》

指出：输主体重节痛。例如，临床上风湿性关节痛多是阵发性疼痛；上肢关节痛刺太渊、大陵等输穴有效；下肢关节痛刺太白、太冲等输穴有效。又如间歇性身寒热，刺手太阳经输穴后溪有效，这正符合《灵枢经》所述"病时间时甚者，取之输"的原则。可见，输穴用于阵发性神经痛和间歇性发热均有效。

4. **经** 位于输之次，《灵枢经》叙述"病变于音者，取之经"，从这里可看到各经经穴对器官功能紊乱失调是有疗效的。例如脾经之脉连舌本、散舌下，《针灸大成》记载刺脾经之经穴商丘，能治舌本强痛，肺经之经穴经渠能治喘咳，即是对呼吸器官功能紊乱有调整作用。

5. **合** 位于经之次，在肘膝关节附近，为较多神经血管汇合之处。《灵枢·五邪》叙述胃中寒、腹胀，调足三里（足阳明经合穴）；《难经·六十八难》叙述合穴能主治逆气而泻。临床上刺足太阴经之合穴阴陵泉能促进排尿作用，刺灸足阳明经之合穴足三里具有促进消化、吸收、新陈代谢的强壮保健作用。可见，各经合穴对调整内脏器官的生理功能具有一定作用。

综上所述，五输穴的每个腧穴内可深达脏腑，远可影响全身，是五脏病变的施治点，对改善机体生理状态，消除十二经症候群，具有一定的治疗作用。

二、他经取穴

凡在某经病变的症候群中，不取本经的经穴，而取他经之经穴治疗，就叫作他经取穴。他经取穴的方法有多种，初步分述如下：

（一）表里相关的他经取穴法

根据太阴与阳明、少阴与太阳、厥阴与少阳相互为表里之关系，在某经病变的症候群中，使用与本经相表里的腧穴治疗，就是他经取穴治疗的一种方法。例如治疗邪客于手太阴经，症见微恶寒、咳嗽、胸满、肩背部痛、脉浮略数的上呼吸道感染患者，常选取古代的配穴成方：大椎、曲池、合谷。刺手阳明经合穴曲池，手阳明经上出于柱骨之会上，所会之大椎穴，可收到显著效果。这就是根据太阴与阳明互为表里的关系，得出的表里相关的他经取穴法。

又如针手阳明经之合谷，对治气喘有效，也是一个例证。

（二）要经取穴法

《灵枢·终始》："刺诸痛者，其脉皆实。故曰：从腰以上者，手太阴阳明皆主之；从腰以下者，足太阴阳明皆主之。"《四总穴歌》中的"肚腹三里留，头项寻列缺，面口合谷收"，即是古代医师根据该篇总结出来的经验结晶。如《灵枢·杂病》叙述耳聋而痛者，取手阳明，《灵枢·经脉》记载手阳明之脉入下齿，还出夹口，交人中，上夹鼻孔，该经脉不入耳中而用以治耳聋而痛者，就是上述要经取穴的例子。又如我们在临床上，刺手太阴经列缺穴，治头痛有显效，而手太阴经脉由胸走手，完全没有分布于头部，但用以治头痛有效，也是要经取穴的一个明显例证。

（三）脏器附近取穴

例如治疗支气管喘息（不取肺经之经穴）单取足太阳经之肺俞治疗可收效。这是根据《灵枢·背腧》指出的用背俞治五脏有疾的取穴法。又如治疗急性胃炎引起的腹痛呕吐，不取胃经之经穴，而取任脉之中脘穴治疗有效，这就是取募穴治脏腑有疾的募穴取穴法。例如治呼吸系统疾病，取足少阴经胸部之俞府，或手太阴肺经之中府穴治疗收效，这都是脏器附近取穴法。

（四）器官附近取穴

例如《灵枢·寒热病》叙述："其足太阳有通项入于脑者，正属目本，名曰眼系。头目苦痛，取之在项中两筋间。"又指出："暴袭气蒙，耳目不明，取天牖。"这都是器官附近取穴的一些例子。结合临床上暴聋（特发性耳聋）刺耳部翳风穴有显效，乳腺分泌障碍灸刺膺窗、乳根有显效，这都是器官附近取穴的例证。

三、多经取穴

根据"盛者泻之，虚者补之"的原则，在发现某经病变过程中，具有阴阳相移、虚实偏胜，或在疾病后期有营养障碍，机体新陈代谢减弱，功能逐渐衰退者，可根据辨证论治的原则，使用太阴与阳明、厥阴与少阳、少阴与太阳相为表里的关系，或根据"实则泻其子，虚则补其母"的法则，同时用本经与其有关经络之经穴配合治疗，就叫作多经取穴，现初步分述如下：

（一）表里经取穴法

司徒老在临床上根据《素问·刺热论》中"肺热病者……刺手太阴阳明，出血如大豆，立已"的治则，曾治疗 10 例急性支气管炎患儿，疾刺手太阴经的井穴少商、手阳明经的井穴商阳出血，并刺手阳明经的原穴合谷，有效率达90%，这就是表里相关的多经取穴法。又如，司徒老根据《素问·五脏生成》"头痛巅疾，下虚上实，过在足少阴、巨阳，甚则入肾"及《肘后歌》"顶心头痛眼不开，涌泉下针定安泰"的经验，治疗一例神经性头痛的患者。患者曾多次因颠顶剧痛以致不省人事，经住院治疗无改善，但经针足少阴经的井穴涌泉、足太阳经的合穴委中获得显著疗效，愈后数年未发。这也是表里相关多经取穴的例子。

（二）原络配穴法

以取发病本经的原穴为主，再取相表里经的络穴为客。例如肺经与大肠经合病，有咳嗽喘促并有胸胀、溏泄等症时，先取本经的原穴太渊为主，再取大肠经的络穴偏历为客，治之有效；如大肠与肺经合病，有大指次指不用、肩臂疼痛，并同时有面颊腮肿者，先取本经的原穴合谷为主，再取肺经之络穴列缺为客，治之有效。该法通常用于相表里两经合病，同时有两经症状表现者。

（三）补母泻子多经取穴法

《灵枢·五乱》曰："气在于肺者，取之手太阴荥（鱼际）、足少阴腧（太溪）。"指出了"实则泻其子"的法则，司徒老在临床上治疗胸胁痛，取肝经原穴太冲、肝的募穴期门，再配合我生之经——心包经的络穴内关，治疗有效，这就是根据"实则泻其子"之法则，用本经经穴与我生之经的经穴配合多经取穴治疗的一个例证。又如，临床上治疗肺虚寒咳、咳时有气喘（慢性支气管炎），针肺经的原穴太渊和合穴尺泽，同时灸背部足太阳经的肺俞穴，配合灸生我之脏，即脾之背俞脾俞穴有效，这就是根据"虚则补其母"之法则，进行补泻多经取穴治疗的方法。

（四）脏器附近配合俞募取穴的多经取穴

《灵枢·五邪》云："邪在肺，则病皮肤痛，寒热，上气喘，汗出，咳动肩背。取之膺中外腧（中府），背三节五脏之傍，以手疾按之，快然，乃刺之。取之缺盆中以越之。"这是俞募取穴的法则，司徒老在临床上治疗慢性胃病消化不良，常觉胃脘胀满而痛的患者，可灸胃的背俞胃俞穴和针胃的募穴中脘，配合胃经的合穴足三里而收效。

（五）器官附近配合五输取穴的多经取穴

例如治疗咽喉炎、扁桃体炎、咽喉肿痛，取颊区足阳明经的颊车穴，手部手阳明经的原穴合谷，手太阴经的井穴少商，配合治疗有显效。又如治疗流涎症，取后颈区足太阳经的天柱穴和手阳明经的原穴合谷，配合治疗有效。

（六）按病侵部位对症治疗的多经取穴法

1. 受寒型面神经麻痹形成的口㖞，可单取足阳明经所过的颊车、下关、地仓等穴，治疗收效。如果病邪同时侵犯足阳明、足少阳经而形成"口目为僻"之畸形者，就需要同时取足少阳经之瞳子髎、听会穴，和足阳明经之颊车、下关、地仓等穴配合治疗收效。

2. 《素问·痹论》指出治痹证的方法："五脏有俞，六腑有合，循脉之分，各有所发，各随其过则病瘳也。"各经的输穴皆在腕踝关节附近，各经的合穴皆在肘膝关节附近。临床上治疗风湿病关节痛，常以关节附近取穴为主，是基本符合古代治疗痹证取穴原则的。例如，我们治疗一例风湿病髋膝关节痛、行动障碍的住院患者，予针灸髋关节附近的环跳、腰椎关节附近的肾俞，膝关节附近的足三里（足阳明经合穴）、阳陵泉（足少阳经合穴）、委中（足太阳经合穴），每天针灸 1 次，针灸 6 次后关节痛已显著减轻，10 天即痊愈出院，返回原单位工作，这便是按病侵部位多经取穴法的一个例证。

3. 《素问·刺热》："帝曰：夫子言治热病五十九俞，余论其意，未能领别其处，愿闻其处，因闻其意。岐伯曰：头上五行行五者，以越诸阳之热逆也。大杼、膺俞（中府）、缺盆、背俞（风门），此八者，以泻胸中之热也。气街（气冲）、三里，巨虚上下廉，此八者，以泻胃中之热也。云门、髃骨（肩髃）、委中、髓空（腰俞），此八者，以泻四肢之热也。五脏俞傍五，此十者，以泻五脏之热也。凡此五十九穴者，皆热之左右也。"从这里可知，该病变进展甚剧，且侵犯部位很广，所以五十九刺也采取了督脉、足太阳经、足阳明经、足少阳经、手太阴经、手阳明经等六经的腧穴配合治疗，这是多经取穴的一个例子。

4. 《素问·水热穴论》："凡五十七穴者，皆脏之阴络，水之所客也。"由于病变侵犯部位很广，所以治水肿用的水俞五十七穴，共采用了督脉、足太阳经、足阳明经、足少阴经等四经的经穴配合来治疗，这也是多经取穴法的一个例子。我们在临床上治疗慢性肾炎水肿的患者时，可根据刺水俞的多经取穴法，取涌泉（足少阴经）、三阴交（足太阴经）、足三里、水道（足阳明经）、脾俞、肾俞（足太阳经）、水分（任脉）等穴配合治疗收效。

（七）根据多经病变的多经取穴

《素问·阴阳别论》："三阳三阴发病，为偏枯痿易，四肢不举。"《灵枢·癫狂》：“狂始生，先自悲也，喜忘、苦怒、善恐者得之忧饥，治之取手太阳、阳明，血变而止，及取足太阴、阳明。”《素问·缪刺论》：“邪客于手足少阴太阴足阳明之络……令人身脉皆动，而形无知也，其状若尸，或曰尸厥。”并指出刺该五经的井穴，治之立已。《灵枢·九针十二原》：“五脏之气已绝于外……治之者，反取四末。”综合以上可知，古人认为偏枯痿易、四肢不举（包括四肢瘫痪、偏瘫、截瘫）、形无知的尸厥（昏迷不省人事）和癫狂（精神病）等均属多经病变，而且提供了相应例证。我们曾治疗一个脊髓休克引起下肢截瘫的住院患者，经刺足阳明经的足三里穴，足少阳经的阳陵泉、环跳穴，足太阳经的大肠俞穴和足太阴经的阴陵泉穴，手少阳经的三阳络穴来配合治疗，两周便能开始举步行动。又治疗一例脑血管痉挛引起的右侧上下肢偏瘫，伴手足颤动的住院患者，经刺手阳明经的肩髃、曲池穴，足少阳经的环跳、阳陵泉、风池穴，足太阳经的承山穴，以及灸督脉的大椎、身柱、命门、腰俞等穴，针灸两周便能开始行动。又治疗一例四肢发作习惯性瘫痪，即周期性麻痹的患者，针刺足阳明经的犊鼻，足少阳经的风市、阳陵泉（针后加灸），针后翌晨即能恢复行动，自行搭公共汽车来复诊，等等。这些都是以多经取穴治疗截瘫等多经病变的明显例证。又曾治疗一例精神分裂症的患者，在过度紧张学习的情况下，出现头痛，神志不清，精神失常，胡言乱语，甚至打砸玻璃窗门的妄动。经取手少阴经的原穴神门，手阳明经的原穴合谷，和足厥阴经的原穴太冲配合治疗两次，头痛减轻，神志较前清醒且状态稳定，胃纳增加。针灸两周后，精神已恢复常态，返回原单位学习。这是以多经取穴治疗多经病变有效的又一例证。在临床上曾治疗一个神经衰弱的患者，由于大脑皮质过度疲劳，以致内抑制过程减弱，兴奋过程占优势，有严重睡眠障碍现象，同时头面四肢有虫行蚁走麻木感和肢体极度疲倦感等症状表现。经多种方法治疗无效，遂予针刺督脉的大椎、百会穴，足太阳经的委中穴，手阳明经的曲池、合谷穴，足太阴经的隐白穴，同时灸足太阳经的风门、膏肓、肾俞穴，足阳明经的足三里穴，任脉的关元穴等多经腧穴配合治疗，很快收到明显的安眠效果。采用多经配穴治疗神经衰弱，实际是对躯干四肢各部神经予以良性刺激，使大脑皮质高级神经活动逐步强健起来，消除因神经衰弱而致内抑制过程减弱所引起的神经官能失调症状，从而改善脑部营养状况，促进身体各器官彼此间的功能联系，协调合作，逐步恢复正常。这也是多经取穴治疗有关中枢病变而收效的例证。

　　总之，十二经脉在针灸治疗应用上，基本是根据"盛则泻之""虚则补之""不盛不虚以经取之"的原则，按各个疾病变化的具体情况对症使用循经取穴方法，可以收到一定预期效果。结合我们临床经验的初步分析，归纳为本经取穴、他经取穴和多经取穴等几种法则，尤其是"多经取穴"和他经取穴中的"要经取穴"这两种法则，在临床应用上具有一定实用意义，值得进一步研究。

司徒铃 针灸传薪集

第四节
试论中医学理论体系的核心

一、中医学理论体系的核心是"以藏象经络学说为基础的分经辨证施治规律"

中医学的藏象经络学说是中国古代劳动人民在长期与疾病作斗争的过程中，积累的丰富的实践经验，其中大多是针灸治疗的经验。它是结合人体的解剖组织形态、生理活动、病理转变过程中的种种征象，针刺感传现象和天人相应等多方面的观察而总结出来的理论。它贯穿在色诊、脉诊、论病、辨证、论治等各个方面，是较系统和完整的。其中指导临床实践具有重要意义者，主要是"分经辨证施治规律"，例如《素问·脏气法时论》指出"肝病者，两胁下痛引少腹……取其经，厥阴与少阳"，《素问·刺热》指出"肺热病者……热争则喘咳……刺手太阴阳明，出血如大豆，立已"。《灵枢·经脉》系统地叙述了十二经脉的循行分布，上下左右交会及所络所属脏腑，每经都冠以所属脏腑之名称（例如肺手太阴之脉），并明确指出各经均能主治本脏所生病（例如肺经可主治肺所生病）。这都可以见到中医在辨证施治的医疗过程中，脏腑与经络是互相结合不可分割的统一体。这个以藏象经络学说为基础的分经辨证施治规律，其传统精神充满在《黄帝内经》的各篇典籍之中，《伤寒论》亦根据此施治规律，制定出以六经辨证为施治原则的纲领。

司徒老在临床上治疗心肾不交失眠，取心包经的原穴神门配三阴交穴（肾经交会所到之穴）治之有效，就是以"肾足少阴之脉……从肾上贯肝膈，入肺中……从肺出络心"的理论为指导的。又如治疗肺热病身热咳喘，刺手太阴经之少商，手阳明经之商阳、合谷治之有效，就是根据肺经都可治肺病，和手太阴（肺）经的络脉能通到手阳明经的理论为指导的。古代医家说：治病不明经络，开口动手便错。通过临床验证了各经能治愈该经所属的脏腑有关的病变，可见脏腑与经络是不可分割的。从中医学的传统精神及临床实践的运用来看，中医学理论体系的核心，就是以藏象经络学说为基础的"分经辨证施治规律"。

二、阴阳五行学说在中医学理论体系中的地位

阴阳五行学说是我们古代的哲学思想，其与中医学密切结合后，贯穿在人体脏腑经络、生理、病理、辨证、治疗中，起到指导思想的作用，解决了不少实际问题。例如《灵枢·寿夭刚柔》说"审知阴阳，刺之有方"，《灵枢·九针十二原》说"胀取三阳，飧泄取三阴"，等等。临床上治疗实证胃脘痛、上腹部胀，取足阳明胃经之足三里穴，用泻法刺之，可使痛止胀消；治疗脾经湿盛飧泄下利之症，取足太阴脾经之阴陵泉，泻之有显效。

古代医家根据分经辨证施治、按经取穴、天人相应的思想方法，以人体十二经五输穴与阴阳交错五行生克之理和日时的天干地支相配，定出了阳日阳时开阳穴、阴日阴时开阴穴的法则，制定子午流注逐日按时开穴法，在治疗上有良好效果，这就是把阴阳五行学说与藏象经络学说结合起来的体现。但在应用子午流注取穴法时，尚有一个先决原则，即所开之穴必须"穴与病宜"才能采用。这就可以看到，归根到底还是必须在符合"分经辨证施治"和"按经取穴"的原则下，才能适当运用阴阳五行学说与医学科学相结合的治疗方法。由此可见，以藏象经络学说为基础的"分经辨证施治规律"，显然是中医学理论体系的核心。

第五节
经络在临床应用规律上的
初步研究

经络学说始见于中医学现存最古老的一本经典著作《黄帝内经》。根据《黄帝内经》所载：经络包括经脉、经筋、经别、络脉、别络、孙络等部分，最主要的是经脉和络脉。其中有指出经络分布、主治症候群者，主要是十二经脉、奇经八脉、十二经筋和十五络脉，这在针灸诊疗上是具有实际意义的。现将我们研究经络应用规律之点滴体会，初步分析如下：

在《灵枢·经脉》的记载中，可见到针灸疗法是按十二经脉、十五络脉分经辨证论治的，通过分经辨证之后，按经取穴治疗。《灵枢·九针十二原》指出"五脏有疾，当取之十二原"，并列举了五脏原穴的名称，这就是按经取穴治疗的开端。从该篇所指出十二原穴的名称及位置来看，五脏经气所输注的原穴，皆在于四关（肘膝以下）。《难经》所述十二经的原穴是三焦之所行，气之所留止之处，因为三焦是主通行上中下三气，经历于五脏六腑，人体原气之别使，所以针各经的原穴能通达各脏腑器官，起到治疗作用，这说明了经络可引起五脏六腑各个器官整体性反应的有机联系。

从该篇所指出的十二原位置中，可见到膏与肓之原（鸠尾和脖胦）皆在于腹部脏器附近，这是采取脏器附近的腧穴治疗五脏六腑疾病的开端。《灵枢·背腧》篇叙述的五脏之俞皆出于背夹脊相去1.5寸之所，其指出在脊椎两旁分节分布的足太阳经的五脏六腑背俞穴是与相应内脏有密切联系的。这具体说明了人体经络的作用，除整体性反应之外，还具有从背俞作用于内脏的反应。

《灵枢·九针十二原》又叙述了人体有经脉十二，络脉十五，凡二十七气所行皆在五输（井荥输经合）。

《灵枢·本输》在叙述了五输的名称位置后，指出了按季节应用五输的法则："春取荥，夏取输，秋取合，冬取井。"根据《黄帝内经》所载：春主肝，其病发惊骇，在变动为握……我们在临床上，在春季遇到发热病而有惊骇抽搐握拳等症状时，可取肝经之荥穴行间治之，可收到退热镇惊、缓解抽搐之效。《针灸大成》也记载行间可治小儿急惊风，所以经络的五输穴在临床上的应用与季节性有密切关系。

《灵枢·顺气一日分为四时》："春生，夏长，秋收，冬藏，是气之常也，人亦应之。以一日分为四时，朝则为春，日中为夏，日入为秋，夜半为冬。朝则人气始生，病气衰，故旦慧；日中人气长，长则胜邪，故安；夕则人气始衰，邪气始生，故加；夜半人气入脏，邪气独居于身，故甚也。"可知经络在临床上的应用与一日四时有密切关系，该篇指出以五输应变之法，并说明治疗因外感四时六淫之气生病者，要按时辨证取五输应五变，便可达到预期疗效。

例如，临床上治疗一般肺经外感风温，有发热咳嗽的患者，如在早晨发热咳嗽症状渐减轻之时来诊，我们可以根据症状和时间，针肺经的荥穴鱼际，便可收退热治咳之效。如患者在中午症状停止时来诊，我们可以根据时间时甚的病情和当时的时间，针肺经的原穴太渊治之，便可收到助长肺经之气，以扶正祛邪的作用。如患者在傍晚的时候，因饮食不节而致痰盛，咳亦加重时来诊，我们可以根据患者的症状，结合其生活方式，和当时的时间，针肺经的合穴尺泽治之，便可取得消除痰水，肃降肺气，缓解咳嗽的效果。如患者在深夜喘咳，甚剧之时来诊，我们可根据患者的症状和当时的时间，刺肺经之井穴少商，便可以收到肃肺止咳的效果。

《黄帝内经》中按时辨证使用相应五输穴治疗，体现了经络在临床应用上与外界环境是有密切联系的。

《灵枢·经脉》指出十二经与奇经八脉主治不同之症候群。例如我们在临床应用手太阴肺经经穴能治喘咳等呼吸系统疾病，足太阴脾经经穴能治疗胃脘痛、腹胀、食则呕、溏泄等消化系统疾病。又例如奇经八脉中的督脉能治脊强反折，带脉能治腹满、腰溶溶（无力貌）如坐水中。临床上应用督脉的人中、百会、风府、长强治疗脊强反折，是有效的。如果督脉疾病不取督脉穴位，反取带脉穴位，就会没有效果，从这里我们可以见到十二经脉与奇经八脉在临床应用上确实是各具不同效应。

从《灵枢·经筋》所叙述的治痹证"以痛为输"取阿是穴的方法，可见到在经络应用上，尚有一种从阿是穴作用于肢节局部的反应。

第六节
从针灸治疗和试验论证
经络学说的主要论点

经络学说是中医学的一个重要组成部分：它是通过古人广泛的临床经验和对针刺感传、解剖、组成形态、生理活动现象的观察总结而来，在治疗上富有指导意义。我们在对经络学说的研究中，积累了一些临床验案和试验观察，现作出初步总结。

一、从针灸疗效观察探讨经络学说

《灵枢·经脉》指出经脉在诊病上有"决死生、处百病、调虚实"的作用，并系统地叙述了十二经脉能治疗五脏六腑和气血津液筋骨的病变，《灵枢·本输》提出："凡刺之道，必通十二经络之终始，络脉之所别处，五输之所留，六腑之所与合，四时之所出入，五脏之所溜处。"该篇具体提出了按经取穴治疗的原则，可作为针灸临床应用的依据。多年来我们在临床上也看到针刺和艾灸十四经腧穴能治疗很多病种。

如在观察 105 例久痢脾虚（慢性细菌性痢疾）的治疗中，取脾经的阴陵泉和相表里经胃经的足三里、天枢穴调理脾胃治痢，疗效较好。

在观察 10 例肺热病（急性支气管炎）小儿患者的治疗中，用徐疾泻法，刺手太阴经的井穴少商和表里经的商阳、合谷二穴，有 9 例平均针刺 1.7 次，就获得退热平喘的效果。

在治疗 47 例肝阳上亢眩晕头痛（高血压）中，取肝经的太冲、期门，配心包经的内关穴，用泻法刺之，多数病案获得血压下降、眩晕头痛症状消失的效果。

在治疗 843 例以心肾不交（神经衰弱）失眠为主要症状的患者中，取心经的神门和足少阴肾经、足厥阴肝经、足太阴脾经三经交会的三阴交穴和胃经的足三里，可使失眠、食欲不佳症状消失。有部分病案单用梅花针点刺背腰骶区膀胱经、督脉穴位，和眼区、颞区皮部有显效。

在治疗小儿疳积的观察中，刺四缝穴，使清气得升、浊气得降，通过调理脾胃而取得效果。

在治疗 50 例冲任失调、血滞经闭的观察中，取任脉中极、足三阴经交会的三阴交、肝经的太冲、大肠经的合谷穴，起到活血通经的作用。

在治疗小儿急惊风疾患中，取督脉的人中、大椎及络通督脉的肾经涌泉治疗，获得显效。

针灸治病主要通过通调经气、补虚泻实、扶正祛邪、调和阴阳，因此司徒老认为探讨经气活动的功能联系及其物质基础，是研究经络学说不可缺少的一个方面。

二、从针灸试验观察探讨经络学说

司徒老在上述针灸治疗各种疾病的验案中，重点选择了一些病案，开展针灸与经络活动现象的研究试验。

（一）对针灸感传的观察

在针灸痢疾患者感应放散的观察中，见到针右足三里穴时，导气循本经向下放散至足趾，继而感觉有气沿大腿外侧胃经上达腹部及胸部，并循胃经放散至头面部，头面有热感，显示了循胃经本经放散的经络活动现象。又一例针刺右足三里穴，在得气循本经传导至腹部后，转而放散到左侧足三里穴处，继针天枢穴时觉有气循本经下达足趾，上达小腹，并从侧腹部通过少阳经放散至背部，沿背部足太阳经上达于肩胛部，转循臂外侧手三阳经之径路，由手背下达手指，显示了循卫气所行之行道，循足三阳和手三阳经络径路放散的表现。又一例针刺左足三里穴，在得气、循本经向下放散至第三足趾部的同时，觉有气转循同侧足内侧和大腿内侧脾经放散，上至脐部左侧大横穴处，显示了循营气所行之行道，循胃经交于脾经之径路放散的现象。

在针刺足三里、天枢、阴陵泉 87 穴次的感传观察中，得气而循本经放散者，有 65 穴次；循本经放散并内连脏腑者，有 10 穴次；循本经并向他经放散者，有 12 穴次。针刺循经感传的径路与古代医经所述的经脉循行径路，基本是一致的。

（二）对十二经原穴导电度之观察

司徒老在 20 例痢疾患者中，对脾胃二经的合穴进行针刺补法操作，发现十二经原穴的导电度均有不同程度的增高，但在针刺心经和小肠经二经的合穴后，试验结果不相同，从而验证了"十二经皆取气于胃""脾胃为后天之本"。脾胃对十二经有调整作用，是有一定理论依据的。

司徒老在临床上曾用经络测定仪探测 114 例癫狂症（精神分裂症）患者十二经原穴的皮肤电阻，其中平均值较高者为肝经（平均值 56μA），较低者为肺与大肠经（平均值 28μA）、心包经（平均值 35μA）、膀胱经（平均值 36μA），脾经表现有不平衡现象（左 39μA，右 59μA），这与《黄帝内经》指出的狂症之忧伤肺、喜伤心、恐伤肾、饥伤脾，基本符合。

又从 205 例传染性肝炎患者的十二经原穴导电度的观察中，见到肝经和脾经的导电度较高，肾经的导电度较低，基本反映了这类患者多数有肝肿（或有肝脾肿大）、胁痛（肝区痛）、胃纳不佳、四肢倦怠无力等肝脾二经同病的情况，也反映了慢性传染性肝炎患者病久损及肾气，有脾肾两虚的情况。

由此看来，《黄帝内经》所说"五脏有疾，当取之十二原"还是有一定道理的。

司徒老曾经按照子午流注纳支法，用经络测定仪观察一天内各经何时经气盛、何时经气衰，按时探测各经所有腧穴的导电度并作对比，实验结果见到在正时辰（经气当旺之时辰）所测的平均值较高于负时辰的平均值。

司徒老按照《灵枢·顺气一日分为四时》所述，以人体各经五输穴相应于自然界的一日五时（相当于春夏秋冬长夏），在51人的十二经五输穴上进行一日五个不同时间内的皮肤电阻测定。实验结果是早晨平均值比日中低，日入比朝午高，夜半则比日入低，说明早晨则人气始生，日中则人气长，日入则人气由盛极而转入始衰，夜半则人气入脏。

由此初步观察到，各经经气均按其流注的规律由盛至衰，人体经络的经气活动又与外界的阴阳盛衰、光热强盛有密切关系，从而说明了《灵枢·官针》"故用针者，不知年之所加，气之盛衰，虚实之所起，不可以为工"的论点富有临床指导意义。

通过X线钡餐透视胃肠功能变化情况的观察，在用补法针刺胃经足三里穴之后，见到胃蠕动波速度加快、波深加深、波频率加快、胃排空时间加速的实验结果，使我们体会到针刺下肢胃经穴可明显促进胃运动功能的加强，具体验证显示了"十二经脉者，内属于脏腑"的表现，同时通过针灸上述脾胃二经腧穴后，见到结肠排空时间加速，肠蠕动功能有所增强。

在针刺治疗细菌性痢疾的机制研究中，观察到针刺脾胃经穴（阴陵泉、足三里、天枢）后，白细胞总数增高，吞噬能力增强，红细胞谷胱甘肽含量及血浆蛋白含量增高。又在针刺四缝治疗小儿营养障碍症的机制研究中，除观察到与上述相同的血象和生化指标的变化外，还见到葡萄糖耐受量曲线的改善和血清蛋白结合碘剂测定的增加。这种促进机体代谢和使机体防御功能增强的现象，说明针刺一定的经穴，能调整经络的生理功能，起到扶正祛邪的治疗作用。

司徒老曾试图利用生物电活动现象来研究针灸补泻手法施于经络腧穴所引起的不同反应。司徒老曾与广州市精神病防治院合作，用脑电波检查器观察使用不同补泻手法对十二经原穴针刺过程中的脑电波变化情况，总共8例。在一例实验中，用泻法针刺胆经原穴，电压降低约50%；相同患者用补法针刺心经的原穴神门，电压较用泻法时增高。在另一例实验中，用泻法针刺胆经的足临泣穴时，有3次电压下降。可见运用不同补泻手法作用于人体经穴，能引起大脑的不同活动，从而产生不同的临床疗效。

（三）研究经络实质的探讨

从上述临床治疗与实验研究的材料来看，古人总结的经络学说，在解剖形态、生理功能、病理、诊断以及治疗方面的主要观点，基本在司徒老的工作中得到了验证。只是这些材料仅限于验证经络学说的理论，而且有些材料样本量不足。

但是，从临床案例可知，针灸治疗主要是通过补虚泻实、调整经络之气而达到治疗目的。《黄帝内经》中亦指出"刺之而气不至，无问其数。刺之而气至，乃去之，勿复针……刺之要，气至而有效"。又云"刺实须其虚者，留针阴气隆至，乃去针也。刺虚须其实者，阳气隆至，针下热乃去针也"。在临床上也常常见到，通过手法刺激腧穴，患者可感到"一股气的感觉"（不是酸、麻、胀、重的感觉），然后气感循着经脉做有规律的传导，不少顽疾也当场缓解或者治愈。以上客观事实，说明了经气活动对针灸治疗效果起着重要的作用。要弄清经络的实质问题，除了对经络和腧穴的组织形态做进一步的研究以外，还应从经气活动方面来研究，也就是从经气活动的物质基础进行研究。关于针刺引起的感传现象和内脏活动反应等问题，目前国内已有不少的研究报道。它与神经系统的作用密不可分，与神经 - 体液调节的作用有关。因此，须从组织形态学和经气活动（即生理功能、治疗机制）两方面进行研究，经络本质问题才有可能得到解决。

第七节
腧穴特异性的临床研究

背俞穴是内脏与体表相联系的部位，具有反映内脏疾病和治疗相应内脏疾病的相对特异性。背俞穴是脏腑经络之气所输注的穴位，当脏腑患病时，在相应的背俞穴可出现阳性反应区、点或阳性反应物。肺俞、心俞、膈俞、肝俞、脾俞、肾俞都是分布于夹脊的位置，夹脊穴就是在应用背俞穴治疗实践的基础上发展起来的。

一、从临床观察分析背俞穴的特异性

《灵枢·背腧》在两千多年前已经总结了五脏背俞能够治疗相应内脏的疾病，并指出：用艾灸背俞穴则可以取得治疗相应内脏病证的效应。我们认为，运用背俞穴治疗的方法，是不断发展的，因而开展了灸背俞、穴位注射背俞、挑刺背俞、点刺背俞穴区皮部为主的治疗方法。治疗支气管哮喘，慢性喉炎，以刺灸肺俞穴为主；治疗虚劳心悸，心气不足，以刺灸心俞穴为主；治疗肾气不足，遗尿，腰肌劳损，腰痛，以刺灸肾俞穴为主；治疗肝病、胁痛、眼疾，以刺灸肝俞穴为主；治疗脾虚泄泻，脾胃虚寒、胃脘痛，以灸脾俞穴为主，均获得显著的疗效。近几年来，我们初步总结了运用刺灸背俞穴治疗 902 例相应内脏疾病的疗效观察，其中，治愈、显效者 461 例，占 51.1%，好转者 345 例，占 38.3%，无效者 96 例，占 10.6%，总有效率为 89.4%。

二、运用背俞治疗处方原则

临床上必须按照辨证施治的原则，运用经络脏腑八纲辨证，明确其病变的脏腑和经脉，区分寒热虚实的类型，以作出临床诊断，确定治则和治法。在病位近部选取对所治的病证有相应主治作用的背俞穴、点，以组成穴位处方，并选择合适的治疗手段（针、灸、补、泻），共同组成刺灸背俞穴为主的治疗处方。

三、病案

陈某，男，21 岁，工人。1981 年 11 月 12 日初诊。

病史摘要：去年应征体检时诊断为"色盲"，经多种医疗方法治疗未见改善，遂至针灸科就诊。经本院眼科检查诊断为"红绿色盲"，自觉视物时眼倦不舒，伴畏光等症。舌质淡，苔白薄，脉缓尺弱。

辨证：肝肾不足"色盲"（先天性色觉障碍）。

治则：养肝活血，益精明目。

治疗经过：取穴肝俞、肾俞、膈俞、睛明、翳明、风池、瞳子髎、足三里、光明等穴，每周 2 次，共治疗 20 次后，视物时仍觉眼倦不适，色觉检查无改善。遂改用穴位注射背俞疗法，用维生素 B_1 100mg 与患者静脉血 3ml 混合分注于选定的穴位内。每穴 1.5 ~ 2.5ml，每周 2 次。所用穴位是肝俞、肾俞、足三里左右交替。用此法治疗 20 次后，色觉检查已恢复正常。翌年秋季应征体检合格。

按：我们根据经络脏腑学说"肝开窍于目"，"肝受血而能视"，"先天属肾，肾主藏精"，"精不足者，补之以味"，以及背俞穴能主治相应内脏疾病及其所属器官病症的理论，选穴配方，并运用中西医结合治疗方法，选用具有补益作用的维生素 B_1 混合自身静脉血液注于肝俞、肾俞、足三里等穴，发挥其活血补肝肾以明目的作用。

第八节
子午流注取穴法治疗
417 例痛证疗效观察

子午流注针法，是以十二经脉肘膝关节以下的六十六个经穴为基础，根据出井、流荥、注输、行经、入合的气血流注、盛衰开阖的道理，配合阴阳、五行、天干、地支等逐日按时开穴的一种针刺取穴法。

子午流注针法，注重和强调"择时"与"选穴"两个方面。"择时"就是依据气血流注的盛衰时间为主体，"选穴"则优选十二经疗效最佳的五输穴，二者结合就是子午流注针法的核心内容。

由于子午流注针法的取穴较难于一般取穴法，故应用于临床者还不广泛，专心致力研究者为数不多。司徒老从事子午流注针法研究多年，察之于古，研之于今，临床选穴务使精当，积累了丰富的经验。特别是他在针灸临床教学培养研究生时，对急诊痛证运用子午流注针法作了细致的临床观察和研究，现报告如下：

一、一般资料

1982 年 6 月至 1984 年 1 月于针灸临床教学培养研究生的工作中，在本院急诊室中，选择腹痛、胃脘痛、胁痛、腰痛、头痛、咽喉痛、痛经、牙痛等病症共治疗 417 例，其中男性 215 例，女性 202 例，年龄最小 13 岁，最大 93 岁。

在 417 例中，运用子午流注取穴法治疗共 137 例、灵龟八法治疗 109 例，飞腾八法治疗 67 例、辨证取十二经五输穴治疗 60 例、辨证取八脉交会穴治疗 44 例。

二、研究方法

第一组：辨证逢时循经开穴治疗组。通过辨证选取"病与穴相宜"的逢时开穴治疗（包括子午流注取穴法、灵龟八法、飞腾八法）。

第二组：辨证论治循经取穴治疗组。通过辨证论治选取十二经相应五输穴或八脉交会穴治疗。

第三组：逢时开穴治疗组。不重视辨证而一般化采用逢时开穴治疗（包括子午流注取穴法、飞腾八法、灵龟八法）。《医学入门》李梴统称为子午八法。

经治各组一律不配其他穴位治疗（417 例存案说明）。

针刺补泻：根据《灵枢·官能》"泻必用员""补必用方"的法则，结合《难经》"得气，因推而内之，是谓补；动而伸之，是谓泻"，进行针刺补泻手法的操作。在实践过程中密切观察所治疗的患者针感出现气至病所，达到气至而有效，临床症状消失，病脉显著好转的标准，乃出针。

三、研究结果

（一）疗效评定标准

1. **痊愈** 疼痛完全消失，已无压痛或基本消失。
2. **显效** 疼痛基本消失，或须配合治疗。
3. **好转** 疼痛症状减轻，或须配合治疗。
4. **无效** 症状体征未减，改用他法治疗。止痛时间：最短 3 分钟，最长 30 分钟，超时作无效。

（二）疗效分析

1. 辨证逢时开穴组治疗 209 例，有效率为 94.74%，而循经取穴组治疗 104 例有效率为 89.42%。尤其是止痛显效率在辨证逢时开穴组达 80.36%，而循经取穴组为 66.34%，经用 Ridit 分析法分析，$P < 0.05$，说明痛证辨证逢时

开穴组疗效高于循经取穴组。

2. 逢时开穴组治疗 104 例，有效率为 94.23%，显效率为 63.46%，经用 Ridit 分析法分析 $P < 0.05$，说明痛证辨证逢时开穴组疗效优于循经取穴组。

上述结果表明，辨证逢时开穴治疗痛证的疗效高于循经取穴和逢时开穴，说明它是三组之中最优的取穴治疗方法。

四、病案

王某，男，26 岁，农民，1987 年 2 月 17 日下午 6 时 55 分急诊。

病史摘要：患者于今日上午开始出现恶寒发热，伴头痛、咽痛、周身骨节疼痛。检查：体温 37.7℃，咽充血，面微赤，舌质淡红、苔微黄，脉浮数。

辨证：感冒头痛，风热阳邪所致。

治则：疏解风热阳邪。

治疗经过及结果：取双侧窍阴穴用泻法刺之，行针 15 分钟后，头痛、咽痛诸症均已消失。体温下降为 37.2℃，脉平缓，乃出针。

按：患者来诊当天是甲辰日、甲戌时，运用子午流注纳甲法阳日阳时经的规律，是逢时开足少阳胆经的井穴窍阴，通过辨证本病属感冒邪在阳分，选取足少阳胆经的窍阴穴，便是"穴与病相宜"的辨证逢时开穴治疗，所以能应针而获得显著的疗效。

五、讨论

时间治疗学是中医学的传统思想方法之一，《灵枢·顺气一日分为四时》："人有五脏，五脏有五变，五变有五输，故五五二十五输，以应五时。"该篇主要内容，是指出以一日分为四时进行对旦慧、昼安、夕加、夜甚等不同病情的辨证论治，并提出了对证按时选取相应五输穴治疗的方法。《素问·缪刺论》记载了 15 例病案，通过辨证论治对证选取十二经五输穴治疗，获得显效。如第一例治疗卒心痛，病新发、无积者，刺然骨之前出血，如食顷而已。《灵枢·卫气行》指出"谨候其时，病可与期，失时反候者，百病不治。故曰：刺实者，刺其来也；刺虚者，刺其去也。此言气存亡之时，以候虚实而刺之。是故谨候气之所在而刺之，是谓逢时。在于三阳，必候其气在于阳而刺之；病在于三阴，必候其气在阴分而刺之。"由此可见，逢时开穴治疗的理论依据，就是通过运用辨证论治的原则，认真辨别病位在于三阳者，必候其气在于阳（卫气行于三阳之时取阳经之穴）而刺之。病在于三阴者，必候其卫气行于阴分的时机，取阴经的穴位刺之。与此同时，应明辨病属实证者，宜针对经气来盛的时机，用泻法刺之，以泻其有余；病属虚证者，宜针对其经气已过去而渐衰的时机，用补法刺之，以补其不足。综上所述，《黄帝内经》对辨证逢时循经取穴，选用十二经相应五输穴治疗，已有具体实践的例证，奠定了子午流注取穴法辨证逢时循经开穴治疗的理论基础。

金·何若愚撰、阎广明注《子午流注针经》提出了以十二经的五输穴（六十六穴）为基础，结合诊疗时当天的日时干支，运用阳日阳时开阳经、阴日阴时开阴经，阳进、阴退、五行相生等规律，不断地推演十二经气血流注，盛衰开阖的时机，做出逐日逢时循经开穴治疗的子午流注纳甲法。其以一天之中的十二时辰顺序，配合十二经的气血流注，用井荥输经合的五行关系，通过补母泻子的方法，进行循经选取开穴治疗。这是《黄帝内经》辨证逢时循经取穴用十二经相应五输穴治疗的发展。飞腾八法、灵龟八法和子午流注取穴法三者均属辨证逢时循经开穴治疗的范畴，有着相辅相成的意义。

第九节
针灸治疗细菌性痢疾与
脾胃经络关系的探讨

司徒老等从 200 多例急、慢性菌痢中，随机抽出急性菌痢 20 例，慢性菌痢 10 例，自始至终单用针灸治疗，以观察针灸疗效，并对针灸治疗机制进行初步探讨。

一、针灸治疗痢疾

取穴以调理脾胃为原则，手法据辨证分补泻。急性菌痢：取穴以脾经的阴陵泉，胃经的天枢、足三里为主，用平补平泻手法。如兼表证，则兼刺大椎、曲池、合谷等，均用泻法。经针刺后症状消失，湿热已停，宜调补脾胃时，用补法刺之，并灸足三里、气海，以充实元气。初期每天针 2 次，症状控制后，每天针 1 次，7 ~ 10 天为一疗程。慢性菌痢：取穴亦以阴陵泉、天枢、足三里为主穴，根据脾虚与湿热情况，采用平补平泻或补法。并选择足三里、气海、神阙、脾俞、大肠俞等穴位艾灸。久痢脾虚寒湿和脾肾虚者，加灸肾俞、命门、大椎、关元等穴。施术时间大部分采取子午流注的"纳子法"，在每日巳时（脾经气胜之时）进行针灸。

二、治疗效果

慢性菌痢 10 例，全部治愈，平均治疗天数为 12.3 日。急性菌痢 20 例，全部治愈，平均治疗天数为 6.45 日。症状、体征和粪便恢复情况见如表 5-1。

表 5-1　急性菌痢症状、体征和粪便恢复情况

项目＼治疗天数＼人数/例	1	2	3	4～6	7～9	10以上	合计	平均天数
里急后重	2	4	4	7	2	1	20	4.1
腹痛	2	2	2	10	3	1	20	9.6
腹部压痛	4	3	2	6	4	1	20	1.4
大便次数	1	3	0	11	3	2	20	5.6
大便成形	0	3	3	13	1	0	20	4.3
大便肉眼观察	2	3	3	10	1	1	20	4.2
性状镜检	2	2	6	7	2	1	20	4.4
细菌转阴	0	1	1	1	1	1	5	3.6

注：病案选择原则：①符合西医诊断标准；②院外服药不超过一天（20 例中只有 2 例入院前曾服用过两天磺胺、黄连素，未见效）；③病期不超过 2 天。

治愈标准：①临床症状消失；②大便每天 2 次以下，外观正常，镜检在高倍视野不超过 3 个白细胞；③疗程结束后，连续三次大便细菌培养阴性；④直肠镜检正常。

三、针刺脾胃二经腧穴前后的几种实验观察

我们选择 20 例针刺脾胃经腧穴治疗急慢性菌痢的显效病例，进行针刺脾经的阴陵泉，胃经的足三里、天枢治疗前后的观察。

（一）针刺感应放射的观察

20 例采用徐疾补泻法和徐入徐出导气法针刺 37 穴次，针刺过程中，得气而循本经放散者 12 穴次，循本经放散并内连脏腑者 10 穴次，循本经并向他经放散者 12 穴次。行补法时，针下有热感，行泻法时，针下有凉感者共 33 穴次。部分在针刺过程中发现循卫气所行的经络径路放射，部分则发现循营气所行的径路放散，并有飞经走气现象。例如针刺患者宋某的右足三里穴，在得气

后循本经向下放散至足趾，继而感觉右侧沿大腿外侧胃经上达腹部及胸部，并循经放散至头面部，头面部有热感，显示了循胃经本经放散的现象。又如针刺患者石某的左侧足三里穴，在得气后循本经放散至腹后，转而放散至右侧足三里穴处，继针天枢时，觉有气循胃经放散至胸部，明显觉脐内附近有气旋动，有热气感，显示了经络内连脏腑的现象。又如刺患者唐某的右足三里穴，在得气后循本经放散的同时，觉有气循本经下达足趾，上达小腹，并从侧腹部通过少阳经至背部，沿背部足太阳经上达于肩胛部，转循臂外侧手三阳经之径路，由手背下达手指，显示了循卫气所行之行度，循足三阳合手三阳经络径路放散的表现。又如针刺患者陈某的左足三里穴，在得气、循本经向下放散至第三脚趾部的同时，觉有气转循同侧足内侧和大腿内侧脾经放散，上至脐部左侧大横穴处，显示了循营气所行之行度，循胃经交于脾经之径路放散的现象。

（二）对十二经原穴导电度之观察

在 20 例针刺脾胃二经腧穴前后十二经原穴导电度观察中，在调补脾胃二经之后，十二经原穴的导电度均有不同程度的增高（表 5-2）；而针心经的合穴少海和小肠经的小海，却没有得到十二经原穴导电度均增高的现象（表 5-3），考虑脾胃与十二经有很密切的关系。

表 5-2　调补脾胃后十二经原穴导电度观察（单位：μA）

测定时期	例数	大肠经合谷	肺经太渊	小肠经腕骨	心经神门	心包经大陵	三焦经阳池	肝经太冲	胆经丘墟	胃经冲阳	脾经太白	肾经太溪	膀胱经京骨
针前	20	15.2	30	28.3	28.8	32.1	9.8	52.9	36.1	39.2	62.2	34.3	56.3
针后	20	19.5	47.2	50.5	48.2	51.3	75.6	78.7	53.5	57.7	78.7	59.7	73.3

表5-3　针心经的合穴少海合小肠经的小海后十二经原穴导电度观察（单位：μA）

测定时期	例数	大肠经合谷	肺经太渊	小肠经腕骨	心经神门	心包经大陵	三焦经阳池	肝经太冲	胆经丘墟	胃经冲阳	脾经太白	肾经太溪	膀胱经京骨
针前	20	34.0	27.4	33.1	40.2	36	48.8	58.8	52.8	54.6	49	62.6	50.4
针后	20	37.8	31.6	38	52.5	35.0	51.0	13.8	59.3	66.8	32.5	71.1	43.6

（三）X线透视肠胃活动情况的观察

我们选择7例，进行针灸脾胃二经穴前后，X线钡餐透视胃肠功能变动情况的观察。

1. 用补法刺足三里后，胃蠕动功能显著增加，如陈某，针前X线照片度量胃蠕动波，波深值为0.5cm，用秒表计算，波频率为22.5次/min，波速为49.5秒/次，胃排空时间：2小时尚有5%钡剂在胃内，未排空。针刺得气循本经放散10~15分钟时再照片，度量其波深值为1.05cm，波频率为21.6次/min，波速为44次/min，胃排空时间：2小时完全排空（表5-4）。

表5-4　X线透视肠胃活动情况

类别	波速（秒/次）		波深（cm）		波频率（次/min）	
	针前	针后	针前	针后	针前	针后
1	正常	加速	中等	加深	3.3	3.7
2	正常	加速	中等	减	2.2	3.5
3	正常	加速	中等	加深	3.4	3.5
4	正常	加速	中等	加深	3.5	4.0
5	49.5	44	0.5	1.1	2.5	2.7
6	62	44.2	0.9	1.1	2.5	2.7
7	49.3	28	1.1	2.7	2.5	3.3

注：①胃排空时间只有1例稍慢，余6例均有不同程度的加速；②波速即波从胃体大弯处到幽门窦所需的时间；③波深、波速为胃壁最深处通过X线照片度量所得；④波频率：以胃角切迹为点，测量第一波与第二波的间隔时间。

针刺脾经阴陵泉穴，胃经足三里、天枢穴后，肠蠕动功能有一定增强，表现在结肠排空时间加速，如上例陈某，实验前一天停止一切治疗，行钡餐透视胃肠蠕动功能检查，结肠排空时间为 24 小时。第二天，针刺足三里，观察胃蠕动剂胃排空时间后，再针上述脾胃二经腧穴，结肠排空时间为 20 小时，可见针刺治疗后肠蠕动功能增强。

2. 我们在 20 例菌痢患者中，进行针刺脾经阴陵泉穴，胃经足三里、天枢前后（针前针后 1 小时），进行白细胞吞噬作用和血液某些生化指标的观察，发现针刺上述脾胃二经腧穴后，70% 病例吞噬痢疾杆菌的白细胞总数、吞噬指数都有增高；60% 病例吞噬葡萄球菌的白细胞增加；65% 病例吞噬葡萄球菌的吞噬指数增加（表 5-5、表 5-6）。部分特殊集体凝集素的滴定数也增加，促进细菌被吞噬。

表 5-5　吞噬葡萄球菌的白细胞的百分数

类别	对痢疾杆菌						对葡萄球菌					
	吞噬细菌白细胞百分数			吞噬指数			吞噬细菌白细胞百分数			吞噬指数		
变动情况	升	降	不变	升	降	不变	升	降	不变	升	降	不变
例数	14	4	2	14	6	0	12	5	3	13	7	0
百分比（%）	70	20	10	70	30	0	60	25	15	65	35	0

表 5-6　吞噬葡萄球菌的吞噬指数表

例数	吞噬指数		吞噬细菌白细胞百分数	
	对痢疾杆菌	对葡萄球菌	对痢疾杆菌	对葡萄球菌
1	8.51%		20%	
2		5.71%		
3	4.09%		12.9%	4.87%
4	103.12%	31.13%	85%	13.78%
5	156.00%	29.6%	150%	15%

续表

例数	吞噬指数		吞噬细菌白细胞百分数	
	对痢疾杆菌	对葡萄球菌	对痢疾杆菌	对葡萄球菌
6	27.65%	32.94%	41.17%	7.4%
7	34.11%	39.66%	20.68%	15.55%
8	14.44%			6.81%
9	9.75%	40.51%	9.09%	18.00%
10	23.59%	22.98%	9.09%	43.75%
11	3.72%	50.00%		27.2%
12	9.8%	15.91%	9.21%	
13		23.43%	9.09%	

按：由于年代久远，原文中第 14 例至第 20 例受试者生化指标数据亡佚，故文中未见

（四）讨论

1. 在临床观察中发现，慢性菌痢多以内伤脾胃为主要内因。因此，治疗上需重视调理脾胃以治痢。待症状消失后着重补脾胃以充实元气，用补土法巩固疗效，以防复发。事实证明，以脾胃学说指导临床，具有现实意义。

2. 在针刺脾经的阴陵泉，胃经的足三里、天枢等经穴治疗急慢性菌痢的针刺感应放散观察中，有循经放散、经络内连脏腑放散、循经通行营卫放散等现象，这说明针灸的作用机制是腧穴通过运输营卫之气而促进五脏六腑十二经、十五络祛邪治病的。通过经络测定数值的观察，发现调补脾胃二经腧穴之后，所有十二经原穴的导电度均有不同程度的增高，但针刺非脾胃经合穴就得不到此反应，从而验证了"十二经皆取气于胃""脾胃为后天之本"。另外，治疗前在其他经导电度较高的情况下，脾经出现病变，治疗后除脾经、膀胱经外，其他各经导电度均降低，脾经病变亦消失。可见脾经不是孤立的，其他各经对它也有一定影响，脾胃对其他经也起着调整作用。

3. 用补法刺胃经足三里穴后，发现胃蠕动波速加快，波深加深，波频加快，胃排空时间缩短。这说明针刺胃经经穴可明显地促进胃蠕动功能，并体现了经络内连脏腑的现象。同时，通过针刺上述脾胃二经经穴后，发现结肠排空

时间缩短，肠蠕动功能增强，这说明运用"调理脾胃"治疗法则可改善肠胃功能。

4. 在 20 例菌痢针刺前后的血象和血液生化变化观察中，发现针刺上述脾胃二经经穴，具有增强机体防御功能的作用，其表现为白细胞吞噬细菌的能力和机体的代偿功能增强。

第六章

司徒铃

针灸补遗

| 第一卷 |
广东开平国医学社讲义

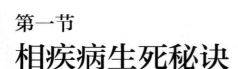

第一节
相疾病生死秘诀

何知此人病在心？ 两眉锁皱山根细， 气色青黑暗三阳， 心痛心忧愁郁际。

何知此人病在肝？ 两眼睛红颈筋粗， 气色干燥金伤木， 定然束怒气嘈嘈。

何知此人病在脾？ 满面青黄瘦不支， 神衰唇白难运食， 成湿成痰定必宜。

何知此人病在肺？ 颧红肺火颧黑寒， 血咳吐血殊哮喘， 寒热两关颧上看。

何知此人病在肾？ 耳黑额黑面乌暗， 补水制火节欲心， 眼睛昏暗房劳禁。

何知此人盅胀亡？ 山根低小面黑黄， 纵有病人面略白， 眼深鼻断象孤寒。

何知此人手足伤？ 山根一断气难扬， 肾亏筋弱殊火烁， 跌扑伤病鼻骨殃。

何知此人夹色病？ 两眼昏暗神不清， 两眉粗压目蒙昧， 夹色伤寒阳缩惊。

何知此人主长寒？ 面有垢神色暗黄， 黑是寒兼黄是热， 有痰宜辨眼睛黄。

何知此人主狂痰？ 眼突睛黄下白现， 杀重性刚主狂癫， 痰生肺火胸中战。

何知此人遗精症？ 皮色青黄色木荣， 有时红艳如脂抹， 相火虚痰亦泄精。

何知此人痛心病？ 头低眉皱山根青， 兼印多纹抑郁重， 精舍暗黑痛难胜。

何知此人火烁金？ 颧红血壮发须少， 露筋露骨齿牙颓， 定知火盛筋骨烧。

何知此人主长寒？ 须浓困口不分清， 黑更须防餐饭少， 老来噎食定忧惊。

何知此人必吐血？ 山粗露骨瘦且小， 面青骨赤血必防， 纵然不吐疮蛆照。

何知此人必痨症？ 面皮网鼓眼神急， 人瘦气短性操兼， 鼻剑背薄颐尖龈。

何知此人失血来？　面皮背黄色不荣，　须红须赤发早脱，　此时失血乃成形。

何知此人热呕血？　额黑耳暗面皮焦，　唇裂紫黑验如此，　面上无光定不调。

何知此人粪后红？　年寿之间有暗乌，　定然食燥则生血，　痔血便血作常遭。

何知此人肾水亏？　眼下阴阳有暗乌，　必是少年多纵欲，　眼深暗黑又干枯。

何知此人发哮喘？　两颧暗黑多乌点，　此是肺寒实无疑，　唇黑兼之检自宜。

何知此人多衄血？　鼻梁光焰似火形，　疮疾须防前后见，　荡疼疔疥一齐成。

何知此人多盗汗？　面白唇青发淡黄，　脾弱肝虚神不壮，　总宜壮胃补脾方。

何知此人手足震？　皆因末指屈难伸，　血不荣筋方有此，　老来气疾占其身。

何知此人痰必多？　眼下浮胞自带黄，　肉胀痰凝气不运，　乃从此位认真妆。

何知此人气不足？　面皮淡白无荣色，　或浮或肿或瘦削，　总是气弱为真的。

何知此人多热病？　面红发焦火生燥，　唇烂口疮亦多逢，　皮肤血热或兼到。

何知此人阴分亏？　面青面黑皮干枯，　唇黑肉削眼昏暗，　定是阴虚命必无。

何知此人生瘰疬？　人瘦筋露面黑赤，　发眉暗浊山根小，　肝郁或形身病的。

何知此人阳不起？　满面暗黑如烟蔽，　三阳枯陷眼无光，　综是阳缩肾病发。

何知此人身将死？　命门口汞井窀乌，　两目直视无转侧，　应知不久即呜呼。

何知此人死复生？　满身病重眼神清，　观视玲珑一点照，　三阳远透耳光荣。

何知此人身将病？　山根乌暗身灾现，　倘有鸟鹊集大庭，　准头暗黑命将遗。

何知妇人经不调？　眉毛纷乱认其端，　束热定然颧额赤，　虚寒唇白面青凝。

何知妇人遗白带？　黄白无光面是真，　或成崩漏皆无肉，　浮气虚痨则赢身。

何知小儿多惊险？　耳根青暗头筋现，　两耳不重失气形，　无风波浪急如箭。

何知此人多疮疥？　头骨过重肉不称，　阳为头骨火必多，　疮疥依然生列宿。

第二节
温灸术函授讲义

一、绪论

我国古代医学，种类苍繁，独惜当时人事简单，只以为中医之草木医术，已足应付，致其他医术如针灸、按摩等，均少人研究，因循至今，几至失传，坐令大好学术，流诸异域，殊属可惜！

迨至近世，人事日繁，病之种类亦日见其多，因而原有医学已不能应付，楔者忧之，乃转求之外，以西医术为辅助，而西医之电疗、紫光、催眠、镭电诸疗法相继侵入，浸且我国古代原有之针灸，按摩诸法，不自知渐次研求精进之才，反而求之东邻，藉谋我国医术之完备，今者，中西医术，萃于一隅，不可谓不完备矣，然而，上述诸种医术，或以器械须购自外洋，所值甚钜，购置者，固不易与办，即使牺牲钜钣购备，而治疗费亦必所取其昂，一般贫民望而却步，或则习焉未精，有药石误投之虑，因而年中病人之死于生理者，仅百之三四，而失医或误医致死者，实百之五六，良可忧也！

温灸医术，为晚近日本最新医术之种，实则此种医术，我国数千年前已有之，不过当时无人注意，至今失传乎，日本当局以其治病灵验，且于人身无碍，故极力提倡，数年间，不仅汉医西医，一致研究，即普通人亦多习之，以谋为己治病，其流行之盛，于此可见，著者不敏，以此术实凌驾种种之医术之上，乃专心研习数年来，对此科略有心得，不敢自秘，乃再博考群书，编为函授讲义，以万能医术，传之于世，金先谅其原赴，于此其意义来源方法等，当依下章依次叙述之！

二、温灸术之来源及优点

温灸术之名词，乃将温热疗法与灸治术二名词混合而生，盖其以温度使药力透入肌里，乃与温热疗法之意义相同，而用药灸于患处，则与灸法无异，故为温灸！

考斯术之来源，乃始于我国，因古代之针灸术，须先以银针打入肌肤，然后去姜艾灸之，此种方法，虽亦颇着奇效，惟以针刺肤，固感痛楚，而姜艾灸体，时烙皮肤，病者苦之，遂有智者，略加改良，以陶器盛药灸病，此实温灸之雏形。然方法简陋，效验因逊于针灸，习者甚鲜，迨此术与佛教同时流入日本，彼国政府，知斯术之有裨于世也，乃指定名医六人，将孔穴确定，再由群医将其方法加以改良，使其完备，然后交由全国医生试验，成效大著，于是极力提倡，民众方面，以其易习易行，亦多喜习之，故不数年，已盛行于日本，我国有志之士留学东洋者，亦向有研究，惜日不甚重视，即不以之授人，亦少以之行世。故延至今日，全国仅有二三，而以之为人治病者，全国亦仅数百人，倘若人努力提倡，自不难普及全国也。

至斯术之优点，则多为其他医术所不及，诚约言之：

1. **易于学习**　无论中西医术，欲研究全科者，非六七年不可，即预习专科，如牙科、产科等，每科亦须一二年之间，方可习毕，惟温灸术则耗一两月之时间，即可习成。

2. **治病迅速**　别种医术，每治一病，往往须时数日，方能见效，惟温灸治病，功效神速，如晕眩、气痛、骨痛、脚气等症，一经施灸，即刻见效，再灸数次，即能根治。

3. 驾乎药物、药石所不能奏效之病，温灸术亦多能治之。

4. **无碍身体**　药物治病偶或诊察不明，误投药石，则时有误命之虞，惟以温灸治病，则适应之症，故能奏效神速，即禁忌之症，亦无危险。

5. **费用轻微**　他种医术，学时所费已属不资，开业时之器械，所耗更居，惟温灸术则学习时费用轻微，开业时，亦不过十数元之器械便足。以之为专业副业，切无不可，由此观之，斯术实近世最优良之医术也。

三、温灸治病之原理

艾：菊科植物也，在中药中，其用甚广，我国本草所载："纯阳之性，能回垂绝之元阳，通十二经，走三阴，活气血，逐寒湿，暖子宫，止诸血，温中开窍，调经安胎，以之灸火，能透诸经，而治百病。"其效力之大，已可显见。再就医家之经验，无论内服外用，皆常用之，且切着奇效。今温灸术之施用，即利用此种原理，借艾之功力，透入肌肤，一方面使身体强壮，一方面增加身体抗病邪之效用，则身体之血脉流通，外邪不易侵入，纵为外邪侵入亦能有体内正气与之相抗，则无论何病，皆可霍然矣。

四、温灸治病之宜忌

吾人常见市上卖药者，往往成为万应，实则病之种类至繁，断无执一药而能疗万种病之理，温灸术虽因所用之药有数种，能医之病甚多，然其治病，仍有适应证与禁忌病之别，若施之不宜，虽不至误投药石之足以误命，但往往因施于禁忌证功效不彰，最易失社会之信仰，故编者于此不能不加以叙明，庶学者知所施用，其效当可大着也。

就编者之经验，除皮肤病、脑出血，及燥热之病不适宜于温灸外，其余不论何种疾病，盖可治之，为求学者明了起见，特再将适应证与禁忌证分录为下：

（一）适应证

1. **神经系统疾患**　诸神经痛、神经衰弱、神经麻痹、齿痛、头痛、诸神经痉挛痛、卒中、癫痫、脊髓之病，其他之神经病。

2. **消化系统疾患**　胃肠炎、肝硬化、胆囊炎、便秘。

3. **呼吸循环系统疾患**　肺病、胸膜炎、支气管病、哮喘、心脏病、白血病、贫血、充血。

4. **妇科疾患** 子宫内外膜炎、白带异常、不孕症、习惯性流产、子宫痉挛、子宫实质炎、乳房痛、乳汁不足、月经困难、月经时疝痛、月经闭止、卵巢炎。

5. **儿科疾患** 痫病、遗尿、夜啼、慢惊。

6. **其他疾患** 脚气、萎黄病、腰痛、淋病、梅毒、生殖器病、肾脏疾病、尿毒症、性欲减退、糖尿病、眼病、中耳炎、鼻炎、蓄脓、腹膜炎、黄疸、疝痛、寄生虫、食管病、耳下腺炎、扁桃体炎，其他除皮肤病、传染病，须用外科的手术之疾病外。不论何病，皆有特效，限于篇幅，姑且略焉。

（二）禁忌证及注意事项

凡急性传染病、脑充血、急性腹膜炎、脑膜炎、发热、外科各症、燥热病，切不宜温灸，而酒醉及剧烈运动之后，亦不宜施以温灸。

次则温灸施术时，温度之高低，亦须因人而施，大凡初次施灸之人，未及成年之孩童，与身体衰弱者，概宜用低温。如曾经施灸成年（数次）之人，则须用高温，亦无妨碍，但温灸器之温度太高时，亦须垫以洁净之白布或毛巾，庶无伤及肌肤也。

第三节
温灸药及温灸器

温灸之方法，外人未明内容，误以为其过于简单，疑其不易收效，岂知温灸之方法，其所用之器械，虽万病皆同，但对每病所用之药及每病所用之穴，均有不同，实与普通医生之对症开药，无稍差异，实为物理疗法之最完备，最可靠者。苟能按穴施灸，对症用药，则其奏效之速，实远非药物疗法所能望其项背也。

一、温灸药品之说明

温灸虽为外治方法，但其所用之药品，亦有数种，药品之施用适宜，则见效极速，倘若药不对症，虽无大碍，但难其取效，故于讲述治疗方法之前，应先对温灸药品略加说明，俾能按症施用。

1. **温灸艾** 此为温灸药品中最主要之品，乃用普通艾取其最纯正者，再用种种药品混合制成，其功力之大，远胜于普通艾，无论何病皆可用之。

2. **普通艾** 此作温灸艾之代用品，亦无不可，唯其未经过药制，故功效稍逊也。

3. **乳麝（按：乳香与麝香捣末混合）** 此药有消炎止痛之功，且具杀菌之力，有痛症及有细菌之痛皆适用之，唯妇人以少用为佳，孕妇忌用。

4. **乳硫（按：乳香与硫磺捣末混合）** 此药功效与乳麝相同，力虽较乳麝稍逊，唯较为安全，故温灸术家亦喜用。

5. **药盐** 普通食盐原有消炎定痛之功效，今取食盐而加以药制，故其效益大，凡关节疼痛及各种痛症、风湿症、肿症等用之可奏奇效。

以上所述各种药物为研究温灸者必备之品，倘能尽量置备，固能应用自如，倘学者欲求经济易办计，则只备药艾、乳硫、药盐三种亦可敷用也。

二、温灸器之使用

研究温灸术者，其最重要者为温灸器，此器最先由日本发明，日本仿我国之旧法，加以改良，造成斯器，今则我国亦能仿造，其物质大胜于日货。

温灸器乃一圆柱之铜罐，分内外两层，外层又可分为两段，有柄，以备施术者持之为病者施灸。用时先将药艾少许燃着，以扇扇之，使其完全燃着后，即放在温灸器之内层，再用未燃着之艾约两倍，轻轻盖于已燃着之艾之上，然后将外层之上下两段连合，后外层之温度稍高，即可按下节之方法选穴施灸，每一穴之施灸时间约十分钟至二十分钟，当温灸器之温度未高时，可将温灸器放定，不必移动，适其温度增高时，则须频频移动，以免皮层受灼，倘温度更高，与皮层接近时，则宜用毛巾一层或数层垫至施灸，待施灸完毕，须将温灸器拆开，内外均用酒精洗净，其余毛巾等物亦须每次消毒以期洁净，倘能于施灸之前再用酒精消毒一次，则更为完备矣。

第四节
治病部位分论

一、呼吸器病

呼吸器病，即俗称肺病，其适合于温灸治疗者共有七种，分述如下：

1. **急性气管支气管炎** 中医病名为伤风咳。

原因：由外感、鼻塞及喉头炎之波及或因吸入不洁之空气或刺激性之气体而起，亦有因患流行性感冒而起者。

症状：体倦，头痛，发热，畏寒，食欲不振，骨痛，咳嗽，咳痰，所咳之痰先稠后稀，先少后多。

经过：一星期或数日不等，若误投药物，经迁延日久。

预后：颇良。

施灸：哑门、风池、肺俞（单用药艾）。

2. **慢性支气管炎** 中医病名为久咳。

原因：由急性支气管炎、筋膜炎、慢性肺炎、肺淤血、肺气肿等症引起，支气管黏膜经久刺激亦可诱发此病。

症状：持久性咳嗽，咳痰时作呕，呼吸困难，久咳不愈，且咳泡沫痰，或作剧烈咳嗽，咳黏脓状之痰，咳出之痰多臭味，口鼻呼出之气亦常臭味。

经过：此症往往数月，极为缠绵。

预后：良，但须历时甚久。

施灸：幽门、上脘、风门（单用药艾，或加些乳硫）。

3. **咽喉炎** 中医病名类似干咳。

原因：由于外感而起，或为麻疹、百日咳、流行性感冒、喉头炎等症之继发病，嗜烟酒者更易患之，有急性缓性两种。

症状：咳嗽、痰少、咽喉生疮、声嘶、呼吸困难、食物作微痛、睡眠时亦往往因咳而醒，亦有兼觉头痛者。

经过：急性者约一星期，慢性者约两星期至一个月。

预后：良。

施灸：天突、风池、膈俞（用药灸及乳麝）。

4. **喘息** 中医病名为哮喘。

原因：此症可分两种，一为支气管性喘息，乃支气管黏膜之急性肿胀，或急慢性支气管炎之并发症，一为神经性支气管喘息，由于迷走神经之刺激，支气管括约肌之痉挛。

症状：呼吸困难，咳黄绿色之痰，呼吸延长，颜面苍白，冷汗每于夜间发作，劳动时尤甚。

经过：半年至 3 年。

预后：颇良，唯不易痊愈。

施灸：天突、大杼、幽门、肺俞（用药灸及乳硫）。

5. **百日咳** 中医病名为顿咳、连声咳，亦有称百日咳者。

原因：由于一种病毒菌之侵入，有传染性，限于婴儿，多在婴儿产下百日内患之，故名百日咳。

症状：最初染着时，有两日至五日之潜伏期，在此时期，毫无病症，到发现病状之初期，一星期内，只发单纯之咳嗽，第二星期则咳渐剧，且作鸡鸣声，且兼有长且深之喘息，呼吸短促，第三星期之后，轻则日发三四次至二十余次，重则六十至一百次。

经过：两星期至三个月。

预后：良，但医治失宜，并发肺病者则不易治。

施灸：天突、肝俞、鸠尾（单用药艾）。

6. **肺水肿** 中医名称类似为寒咳。

原因：由于身体虚弱，心力微弱，肺炎，肺痨等症而起，亦有由传染而来者。

症状：呼吸频数，呼吸困难，微带喘息，皮肤呈青紫色，咳稀痰，且痰呈泡沫状，间有略带血丝者，与急性肺炎相类似。

经过：一两日至一星期。

预后：危险。

施灸：天突、肺俞（单用药艾）。须与兴奋、祛痰等药并用。

7. 肺气肿 中医名称为肺胀。

原因：肺脏衰弱，凡患慢性支气管炎、麻疹、百日咳、久咳等症，多并发此病，又四十岁以上之人，亦颇易染此。

症状：微咳，肺部肿胀，呼吸困难，与支气管痉挛、心瓣膜等病相类似。

经过：极长期。

预后：良，但不易根治。

施灸：哑门、肺俞、天突（单用药艾）。宜兼服清润剂。

二、血行器病

血行器疾患，即关于全身血液流行之疾患，及心脏疾患等皆属之，兹将其适合于温灸治疗者，分述如下：

1. 心悸亢进 中医名称为怔忡。

原因：由于身体衰弱，身心过劳，或受烟酒等刺激品过度刺激而致中毒者，或因胃、肠、肝、肾、子宫、卵巢等病而发者，当此期之女子，多数患之。

症状：无故之跳动突增，胸部觉甚空洞，如受惊然，脉搏亦增加，呼吸急促。

经过：视其病原而定，如非中毒者，大约一月至半年。

预后：亦以病原为断，但良者居多。

施灸：关元、巨阙、心俞（单用药艾）。如系中毒性者，宜戒烟酒。

2. 心脏痉挛 中医名称为真心气痛。

原因：由于神经衰弱，肠胃病，子宫病而发，或因烟酒中毒而起，患糖尿病、痛风等症，亦多有并发此症者。

症状：此症往往于睡眠或劳作时间，心部突发剧痛，渐放散于左肩背部左角，不仅心窝苦闷，且心脏绞痛发作时颜面皮肤均呈惨白色，额流冷汗，四肢厥冷，其持续时间通常为数小时，亦有持续至数十小时者。

经过：一日至五日。

预后：多数良。

施灸：肝俞、心俞、肺俞、脐中（用药艾、乳硫）。

3. 心脏内膜炎 中医名称为热心痛。

原因：由于气结于内脏，急性感染，及其他胃肠病等而起。

症状：体温增高，心悸亢进，恶寒，脉搏增加。

经过：数星期，亦有延长至数年者。

预后：良。

施灸：巨阙、中脘、膈俞、脐中（单用药艾）。

三、消化器病

消化器疾病，如喉头、胃、肠、肝、胆等皆属之。其中多有适于温灸治疗者，兹分述如下：

1. 急性胃炎 中医名称为食伤。

原因：由于饮食过多，暴饮暴食，及食物不化，食冷热过度之物，或中鱼菌之毒所致，亦有因剧烈之热病而起者。

症状：体温略增，四肢疲倦，头痛失眠，口淡、口渴、嗳气、吞酸、作呕、胃痛、痞满、上腹膨胀，或胀或结、口臭、小便短少，小孩则往往吐出结块之乳。

经过：数小时至二三星期。

预后：良。

施灸：幽门、脐中、胃俞（药艾，略加乳硫或药盐）。

2. 慢性胃炎 中医病名为痰饮。

原因：由于久患急性胃炎或再发，饮食不调，贫血、萎黄病，胃溃疡，胃瘀血等症而发。

症状：不思饮食，口渴，胃胀，嗳气，吞酸，食后作呕，舌有厚苔，胃痛，晨起作呕，心神不适，大便秘结。

经过：两月至半年。

预后：良。

施灸：左不容、胃俞、脐中、鸠尾（药艾及乳硫）。

3. **胃扩张**　中医病名为胃痛。

原因：由于食物过多，饮酒过度，及慢性胃炎，幽门狭窄等病而起。

症状：不思饮食，吞酸，嗳气，作渴，空腹作痛，食后呕吐，便秘，时觉饥饿。

经过：数月至数年。

预后：良好，因癌肿而起者不易治。

施灸：鸠尾、脐中、胃俞（药艾及乳硫）。

4. **胃下垂症**　中医病名为痞证。

原因：由于胃部受压迫而起，女子之束胸者，及男女之衣服过于狭窄者，均易患此病。

症状：不思饮食，精神忧郁，头痛，眩晕，心多忧郁，失眠，多梦，便秘，呼吸困难，胸部胀痛，食物不化。

经过：两星期至数月。

预后：良。

施灸：上脘，脐中，膈俞（药艾及药盐）。

5. **胃痉挛**　中医病名为胃痛。

原因：由于食物不消化，烟酒中毒，亦有由脊髓痨，歇斯底里，胃癌，贫血，萎黄，胃溃疡，胃炎，间歇热之后续发此病者。

症状：胃部疼痛，胀满，呕吐，吐血，吐出之血呈暗黑色，含有食物渣滓，大便下黑色之血。

经过：数小时至两天。

预后：良。

施灸：鸠尾、腹哀、巨阙、胃俞（药艾及药盐）。

6. 胃酸过多 中医病名为吞酸。

原因：由于多食坚硬食物，及有香味之食品所致，亦有因神经衰弱，食物急速，胃受刺激而起者。

症状：胃部胀满，食欲亢进，易饥，吞酸，胃部微痛，便秘，食酸味之物即觉反胃、作呕。

经过：两星期至数月。

预后：良。

施灸：鸠尾、胃俞、脐中（药艾及乳硫）。

7. 胃酸欠缺 中医病名为食积。

原因：胃酸过少，胃神经衰弱，病后失调，食物过多，或患种种胃病之后，均易罹患此病。

症状：胃部时感胀满，灼热，消化不良，便秘，食酸性之物则胃感觉舒适。

经过：数日至数星期。

预后：良。

施灸：胃俞，腹哀，脐中（药灸及乳硫）。

8. 肠疝痛 中医病名为疝气。

原因：由于多食腐败食物，消化不良，蛔虫，宿便，胆石，卵巢病，月经病，脏躁病，铅铜中毒，腹膜发炎，或肾病肝病而起。

症状：脐部作痛，嗳气作呕，腹部膨胀，呼吸不调，脉细面青，用力压之痛即稍减。

经过：数月至数年。

预后：良，但不易根治。

施灸：关元，命门，脐中（药灸及乳硫）。

9. 风气疝痛 中医病名为腹胀。

原因：由于胃肠管闭塞、狭窄，肠炎，痔病，脏躁，神经衰弱等而起。

症状：下腹膨胀，压痛，腹鸣，且频频矢气，时放响屁，运动多则稍愉快，运动少则更感胀满。

经过：一星期至数月。

预后：良，但治之不妥易变臌胀。

施灸：脐中，外陵，鸠尾，肾门（药艾及药盐）。

10. 腹膜炎 中医病名为冲疝。

原因：由于脏器炎症及子宫炎症之波及，或脏腑热毒之传染而发，次则受寒，流行性感冒，传染病，肠胃病便秘等，亦可引起此病。

症状：全身瘦弱，畏寒，发热，口渴，作呕，腹部胀痛，以手按之，略觉愉快。

经过：视原因而定，有数星期者，亦有年余者。

预后：难治。

施灸：腹哀，太乙，脐中（药灸及药盐或乳硫）。

11. 腹水 中医病名为臌胀。

原因：由于身体虚弱，瘀血及瘀血性腹水，肾病，癌肿，慢性下痢，心脏病，呼吸器官衰竭而起。

症状：腹部膨胀，腹皮紧张有光，仰卧以手摇腹，内有水声。

经过：时间甚长。

预后：治之不宜，甚为危险。

施灸：承满，上脘，脐中，关元（药艾及药盐，并须兼服利尿药）。

12. 急性肠炎 中医病名为水泻。

原因：由于身体衰弱，胃不消化，肠之蠕动过激，或食生冷物、腐败果类、脂肪食品等物过多，均足以引起是病。

症状：腹痛，腹中作响，泄泻下水质，及略带渣之粪便，便急时无可忍耐，泻下之粪为淡黄色，亦有不觉腹痛，只有大泄泻不止者。

经过：数小时至二三日。

预后：多数良，但医治稍迟，亦颇易陷于危险，年老体衰者尤需速治。

施灸：神阙、大肠俞、胃俞、外陵（药艾略加药盐）。

13. 慢性肠炎　中医病名为温热。

原因：由于过食刺激之品、燥热品、腐败食物，及一切不洁食物而起；或由急性肠炎转慢性，或有肠溃疡、肠寄生虫等；亦有兼发是病者，或为痢疾之前驱症。

症状：面色黄白，频感腹痛，每小时往往如厕八九次，每次所排泄之粪甚少，且粪作深黄色，具极强之黏力，小便短少，亦有肛门觉灼热或疼痛，或不思饮食者。

经过：一星期至二三月。

预后：良，但不易速愈。且治之不宜，往往转发痢疾。年老及体弱者更须长时间方能收效。

施灸：身柱、肝俞、肾俞、神阙（药灸及乳硫或药盐，并宜兼服清润肠胃之药，及不可饱食）。

14. 肠结核性溃疡　中医病名为鸡鸣下痢。

原因：由于传染者居多数，次则多食不洁之食品，及于患肺结核或其他肠胃病、全身病之后，续发是病。

症状：腹鸣，腹痛，作呕，下腹膨胀，全身日渐瘦弱，皮色青黄，每当清晨觉泻，惟排泄不多，且粪作褐色，有强力之胶黏质，或夹有血液，全身皆感不安。

经过：数月至两三年不等。

预后：危险，尚能悉心调治，亦可获痊。

施灸：神阙、大肠俞、中髎（药艾及乳硫）。饮食须十二分注意，并须兼用内科服药内治。

15. 非传染性黄疸　中医病名为黄疸。

原因：由于饮食过度，感冒，忧郁过度，或十二指肠之波及，输胆管之黏膜肿胀或闭塞，胆汁混入血液所致。

症状：全身皮肤、眼球、口唇、口腔均呈黄色，尿呈暗褐或暗黄色，不思饮食，精神抑郁，皮肤瘙痒。

经过：半月至两月。

预后：良。

施灸：鸠尾、神阙、肝俞。（单用药艾，并须兼服泻下利尿剂，方易收效）

四、全身营养病

全身营养病，即不属于任一脏器，而为全身疾病之谓也，此种疾病，习见者亦颇不少，其原因多为营养料之缺乏，温灸能增加人体免疫力，故治此类疾病，亦颇适宜，谨择数种，述其治法于下。

1. **糖尿病**　中医病名为甜尿，又名尿崩。

原因：身体衰弱，精神过劳，烟酒中毒，色欲过多，脑病，卒病。

症状：身体困倦，头痛，失眠，喉干，易饿易渴，色欲不振，夜尿频数，尿色极清而含多量糖质。

经过：数月至七八年。

预后：良，但日久不治亦颇危险。

施灸：神阙、命门、中髎（药艾及乳硫）。并须戒绝甜味及含淀粉过多之食物，时做和缓之运动，多食肉类，饮食起居宜特别注意。

2. **萎黄病**　中医病名为干血痨。

原因：由于身体衰弱，营养不足，劳心过度，病后欠补，色欲过度，慢性下痢，花柳病，白带等症。十四岁以上、二十五岁以下之女子最易患之。

症状：皮色苍黄，且呈浮肿状，四肢疲倦，心悸亢进，头晕头痛，呼吸困难，月经不调，食欲不振。

经过：数月至一年。

预后：良。

施灸：鸠尾、神阙、关元、大肠俞（药艾及乳硫）。并宜兼服强壮剂。

3. **白血病**　中医病名为虚劳。

原因：由于感冒，月经异常，精神受刺激，梅毒，间歇热，肺炎，下肢充血，慢性下痢等病而发。

症状：脾脏肿大，按之有坚硬大块，如系骨髓白血病则胸骨作痛，如系淋巴腺白血病，皮下及腹内淋巴腺必觉肿胀。余则全身疲倦，食欲不振，心悸头痛，眩晕，精神颓丧，皮肤瘙痒，呼吸短促，小腹胀满，衄血，下血，吐血，腹水浮肿。

经过：一年至数年。

预后：不良。

施灸：巨阙、神阙、膈俞、大肠俞（药艾及乳硫或药盐）。

4. 腺病　中医病名为瘰疬。

原因：居住卑湿不洁之地，空气不洁，营养不良而起，又有先天及后天之分，但其病毒则同为结核，以十四岁以下男女患之最多，但成年人亦有患之者。

症状：有迟钝性与过敏性之分，体质均极衰弱，迟钝性者，皮下脂肪组织，面部肿起，皮色青白，口唇肥厚；过敏性者皮薄易红，皮下静脉可透见，淋巴腺肿胀，头部湿疹或生脓疱，皮肤痒疹，或兼患耳漏，结膜炎，眼睑炎，角膜病，鼻炎，羞明，口有龋齿，脊椎骨疡，髋关节炎等病。

经过：半年至数年。

预后：不良，若日久不治，可致关节、脑膜、肺、肠等结核，或全身结核而死。

施灸：大迎、风池、曲池、合谷（药艾及乳硫）。并须留意起居饮食，多食肉类，多往郊外做和缓运动，并用温水一小杯，加入麦饭石粉末一二茶匙，和匀，涂擦全背部，经过半小时，始用温水洗去，日涂二三次，以助治疗，奏效尤速。

5. 恶性贫血　中医病名为血虚。

原因：由于劳心过度、生产、外伤等失血过多所致，若缠绵日久，易续发肠寄生虫、胃肠溃疡、子宫肌瘤、梅毒、赤痢等症。

症状：皮色青白，毛发脱落，指甲肥厚，食欲不振，关节作痛，皮肤浮肿，红细胞减少。

经过：数星期至数年。

预后：不良。

施灸：鸠尾、神阙、大椎、大肠俞（药艾及乳麝）。并须多服补剂，及多食滋养料丰富之食品。

6. 坏血病 中医病名为牙疳。

原因：由于营养不良，及食品中植物营养太少，或体中积热所致。

症状：全身疲倦，皮肤黏膜均发出血性紫斑，牙龈肿胀，牙齿脱落，牙龈作深砖色，牙时出血。

经过：数星期至数月。

预后：良，但迁延日久，亦颇易生危险。

施灸：神阙（单用药艾）。并注意起居，多食果类、蔬菜及清凉去毒之品。

五、神经系病

神经系之疾病，乃关于脑及全身各神经之疾患也。其中适于灸治者为数不少，各分述为下。

1. 脑贫血 中医病名为血虚头晕。

原因：此症有慢性急性之分，慢性者为神经衰弱，营养不良，哺乳经久，习惯下痢等；急性为外伤及生产等出血过多，精神过受刺激，病变失调等。

症状：皮肤苍白，精神欠缺，身体疲倦，时出冷汗，食欲不振，头痛，耳鸣，头晕，眼花，善忘，或突然昏倒等。

经过：数月至一二年。

预后：良。

施灸：百会、哑门、肩井、光明（药艾及乳硫）。并须多食补剂及富含滋养之食品。

2. 三叉神经痛 中医病名为面痛、面风。

原因：由于风湿痛，疟疾，梅毒，铅中毒，三叉神经压迫，寒冷，贫血，萎黄病，脏躁，感冒，外伤，及其他头部疾病而起。

症状：面部剧痛，沿三叉神经分支放射而波及周围，其状宛如电刺。神经第一支痛为前头、眼球及上眼睑，神经第二支痛为下眼睑、鼻翼、上齿，神经第三支痛为下唇、下腭、下齿及舌尖等处疼痛。

经过：视原因而定。

预后：多良。

施灸：神庭、百会、脑户、曲差、头维、丝竹空、听会、大迎（药艾及乳麝或乳硫）。

3. 偏头痛　中医病名为偏头风。

原因：由于神经衰弱，遗传，月经不调，贫血，萎黄病，脏躁证，过受喜怒刺激，疟疾，风温痛，便秘，忧郁等症而发，壮年妇女患此病者最多。

症状：全身不快，眩晕，耳鸣，眼花，作呕等症，其后则半边头作剧痛，或减剧，频作呕吐。此外，尚有痉挛性偏头痛及麻痹性偏头痛两种。痉挛性者，患侧头部苍白，瞳孔放大，颞浅动脉隆起；麻痹性者，患侧面部红热，瞳孔缩小，颞浅动脉胀大，亦有痉挛性与麻痹性混合而发者。

经过：一年至数年。

预后：良，但不易根治。

施灸：头维、大迎、脑户、风池（药艾及药盐）。

4. 肋间神经痛　中医病名为胁痛。

原因：由于歇斯底里，感冒，外伤，贫血，脏躁证，疟疾，脊椎疾患，带状疱疹，肋骨疾患，妇人生殖器病，抑郁，运动过少等病而起。

症状：其痛处大抵在第五至第八肋骨之间，乃间歇发作，时痛时愈，深呼吸及咳嗽时即发剧痛，运动时能减少痛苦，休息后或晨起时，特别疼痛。

经过：两三星期至数月。

预后：良。

施灸：大杼、肝俞、俞府、步廊、神阙（药艾及乳麝或乳硫）。

5. **坐骨神经痛**　中医病名为腰腿痛。

原因：由于风湿，神经衰弱，脑疾，脊髓病，梅毒淋病，糖尿病，贫血，妊娠，身体过劳等症而起。

症状：腰部及臀部之骨作痛，有时连带腿骨及膝胭作痛，痛时日间稍轻，夜间及晨起最剧，日久不治则兼发脊柱弯曲，精神疲倦，四肢困乏等。

经过：一星期至数月。

预后：良。

施灸：环跳、大肠俞、神阙、足三里（药艾及药盐）。

6. **脊髓炎**　中医病名为脊骨痛。

原因：由于梅毒侵入脊骨，风湿，身体过劳，积热，色欲过度，多睡冷湿之地，铅中毒，身体衰弱等而起，间亦有因发热或妇女闭经、外感等症而并发是症者。

症状：分急性、慢性两种，急性者多突然而起，全体发热，背腰等部剧痛，背筋强直，下肢行动不灵；慢性者微觉腰部作痛，历时数日，始渐加剧，不发热，唯背腰等骨胀痛。梅毒性者，终日觉痛；非梅毒性者，晨晚剧痛，而中午稍轻。

经过：两星期至数月，唯梅毒性者往往延至数年。

预后：梅毒性者不易治，余皆良。

施灸：神阙、天突、命门、大肠俞（药艾及药盐）。

六、运动器病

运动器病，为手足、筋、肌肉、骨骼等患病，其中多适于温灸治疗，且关节麻痹、脚肿等痛，以普通医术治之，不易见效，唯施以温灸则收效极速，兹将此类病症略述于下。

1. **痛风性关节炎**　中医病名为痛风，又名风湿骨痛。

原因：属于一种流行病，每年多在冬春二季发生，又当春来夏初，地土卑湿，人体感受此种湿气而发生，故中医认为其病源为风湿，又流行性感冒亦多并发或续发此症。

症状：全体关节痛或一部分关节痛，有兼觉口渴、发热、关节肿等症者。

经过：数日至二三星期。

预后：良。

施灸：神阙及局部痛处（药艾及药盐）。

2. 筋肉偻麻痹症 中医病名为风湿痛。

原因：此症病源于关节偻麻痹症，以发于僧帽筋、乳头筋、肋间筋、腰筋等处最多。

症状：患此病者，筋肉先发疼痛，继而肿大或萎缩，亦有筋肉感觉麻木者，其余症状，略与关节偻麻质斯（风湿的日译版本，近代医家曾使用）相同。

经过：数月至数年。

预后：良。

施灸：局部患处（药艾及药盐）。

3. 脚气病 中医病名亦称脚气。

原因：由于身体衰弱，或居处卑湿不洁，或因肉类鱼类之中毒，或受细菌传染，而饮食不慎，营养障害，及站立时间过多（如警士等），少于运动等而起，但其实际病源，则中西医家至今仍未有确实之证明也。

症状：此病计分干性、湿性、急性三种。干性者初起时足部及下腿知觉麻痹，渐延及上腿，膝部酸软无力，行动艰难，脉搏增加；湿性者则除上述种种症状外，足部、胫部初发微肿，继而愈肿愈剧，渐向上升，延至腿部及全身均肿，皮色苍白，食欲不振，亦有食欲亢进者；急性者则其痛势进行甚速，除有干性、湿性之症状外，并觉脉搏跳动增加，呼吸迫速，作呕，食欲不振，不数日突觉心部痛苦而死，故又名冲心性脚气。

经过：一二星期至数日。

预后：干性、湿性均良，唯急性者颇危险，但施治稍速，亦间能获痊。

施灸：神阙、环跳、阳陵泉、足三里（药艾及药盐）。此症除依以上各穴频频施灸，每穴均灸十五分钟外，并宜迁居于干燥之高地，光线空气均宜充足，食红米所炊之饭，及多服利尿剂以清体中水分，方易速愈。

4. 关节强直及挛缩 中医病名与血不荣筋略同。

原因：关节及随意筋发生障碍所致，亦有因关节受伤后或患关节倭麻痹症等病而起者。

症状：此症有急性、慢性两种，急性者身体中之一部分，如手足或手指、足趾等，突然屈伸不灵，亦有绝实麻痛者；慢性者症状与上同，唯系徐徐发生，初觉甚微，日渐加剧。

经过：数月至数年。

预后：良。

施灸：脐中、三里（手部则手三里，足部则足三里），局部患处（药艾加乳硫或药盐）。此症著者当为一患手指强直已四五年者，施灸，仅一星期而愈，奏效颇速，轻者施灸三里及患处，亦能收效。

七、男科病

生殖器疾患种类甚繁，属于花柳病者固多，不属于花柳病者亦不少。其不属于花柳病者，以灸术治之，多能收效，如白浊遗精等症，以药物治之，往往需一月至二月方能收效，而灸术治疗，则数次而愈者亦颇不少，现特将适于灸治者数种，各述如下。

1. 遗精 中医病名为遗泄，又名梦遗。

原因：此病之原因甚多，有因神经衰弱而致者；有因房事过多、手淫过度、愤怒、焦急之后而致者；有因烟酒中毒而致者；有因年长未婚，色欲无从发泄，日有所思，夜淫诸梦而起者；有因用心过度而起者；又睡时膝部受寒，亦极易患者。

症状：于入眠后突然泄精，有完全无梦，废泄后方惊醒，有于梦中与异性交合，或见人性交等，突受刺激而泄者，有于日中用心过度或过于焦虑之际，突觉便急而泄者。

经过：一二月至数年。唯数晚一次，或半月一月一次不等，则经过较长。非连续者，若每晚或隔一二晚即泄者，则经过较短。

预后：良，但治之稍迟，于身体有极大妨碍。

施灸：脐中、关元、大肠俞、命门、足三里（药艾及乳硫）。

2. **遗尿**　中医病名为遗溺，亦有称为遗尿者。

原因：此症原因，视患者之年龄而不同，大约稚龄儿童则因渴睡及睡前饮水分过多而致，久之而成习惯者。中年人则因全身衰弱，营养不良，膀胱痛，或膀胱括约肌麻痹，利尿肌痉挛等因而起。老年人则因身体衰弱，膀胱括约肌迟缓而起。

症状：于睡眠中遗尿，有遗后即醒者，有遗后亦不醒觉者，其重者且日间亦遗，唯较罕者耳。

经过：数周到数月。

预后：良，唯成癖者不易治。如已成癖者，须用催眠术之心理疗法，方能奏效。

施灸：脐中、关元、肾俞、足三里（药艾及乳硫）。

3. **阴痿**　中医病名为阳痿。

原因：由于神经衰弱，病后失调，色欲过度，用脑过度，夜睡不足，或花柳病之后，均易罹患此病。

症状：精神顽颓，面色苍，腰膝酸软，生殖器软不能举，或见色而泄，不思饮食，或渴睡，或失眠等。

经过：数月至年余。

预后：青年患者良，老年患者较差。

施灸：脐中、命门、肾俞（药艾及乳硫）。并须兼服滋养食品，每日睡足八小时至十小时，多吸新鲜空气。在治疗期间，戒绝交合。

八、妇科病

妇科疾病中，如经期腹痛、流产癖、月经闭止等症，平日中西医药均不易奏效，唯以温灸治之，则见效极速。兹将妇科病中适于灸治者，择述如下。

1. **月经腹痛**　中医病名为经期肚痛。

原因：由子宫内膜炎、子宫周围炎、卵巢炎及其他渗出肿疡、神经衰弱等而起。

症状：月经不依期，经水瘀黑或淡白，在每次经期前二三日，往往发生头痛，胃痛，作呕，不思饮食，失眠，畏寒等症状。经期来时，则发生腹痛，有仅觉微痛者，有剧痛至不可忍者，直至经期完毕，其痛且愈；亦有经来腹痛一二日即止者。

经过：数月至数年。

预后：良。

施灸：脐中、上髎及局部痛处（药艾及乳硫）。

2. **月经闭止**　中医病名为闭经。

原因：神经衰弱，精神过受刺激，腺病，肾病，肥胖病，精神病，结核病，萎黄病，子宫病等引起。

经过：一二月至数年。

预后：良。

施灸：脐中、命门、足三里（药艾及乳硫）。宜兼服当归煎水代茶，以助其速通。

3. **乳汁不足**　中医病名为乳闭。

原因：神经衰弱，病后失调，营养不足，乳腺发育不全，生产过多，生产或外伤失血过多，或初次生产，亦易罹此病。

症状：乳汁不通，或乳汁稀少，如系神经衰弱者，则身体瘦弱，面色苍白，食欲不振。

经过：数日至数星期。

预后：良。

施灸：神藏、乳根、鸠尾、脐中（单用药艾）。并多服鱼汤，见效更速，如系初产，宜兼用葱煎水洗乳头。

4. **流产癖** 中医病名为小产。

原因：此病之原因甚多，若为偶然发生者，则由于身体衰弱，妊娠发热，劳动过度，误服堕胎药等所致；常习性之流产者，则由于神经衰弱、子宫病等而起。

症状：于怀孕二三月，或四五月时，感觉腹痛，数日即流产，有仅流产一二次者，有每次妊娠必流产者。

经过：数月至数年。

预后：多良。

施灸：脐中、腹哀、命门、长强、会阴（药艾及乳硫）。如系子宫不正等，须兼用西医手术扶正，方可根治。

5. **盆腔炎** 中医病名为白带过多。

原因：由于神经衰弱，房事过度，及子宫病等而起，亦有在妊娠期中发生此病者。

症状：精神不足，食欲不振，身体疲倦等，腔黏膜肿胀，阴唇痛痒，生殖器流出脓状物，或深黄色，或红色，亦有绝无病态，只流此种黏液者。

经过：数月至数年，如系妊娠而患此病者，产后即愈。

预后：良。

施灸：脐中，关元，阴廉，长强（药艾及乳硫）。

| 第二卷 |
中华医学会广州分会
针灸治疗学习班讲义

第一节
针灸的历史及其发展因素

在科学高度发展的今天，人民群众仍然喜爱祖国古代医学之一——针灸疗法，同时还要求作进一步的推广与研究，这绝不是偶然现象，必然有其历史发展基础，有它独特之处。因此在学习针灸之前，考究针灸的历史和其发展因素，是非常必要的。

一、针灸的起源

针灸起源于中国，但究竟始于哪一年代，还需要从考古学方面作进一步的考究，才能得到真实确切的论证。目前只能根据现存古典著作中所载的资料，作初步探讨。

《山海经》（先秦古籍，著者不详）："高氏之山，其上多玉，其下多箴石"，其中"箴石"，从晋代郭璞的注释"可以为砭针"来看，再结合后汉许慎《说文解字》对"砭"的解释为"以石刺病也"，由此推想到"箴石"可以用来制成"砭针"，并作为一种刺病的工具。《黄帝内经》中对"箴石"及"砭石"的记载很多，其中如《素问·移精变气论》中所载的"今世治病，毒药治其内，针石治其外"，和《素问·异法方宜论》中的"其治宜砭石"等，也充分说明了"针石""砭石"是治病的工具，但是"针石""砭石"以及上述的"砭针"间的相互关系，尚不能明确。由《灵枢·九针十二原》有"无用砭石，欲以微针通其经脉，调其血气"的记载，可以知道微针能用来代替砭石治病。又由六朝全元起对《素问·宝命全形论》中"制砭石大小"的注释："砭石者，是古外治之法，有三名，一针石，二砭石，三镵石，其实一也，古来未能铸铁，故用石为针。"更可以看出针是由铁器时代以前所用的砭石发展而来，所以说砭石是针的起源。

关于灸的记载，《孟子·离娄篇》中有"犹七年之病，求三年之艾"的说法，又《庄子·盗跖篇》中有"丘所谓无病而自灸也"，由此可见远在公元前四五百年以前，不但已经有了用艾灸治病的方法，同时对选择艾的质料方面也有不少经验。至于艾灸治病，最早始于何时，目前虽尚未考查清楚，但在《黄帝内经》中针与灸常相提并论，对其治疗应用方面也有相当丰富的理论和实际经验的记载。因此灸的起源，也不会与针治相差太远。

二、针灸的发展

针灸究竟创始于哪一年代，虽然不甚清楚，但根据古典文献记载，可以窥知其历代中的发展，因此将有关针灸发展的数据按年代顺序，叙述如下：

（一）春秋战国时期

首先，从《左传》中所载"成公十年"（公元前581年），晋侯有疾，医缓至曰"疾不可为也，在肓之上，膏之下，攻之不可，达之不及，药不至焉"一段来看，其中"攻"和"达"二字的意义可以细细琢磨。根据三国荀悦所著《申鉴·杂言》（公元205年）中的"夫膏肓近心处，针之不达，药之不中，攻之不可"，和《伤寒论》"慎不可灸……火气虽微，内攻有力"两段记载加以考究，可知当时名医所说的"达"是指针刺，"攻"是指艾灸。此外，也可看出当时的针灸和药物同是治病的方法，因此也可以视为后世医书所称"一针二灸三用药"的溯源。

其次，《史记·扁鹊仓公列传》中记载了周代末期有一位杰出的医学家——秦氏，名越人，号扁鹊，他曾取三阳五会（针百会）挽救了虢太子的尸厥（主要症状为神志不清，呼吸及脉搏微弱）。因此，当时人们有个传说，扁鹊能起死回生。这事说明了当时的针灸术已经有了相当成就。

（二）秦汉魏时代

1. 经典著作，我国现存秦汉时代的古典针灸医学著作，最主要的代表作品有《黄帝内经》和《难经》两书。

（1）《黄帝内经》：本书的具体撰著年代已考查不清，但现在公认它是公元前的作品。这部书总结了两千年前中国医学的成就并奠定了我国医学的基础。全书包括《素问》及《灵枢》两部分，均记载了针灸内容，特别是《灵枢经》对经络、孔穴、针灸操作、刺禁等理论和临床治疗记载更详，体现了当时针灸治疗有着丰富的经验，所以《灵枢》又叫《针经》，是针灸的经典著作。

（2）《难经》：著者不详，其内容大部分是根据《黄帝内经》而来，内容形式为问答解释经义，其中二十三至二十九难主论经治，六十二至六十八难论及穴位，六十九至八十一难主述针法，该书亦是一部对针灸有价值的医书。

2. 这一时期的名医有仓公、华佗、涪翁、郭玉等人。此外在当时名著《伤寒论》之中亦言及针灸，今简述如下：

（1）《史记·扁鹊仓公列传》所载，汉高祖后八年名医仓公，淳于意，善用针灸药物治病，在他所创始的医案记录二十五条之中，多处谈到针灸治病，并提到经络名称和"人中"穴名。

（2）汉末的张仲景集两汉医学之大成，所著的《伤寒杂病论》（《伤寒论》及《金匮要略》两部）中也有针灸治疗的记载，并提到了温针（火针）、熏、熨等操作方法。

（3）《后汉书·方术列传》中载有名医华佗除擅长外科的事迹以外，还善于用针灸治病。如"操积苦头风眩，佗针，随手而差"，就是当时用针术治愈头痛的范例。此外，华佗的弟子樊阿也精于针灸，特别有意义的是华佗当时就主张"针灸不过数处"，这与现代针灸临床应用有共通之处。

（4）其他如涪翁著有《针经》《诊脉法》（已失传），其弟子程高及程高的弟子郭玉，皆为当时的针灸名家。

总的说来，秦汉魏时代，针灸家相继辈出，无论内科、外科的医家都能掌握针灸。经典著作《黄帝内经》《难经》所载的内容充分说明了当时针灸的发展情况，这时代的针灸术，也与中医学其他方面一样处于隆盛的发展时期。

（三）两晋及六朝

这个时代的初期，著名针灸家皇甫谧总结了秦汉以来的医学成就，根据《黄帝内经》《明堂孔穴针灸治要》二书，撰写《针灸甲乙经》（公元256年）。全书共十二卷，一百二十八篇，内有七十篇专讲孔穴，是第一部有历史价值的针灸专科著作。该书既奠定了针灸专业的基础，又起到了承先启后的作用。

（四）隋唐时代

隋唐时代，针灸也有一定发展，当时有关医家及书籍，主要有如下三种：

1. 甄权撰著《脉经》《针方》《明堂人形图》各一卷。这些书虽已失传，但在《备急千金要方》内可以看出它对针灸穴位作了整理，在统一穴位上起了一定作用。

2. 孙思邈著《备急千金要方》（652年）及《千金翼方》（公元682年），其中针灸部分是根据甄权《明堂人形图》并结合他自己的见解加以整理，而且在治疗经验上也是很丰富的。

3. 唐代王焘著《外台秘要》（公元752年），他重灸而不重针，因此该书对灸法记载甚详，并有了进一步发展，此后出现了专论灸法的书籍。

此时针灸治病已发展成为专科，如《新唐书·百官志》所载，设有"针博士一人，从八品上；针助教一人，针师十人，并从九品下。掌教针生以经脉、孔穴，教如医生"。由此可以看出当时对针灸教学的重视，此外还订有考试制度。总之隋唐时代，针灸仍然向前发展，虽有王焘偏重用灸法，但后世对针法的应用并未受其影响，尤其在医事制度上更可看出当时针灸的发展情况。

（五）宋代

宋代针灸也有突出之点，记述如下：

1. 王惟一撰著《铜人腧穴针灸图经》（公元 1026 年）三卷，对以前医书所载的针灸穴位，按身体部位分别整理。成书以后，由当时的朝廷在国内刊行，作为针灸的标准著作。公元 1027 年他还铸成了我国最早的两具针灸铜人模型，对当时孔穴的统一起了很大作用。其中一具在 12 ~ 13 世纪遗失，另一具后来流落到了日本。

2. 王执中著《针灸资生经》七卷，取三百六十穴，分论诸症，经纬分明，便于后人应用。据明代高武的说法，《针灸资生经》可能是将《铜人》《千金》《明堂》《外台》诸书合并于一的针灸医书。

3. 直鲁古曾撰著针灸书《直鲁古脉诀》《直鲁古针灸书》，该书已经失传，故内容不详，他是一位有名的针灸家，为后人所熟知。

4. 其他如吴复珪撰著的《小儿明堂灸经》一卷，闻人耆年的《备急灸法》（1226 年），庄绰撰著《灸膏肓俞穴法》（公元 1127 年）等专论灸法治疗的书籍。

（六）金元

这一时代，针灸也有了新的发展，对其成就，记述如下：

1. 窦汉卿撰著很多针灸书籍，如《针经指南》（公元 1295 年）中的《标幽赋》，以及《流注指要赋》（《通玄指要赋》）（公元 1232 年）等，用歌赋的体裁写成，便于后人学习与记忆，这是一种创造性的著述。

2. 忽泰必烈著《金兰循经》（公元 1303 年）一卷，绘脏腑前后及手足三阴三阳的走行两图，并各加注释，但本书已经失传。

3. 滑寿撰著《十四经发挥》（公元 1341 年）三卷。此书是在《金兰循经》的基础上进行整理，并对经脉循行进行了考究，总括十二经脉及任督二脉合称为十四经，对后人学习经脉循行具有一定贡献。

4. 其他如王国瑞的《扁鹊神应针灸玉龙经》（1329 年）一卷，杜思敬的

《针经摘英集》（1315 年）和《针经节要》（1315 年）等书，均流传至今。

总之，元代对经脉循行有所发挥，确立了十四经的定名，并用歌赋形式著述针灸，对后人学习记忆方面起了很大作用。

（七）明代

明代以来，有名的针灸家和著作也不在少数，只重点介绍如下：

1. 汪机撰著《针灸问对》（公元 1530 年）三卷，是以问答的体裁著成。

2. 高武撰写的《针灸聚英》（公元 1529 年）是根据《黄帝内经》《难经》所载，加以自己的见解著成。他还铸造了三个铜人（男、女、小儿各一）作为定穴之用。

3. 杨继洲的《针灸大成》（公元 1601 年）是这时代最有名的著作，本书是吸取明代以前针灸书中的精华加以发挥，并有通俗的注释，可以说是对明代以前针灸的总结。直至今天，它仍是学习针灸必读的重要参考书籍。

4. 其他如徐凤所著《针灸大全》（公元 1439 年）及杨敬斋的《针灸全书》（公元 1591 年），此外还有朝鲜译本《东医宝鉴》（公元 1611 年）的针灸篇，俱是明代比较有名的针灸书籍。

如上所述，明代针灸相当盛行，杨继洲的《针灸大成》全面总结了以前的针灸要旨，且体材通俗，使学者易于理解，深入浅出，此是该书独特之处。

（八）清代

清代的针灸，远不及明代。医书方面，虽有《医宗金鉴》的《刺灸心法要诀》，李守先的《针灸易学》（公元 1798 年）二卷，李学川的《针灸逢源》（公元 1817 年）六卷，廖润鸿的《针灸集成》（公元 1874 年）等，但都不是突出的著作。针灸衰落的原因，主要是当时所谓士大夫的封建思想顽固，轻视针灸。此外，自鸦片战争以后，帝国主义文化侵入中国，针灸便和其他祖国医学一样，受到歧视和摧残。

（九）民国时期

民国时期，针灸学发展更为艰辛缓慢。此时的著作共分为三种形式，一是依照《黄帝内经》《难经》《针灸甲乙经》《针灸大成》等经典而编述；二是根据《黄帝内经》《难经》《针灸甲乙经》等文献参以日本译本而编写；三是日本的译本。现介绍如下：

1. 孙祥麟等合编的《针灸传真》（公元1923年），此书是采撷《灵枢》《素问》等书编成。书内所列的进针法、行针法、退针法、指针法、循按法、针后行灸法、针小儿法、救滞针、折针法、伤寒杂病针法是有所发挥的。

2. 张俊义编译的《温灸学讲义》（1928年），该书是以日本东京东洋温灸医学院院长坂本贡氏《温灸学讲义》等为蓝本，分解剖学、生理学、孔穴学、治疗学等七篇。

3. 承淡安编著的《中国针灸治疗学》（1931年），此书是作者采撷古今针灸医籍，参以日本译本，以十四经为主，且每一经穴下又加以解剖说明，在治疗部分，分门别类写出病因、症状及治疗的基础上，又增加古今验案考正。

4. 方慎庵编著的《金针秘传》（1937年），本书是参考《黄帝内经》《难经》《针灸甲乙经》《铜人腧穴针灸图经》等书籍，盖以其师黄石屏氏的心得，附以所治验案。

5. 曾天治编著的《科学针灸治疗学》（1940年）。曾氏为广东五华人，1947年病逝于杭州，大半生从事于针灸研究、著述及授徒工作。该书初是根据祖国针灸古籍参以日本译本编著《针灸医学大纲》一书（1935年）而著，后又完全参以日本译本结合其心得经验，编有《实用针灸医学》（1936年）及《科学针灸治疗学》（1940年）二书，此二书为专以教授学生的课本。

6. 此外，尚有焦会元编著的《会元针灸学》，杨医亚等编的《中国针灸学集》，赵尔康的《针灸秘籍纲要》，沈品轩的《中医理法针药全书摘要》，李文宪的《针灸精粹》，以及重庆、汕头等针灸研究所和上海、广东等中医校院的《针灸讲义》等。译本有周子叙译的《灸法医学研究》，及皇汉医学丛书中的

《经穴纂要》及《针灸学纲要》等。

（十）中华人民共和国成立以后

1951 年 7 月卫生部成立了针灸疗法实验所，目的是更好地完成针灸疗法的推广研究与针灸人才培养工作。1955 年 7 月卫生部又举办了高等医学院校针灸师资训练班，一般的中等医药卫生学校亦开设了针灸课。1955 年冬卫生部又建立了中医研究院，针灸疗法实验所改为针灸研究所，并作为中医研究院组成部分之一，为针灸疗法的研究与推广，开辟了辽阔的道路。此外，多数医院都有了针灸疗法，或已成立了针灸科（室），在治疗上已获得一定成绩。有些医院和教学机构已在进行广泛且系统的实验和临床观察。各省市县举办了不少针灸专业训练班，已培养出大量针灸专业人才。针灸疗法和其他中医学一样，必然会得到迅速的发展，展现新的面貌，并将丰富现代医学理论，更好地为祖国及全世界人民的保健事业服务。

三、针灸在国外的情况

中医学不仅在国内保健事业起到了巨大作用，而且远在唐代以前就传播到国外，如日本、朝鲜、印度、阿拉伯等国家，当时颇受这些国家人民的欢迎和喜爱。

（一）针灸传到日本

公元 562 年，吴人知聪携《黄帝明堂图》等医书至日本，日本最初学习的是针灸学，学习课本是《针灸甲乙经》，所以日本孔穴部位和《针灸甲乙经》一样。至隋唐时代，日本便派遣留学生来我国学习中医学。公元 701 年，文武天皇时代，第一部成文法典《大宝律令》问世，其中的《医疾令》首次设立针灸相关官职。至明治维新，荷医操权，西洋医学风靡一时，针灸学几乎一蹶不振。然日本学界仍有学者主张对针灸原理进行现代化研究。而后，日本曾先后设置针灸博士，及针灸学校、针灸学术团体，发表针灸文献，出版针灸书籍，制造各类针灸仪器，最近的成就有皮内针、刺络法、经络电探法等。

（二）针灸传到朝鲜

针灸在公元 514 年左右就传入朝鲜，公元 692 年朝鲜又设立针灸博士制度，传授中国医学，所介绍的孔穴部位，均与我国的《针灸甲乙经》一样。

（三）针灸传入欧洲

1575 年西班牙马丁·德·拉达（Martin DR）来到福建地区探访，并翻译了其中的《徐氏针灸》一书，被认为是最早介绍中国针灸术的欧洲人。

1863 年 Dabry 出版《中国医学大全》，法国研究针灸者都视此书为必读经典。但在很长的时间内，法国针灸单有理论而缺乏正确技术，并未能推动针灸工作。直到 1927 年，法国人苏理（George Soulié de Morant）从中国带回了金针的学识与技术，苏理参考中国古医书，著有《中国针术》一书。于是法国始有金针的相对完整的基础。

巴黎现设有：法国针灸者协会，该协会是以苏理为中心，由他的弟子主持，并以中国方式为主进行研究；国际针灸协会，是以德勒夫（de la Fuje）博士为中心，以压痛点研究为重点，该会定期组织国际金针会议，每年开会一次。巴黎的许多公立、市立的医院已设有针灸治疗部。法国的金针学报有两种：一是德勒夫医师主办的；二是苏理主办的。

第二次世界大战后，巴哈曼（Bachmann）博士将针灸学术传到德国，现在正是多方面试验阶段。以其创立的德国针灸协会为中心，在各地组织讲习会，不仅一般开业医生去参加学习，有的大学教授也很有兴趣地自愿去参加学习。

法国、德国对于针灸学术的研究，除在各种杂志上发表著述外，还专门出版了许多针灸书籍，总体来看发生了如下的影响和作用：首先引起欧洲医学家们的兴趣，因为针灸治疗有效，他们重点关注既往西洋医学方法比较难治而针灸治疗却有意外疗效的疾病。其次是使许多人对中国的自然哲学和其独特的思考方式产生了很大兴趣，并且翻译和介绍了许多中国古典医学著作。法国是以临床研究为主，而在德国却有许多学者对针灸学术的理论感兴趣，并有许多学者着手于理论基础的研究。其他国家如意大利也有人用金针治病。

（四）针灸在苏联

苏联对我国的针灸疗法非常重视，曾对其开展科学研究。乌克兰生理研究所福立波尔特教授及共同工作者发现了电气皮肤活动点，证明皮肤活动点与中国的针灸图很大部分符合，为我国针灸学发掘了科学的内容，奠定了科学基础。

1956年4月，苏联曾派专家德阿琴斯卡娅教授、乌索娃医师和奥辛波娃医师三人来我国考查并研究针灸疗法。他们回国后已在苏联莫斯科等地开展针灸研究，培养针灸人才并从事治疗工作。

莫斯科著名的神经生理学家格拉布钦科夫教授领导的医院创设了一所针灸实验室，这个实验室旨在探讨中国医疗方法的理论根据和研究针灸的实践问题。他说：中国医生和我们深信，针灸在许多场合下是一种良好的医疗方法。但是，到目前为止，还不能充分地说明，针灸为什么能够获得医疗效果？在哪种场合下应当采取针灸治疗？什么时候针灸应当同其他医疗方法配合进行？他又说：我们打算在与北京研究所取得联系的情况下，进行我们的一切研究工作，实验室还准备培养愿意专门从事针灸医疗的医生。

第二节
针灸发展的主要因素

　　针灸疗法在临床上确有其许多独特的长处，根据《黄帝内经》记载，针灸能用于急救不知人事的尸厥，并可用于各种痛症、热病、痹证、咳症、疟疾、水肿、痈疽、癫狂症、肠胃病、痿证、杂病等。我们在临床上的体会和现代针灸治疗机构所总结报道针灸有效的病种，大部分是符合《黄帝内经》所记载的，例如神经痛、经痛、风湿性关节炎、急慢性胃肠炎、急性扁桃体炎、疟疾、尿潴留、神经性皮炎、痢疾、面神经瘫痪、神经性头痛、坐骨神经痛、高血压、外科手术后疼痛、锑剂反应预防与治疗等均有良好效果，而且对一些目前医学尚不易治疗的疾病，也能收到满意效果，如支气管喘息、脑血管疾患后遗症、小儿麻痹、遗尿、乳汁分泌不足等。针灸能治疗很多种疾病，但是并不等于能治所有的疾病，也就是说针灸不是万能的，我们不应该以"万病一针"的想法来对针灸作夸大的评价与要求。我们认为，针灸、药物和手术的选择是依病情决定的。哪一种疗法最有效，并且可以迅速减轻患者的痛苦，就应该用哪一种，必要时还可以采取综合疗法。由于针灸可以治疗内外科的多种疾病，所以近年来各地中西医各科医护人员都进行针灸学习，开展针灸治疗研究工作的医护人员日益增多，这是针灸发展的主要因素之一。

　　《素问·缪刺论》有治尸厥刺足少阴太阴足阳明的井穴急救立已的记载，有刺手阳明治齿龋痛立已的叙述，也有刺枢中（环跳穴）治邪客于足少阳之络令人枢中痛立已的报道，这都可说明针刺治疗有急救和镇痛的疗效。例如我们曾治疗一个外伤性癫痫的住院患者，他在住院期间曾癫痫发作 4 次。第一次发作昏倒地上，经注射强心剂后，1 小时 20 分钟才醒过来；第二次癫痫发作昏倒时，又经注射强心剂后，1 小时 10 分钟才醒过来；第三次癫痫发作昏倒时，只给予卧床休息，没有用药，也没有用其他疗法，昏迷 1 时 20 分钟才醒过来；

第四次癫痫发作，昏倒时立即施行针灸疗法急救，用精制艾绒如绿豆大直接灸法，灸大敦两穴各 3 壮，百会、印堂各 3 壮，约几分钟时间，完全没有用其他药物治疗即苏醒过来，收效迅速。又一门诊患者，患外伤性癫痫发作连续数天，每天早晨发作一次。第一次癫痫发作昏迷倒地时，经送往某医院急诊后用药剂注射作急救处理，约过 2 小时才醒过来；第二次发痫昏倒，再经该院急救后，亦要经过 2 小时才醒过来；第三次癫痫发作昏倒地上后，送省中医院急诊，经我们给他用精制艾绒如绿豆大施行直接灸法，灸大敦二穴各 3 壮后，约 1 分钟就已苏醒过来，能知人事，收效迅速。又如，我们曾治疗一个神经性头痛的住院患者，剧痛发作时自行捶击头部，反复不停，撞墙击脑，必须多人制止，在某医院住院治疗期间曾用止痛剂注射及静脉封闭等疗法，症状无改善，遂转入省中医院住院治疗，予针刺足太阳经的合穴委中和足少阴经的井穴涌泉，约 10 分钟剧痛即止，患者及家属均称赞其疗效迅速。从这里来看，有部分病例用针灸疗法急救和镇痛确有快捷疗效。1956 年甘肃省中医院中共甘肃省委中级党校医疗所总结了 79 例针灸与药物治疗菌痢的病例，其中有 28 例用针灸治愈，平均 3.2 日症状消失，4.6 日大便恢复正常；有 30 例用磺胺治愈，平均 3.6 日症状消失，6.2 日大便恢复正常；有 12 例用嗜菌体治愈，平均 4.6 日症状消失，6 日大便恢复正常；有 9 例用中药（芍药汤）治愈，平均 9.5 日症状消失，9.3 日大便恢复正常。从这里可见到针灸治菌痢的疗效迅速。

针灸疗法对很多疾病有良好的疗效。近年来，国内的中西医学杂志发表有关针灸疗效的文献报道颇多。广东省中医院针灸科在 1955 年总结针灸治疗 3 466 例患者里，有神经系统疾病 1 760 例，运动器官疾病 1 224 例，消化系统疾病 116 例，循环系统疾病 26 例，泌尿生殖系统疾患 57 例，呼吸系统疾病 92 例，特殊感觉器官疾病 64 例，传染病 23 例，皮肤疾病 16 例，经针灸治疗有效者共 3 035 例，平均有效率为 88%。临床现状说明针灸是具有良好疗效的一种医疗方法。

治疗学里面，有药物治疗、物理刺激治疗和外科手术治疗等数种方法。药物疗法依靠药物的生产和运输供应，数年来中药常有部分药材供应不足的问题，针灸疗法既有一定的疗效，又能减少药材的使用，在针灸的优势病种中推广使用针灸治疗，实际是减少药材消耗的良好办法。例如我们治疗一个功能性头痛的住院患者，入院前曾在某医院治疗无效，转入省中医院后采用单纯针灸治疗，未配合药物治疗，针灸3天便症状消失出院。这就是针灸治病有效又能减少药材消耗的一个明显例证。使用各种物理疗法，一般需要用医疗器械，通常某种器械只能用于个别疾病。医疗机构想要使用各种理疗器械，就必须有一定的设备内容，其中包括器材供应、装置器械的空间房室、采购器械的经济预算、技术人员的安排等。电动仪器还须当地的电力供应，且有部分仪器是不容易流动使用的。针灸疗法是理疗之一，它可用于多种急性、慢性疾病，只需要一针一艾，一酒精，一棉球，一消毒针盒，精简便宜的器具，医生可随身携带，随时随地都可以展开针灸治疗。所以使用针灸疗法可避免设备条件的问题，现各地能普遍开展针灸疗法，与这个发展因素是分不开的。

总的说来，针灸在部分急救和神经痛等方面有快速苏醒止痛的作用，是具有良好疗效的一种医疗方法。它对急性的功能性疾病有很好的效果，对部分针灸适应证可以单纯使用针灸并节约耗材。此外，针灸疗法开展起来较其他理疗不需要复杂的器械，这种多快好省的特点促进了针灸疗法的不断发展。我们应发挥学习的积极性，批判性地接受祖国针灸医学宝藏，将来才能创造性地为继承和发扬中医学遗产和创造新医学贡献一切力量。

第三节
经络总论

一、引言

经络学说，始见于《黄帝内经》。《黄帝内经》记载的"经"，包括经脉、经隧、经筋、经别、经水等，"络"包括络脉、别络、孙络、奇络等。其中重要且完整的是经脉与络脉。它贯穿在解剖、生理、诊疗中，具有很重要的意义。由于古代历史、文化条件限制且没有分科研究，因此将解剖物质所发现的"心脏脉管系""神经系"，在针刺腧穴上积累针刺感应的体会和针灸治疗效应归纳起来的经络径路，都统一称为十二经脉，使后学难以摸索，从而产生各种不同的看法。我们学习时应深入钻研《黄帝内经》，全面了解并批判性地吸收，创造性地发扬中医学遗产的精神来学习，共同把经络的问题研究清楚。

二、针灸应用的十二经

按《灵枢·经脉》所述：用于针灸治疗的十二经分布径路，是在针刺腧穴上，积累针刺感应的体会和针灸治疗效应的归纳，从而作为指导针灸诊疗理论的产物。例如，我们在临床上，针刺足阳明经的足三里穴，常有酸麻感的感觉传导带，沿下腿外侧前线，下达足背，入中趾之内间和外间，与《灵枢经》所述足阳明经的径路是一致的。又如针刺手阳明经的合谷穴时，常有酸麻感的感觉传导带，沿前臂外侧线，上达于肩臂桡侧部，同时有酸麻感的感觉传导带，沿次指桡侧下达指尖部，与《灵枢经》所述手阳明经分布的径路是一致的。

近年日本长滨善夫、丸山昌朗在十二经脉里，选各经的原穴，施行针刺感应的实验，得到与《灵枢经》所述的十二经脉分布径路基本一致的感应。同时我们在临床上，刺手太阴经的太渊、尺泽穴，治肺支气管炎喘咳有显效；刺手阳明经的合谷穴，治疗齿病有显效，得到与《灵枢经》所述十二经脉主治重点基本一致的结果。根据《灵枢·经脉》所述，十二经具有各自特定的治疗作用，这是针灸应用的主要内容。总的说来，针灸应用的十二经脉，其根源就是从针刺腧穴的实践中，发现十二经的通路，又应用到治疗实践当中，可经受长期检验并解决实际问题。它具体指出了按经取穴针灸治疗的法则，在如今仍具有很大的临床价值。

由于古代将针灸应用的十二经径路，结合人体血液循环的方向来叙述，所以说十二经循行是以胸部脏器为出发核心的，并把在胸部的交经分为三组，第一组是从手太阴肺经出，第二组是从手少阴心经出，第三组是从手厥阴心包络经出，按阴阳学说以太阴为三阴，少阴为二阴，厥阴为一阴。我们为了便于记忆，可以 3、2、1 为序，记着胸部的交经。在四肢末梢部的交经，一般是以交于相表里经为原则的，就是根据太阴与阳明相表里、少阴与太阳相表里、厥阴与少阳相表里为序。在头部的交经，一般是由手经交于同名之足经为原则，例如从手阳明经交于足阳明经，现将经脉循行方向一并归纳于表 6-1。

表 6-1　经脉循行方向

手三阴经	手三阳经	足三阳经	足三阴经
（始）手太阴肺经	手阳明大肠经	足阳明胃经	足太阴脾经
手少阴心经	手太阳小肠经	足太阳膀胱经	足少阴肾经
手厥阴心包经	手少阳三焦经	足少阳胆经	足厥阴肝经（终）
从胸（脏）走手	从手走头	从头走足	从足走胸腹（脏）

三、营气所行的十二经脉

1. 营气所行十二经的解剖物质。营气所行十二经脉，基本是在人体解剖物质的基础上，发现心脏脉管系的初步分析。《灵枢·经水》上说："八尺之士，皮肉在此，外可度量切循而得之，其死可解剖而视之……脉之长短，血之清浊，气之多少，十二经之多血少气，与其少血多气，与其皆多血气，与其皆少血气，皆有大数。"可见古人虽未及分析动脉管和静脉管，但已在解剖中根据脉管的体积大小、容量多少、血色的鲜红和紫红，而作出了经脉（血管）的分类，从这里看来，血液充盈的"脉管系"就是营气所行十二经脉的主要物质基础。

2. 营气所行十二经脉的解剖位置和面积。《灵枢·经脉》上说：经脉十二者，伏行于分肉之间，深而不见；其常见者，足太阴过于外踝之上，无所隐故也。诸脉之浮而常见者，皆络脉也。在这里已经说明了，营气所行十二经脉，就是人体深藏于分肉之间的较粗大的动静脉血管，络脉就是人体浅表的静脉，也就是已指出了营气所行十二经脉和络脉的解剖位置，结合《灵枢·脉度》所述十二经脉之长度，更可大致估算营气所行十二经脉在解剖上的面积。

3. 营气所行十二经脉的生理活动和循行核心。根据《灵枢·营气》全篇所述十二经脉循环传注的程序，便可见到营气所行的十二经是以胸部脏器为循环核心的。该篇指出了血脉从胸部脏器出发，走离心径路到全身，通过动静脉、毛细血管和组织液渗透的肢端交络活动，而走向心径路，回流于躯体胸部器官的周而复始、如环无端的循行规律。《灵枢·海论》上说：十二经脉者，内属于脏腑，外络于肢节。《灵枢·本藏》上说：经脉者，所以行血气而营阴阳、濡筋骨，利关节者也。从这里可见到营气所行十二经具有输送营养给人体各部位的生理作用，《灵枢·营卫生会》上说：血者，神气也。从这里又可知营气所行十二经尚具有神经系统的活动。

4. 营气所行十二经脉在针灸诊疗上的作用。根据《灵枢·经脉》所述，经脉者常不可见，其虚实也，以气口知之。从这里可知触诊气口部的动脉搏动，能测知经脉的虚实，指导补虚泻实的治疗方针。该篇同时指出"凡诊络脉，脉色青则寒且痛，赤则有热。胃中寒，手鱼之络多青矣；胃中有热，鱼际络赤；其暴黑者，久留痹也；其有赤有黑有青者，寒热气也；其青短者，少气也……其小而短者少气，甚者泻之则闷，闷甚则仆不得言。"从这里可知，诊察络脉的形态对针灸诊疗是具有一定意义的。《灵枢·寿夭刚柔》上说：刺有三变，有刺营者出血，有刺卫者出气，有刺寒痹者内热。现在临床上刺络穴、络脉出血，都是刺营的实践应用。

5. 营气所行十二经脉的发展。《黄帝内经》根据"解剖而视之"的唯物观点，在解剖上把十二经所未包括的脉管，做了经脉的补充，以构成完整的脉管系。例如，在解剖中，见到头、背、腰部近正中处，有较粗大的血管相连，特别是沿脊椎前有升主动脉上升，又有降主动脉沿脊椎下降至第四腰椎的前部，这是十二经所未包括的物质，所以在十二经脉之外，发展了督脉。又见到腹部有下腔静脉，沿脐腹部正中线处，到胸部入右心房，胸部有上腔静脉，沿胸部正中稍右侧入右心房，这也是十二经所未包括的物质，所以在十二经脉之外，发展了任脉。从《灵枢·营气》全篇来看，这就是构成十四经循环的物质基础，也就是营气所行十二经脉发展的开端。

古人在解剖中，又见到人体腰腹部，有四对腰动脉，从经过腰椎前面的腹主动脉发出，向腰斜方肌的外缘，穿腹横肌入该肌与腹内斜肌之间，沿之前进，穿腹内斜肌入脐旁的腹直肌鞘，形成回身一周的形态，如束带然，这是十二经脉所未包括的物质，故发展为带脉。

又见到人体中，有部分血管是弯曲迂回，围绕手足三阳经脉交错而行，与十二经脉都是各自一经直行者不同，例如阳维脉在背为阳的区域内，与手太阳、阳跷、手少阳、足少阳、足太阳五经交错汇合于肩背部，与肩胛部的动脉网形态相近，故称为阳维脉之所会。又见到在腹为阴的区域内，有门静脉分支，弯曲迂回围绕着足三阴经和任脉而行，交错会合于腹部，有维络于身的形态，故称为阴维脉之所会。所以在十二经之外，发展为阳维脉和阴维脉。

又见到人体深在分肉之间的深部静脉，又名并行静脉，随同名动脉经过，在小的动脉各有两条并行静脉，居动脉的两侧。在大的动脉，如腘动脉、股动脉，就在两条细的并行静脉之外，便再有一条很大的并行静脉，由于足部深在的动静脉血管较多，所以在足部另发展有阴跷脉和阳跷脉。

又见到人体还有部分血管，是十二经脉和奇经八脉所未包括的，因此发展为十二经的经别，以构成完整的"脉管系"。

总的说来，营气所行的十二经脉，基本是在人体解剖的物质基础上，发现

"心脏脉管系"（循环器官）的初步分析。《黄帝内经》已指出了血液循环的"心脏脉管系"，就是营气所行十二经脉的物质基础，并初步分析了脉管的类型，指出了经脉和络脉的解剖位置，并在解剖中，见到了十二经所未包括的脉管，发展了奇经八脉及经别，作了经脉的补充，以构成完整的"心脏脉管系"。《黄帝内经》指出了营气所行的十二经，有内属于脏腑，外络于肢节，输送营养补给全身各部的生理活动，建立体表与内脏的关系，并指出营气所行十二经是以胸部脏器为循行核心的。

这就是中医学在"心脏脉管系"上的初步贡献。《黄帝内经》又指出了触知气口部经脉的搏动，及观察手鱼部络脉的形态，有诊断病变的寒、热、虚、实，及指导治疗方针的作用。

四、卫气所行的十二经

1. 卫气所行十二经的解剖物质和解剖位置。卫气所行的十二经，基本是在人体解剖物质上发现"神经系"的初步分析。《灵枢·营卫生会》说："营在脉中，卫在脉外"，《灵枢·胀论》说："卫气之在身也，常然并脉循分肉，行有逆顺，阴阳相随，乃得天和。"古人在解剖中见到常与循分肉而行的脉管并行的管状物质，共有两种：一种是淋巴管，一种是周围神经分支。从解剖学分析，淋巴管是没有入于脑部的。根据十二经脉有"入络脑"的通路来看，可知"常然并脉"而行的卫气是所行十二经的基本物质，就是周围神经分支。

从《灵枢·经筋》叙述，起于四肢末梢，而上结于头目躯干的十二经筋，以手太阳之经筋为例，手肘处弹之便可发现沿该经筋所分布区域有显著的感应。结合该篇所述"治在燔针劫刺，以知为数"看来，刺十二经筋有感应的生理活动，是以接触周围神经分支为主要物质基础。限于古代历史条件，未有分科研究，所以有这类相同物质而不同名称的现象。

2. 卫气所行十二经的生理活动和循行核心。《灵枢·营卫生会》说："卫气行于阴二十五度，行于阳二十五度，分为昼夜，故气至阳而起，至阴而止。"这说明了卫气所行是具有贯穿于人体高级神经系统活动的作用。它表现在能分为昼夜，适应外界环境按时作息的生理活动。《灵枢·卫气行》说："是故平旦阴尽，阳气出于目，目张则气上行于头，循项下足太阳，循背下至小指之端。其散者，别于目锐眦，下手太阳，下至手小指之间外侧"。此段表明卫气与手足太阳息息相关，平旦自目出，从手足太阳开始，再至少阳、阳明，再入阴分。卫气的循行除了按时序，还分层次，先表后里，其功能的行使是依时依部位进行，侧面反映了经络的时空性质。

第四节
按十二经分经辨证论治

古人将对某一类"症候群"有显著疗效的一系列腧穴，分析归纳为若干经，再利用这些经，来体验人身各部的活动功能，辨识各部的发病征象，将各种类型的病候结合四诊（望、闻、问、切）、八纲（阴阳、表里、寒热、虚实），逐步总结为十二经按经辨证论治的针灸诊疗法则。我们从《灵枢·经脉》中，就可以见到按十二经分经辨证论治的内容，如十二经脉与任督的循行部位与病候。

一、手太阴肺经

1. 循行部位

原文：肺手太阴之脉，起于中焦，下络大肠，还循胃口，上膈属肺，从肺系横出腋下，下循臑内，行少阴心主之前，下肘中，循臂内上骨下廉，入寸口，上鱼，循鱼际，出大指之端；其支者，从腕后直出次指内廉，出其端。

语译：肺脏手太阴经脉，从中焦起，向下联络大肠，回绕胃的上口（贲门），上贯膈膜，入属肺脏，再自喉管（气管）横出腋下，沿上臂内侧，从手少阴与手厥阴两经的前方，下达肘中，循着前臂的内侧，经掌后高骨下缘，出拇指尖端；它的支脉，从腕后直走食指拇侧的尖端，和手阳明经脉互相接合。

2. 病候（是动、所生病）

原文：是动则病肺胀满，膨膨而喘咳，缺盆中痛，甚则交两手而瞀，此为臂厥。是主肺所生病者，咳，上气喘渴，烦心胸满，臑臂内前廉痛厥，掌中热。气盛有余则肩背痛，风寒汗出中风，小便数而欠。气虚则肩背痛寒，少气不足以息，溺色变。

语译：本脏经脉如有异常变动，就会出现肺部膨膨胀满而气喘作咳，缺盆里面疼痛，甚至因咳喘过剧，两手交叉捧于胸部，视力模糊，这叫作"臂厥"。

凡自本脏经脉发生的病变，有咳、喘，气逆向上而不平，口渴，心里烦躁，胸部满闷，臑臂部的内侧前缘作痛，或厥冷，或掌心发热。

本经气盛有余的实证，就会见到肩背疼痛，如感冒风寒便为自汗出的"中风"（按：此中风，并非昏仆不知人事的中风，而是风伤于卫，出现脉浮、自汗出、恶风等症），小便次数多而量少等症状。

本经气虚不足的虚证，肩背疼痛怕冷，气短呼吸急促，小溲的颜色异常。

二、手阳明大肠经

1. 循行部位

原文：大肠手阳明之脉，起于大指次指之端，循指上廉，出合谷两骨之间，上入两筋之中，循臂上廉，入肘外廉，上臑外前廉，上肩，出髃骨之前廉，上出于柱骨之会上，下入缺盆，络肺，下膈，属大肠；其支者，从缺盆上颈，贯颊，入下齿中，还出挟口，交人中，左之右，右之左，上挟鼻孔。

语译：大肠腑手阳明经脉，起自食指尖端，沿食指的拇指侧上缘，通过第一二掌骨之间，上入腕上拇指后两筋之间凹陷处，沿前臂前上方至肘外侧，再沿上臂外侧前缘，上肩，走肩峰前缘，与诸阳经相会于柱骨的大椎之上，再向下入缺盆，联络肺脏，下膈，入属大肠本腑；它的支脉，从缺盆上走颈部，通过颊部，入下齿龈，回转过来绕至上唇，左脉向右，右脉向左，交叉于人中，夹行于鼻孔两侧，与足阳明经脉相衔接。

2. 病候（是动、所生病）

原文：是动则病齿痛，颈肿。是主津液所生病者，目黄，口干，鼽衄，喉痹，肩前臑痛，大指次指痛不用。气有余则当脉所过者热肿。虚则寒栗不复。

语译：本腑经脉如有异常变动，就会出现牙齿疼痛，以及颈间肿大等病变。

凡自本腑经脉所主之津液发生的病变，为眼睛发黄，口内作干，鼻流清涕或出血，喉中肿痛，肩前与臑内作痛，食指痛不能动。

本经气有余的实证，则在本经循行所过的部位发热而肿。

本经气不足的虚证，往往寒战颤抖，难以恢复。

三、足阳明胃经

1. 循行部位

原文：胃足阳明之脉，起于鼻之交頞中，旁纳太阳之脉，下循鼻外，入上齿中，还出挟口，环唇，下交承浆，却循颐后下廉，出大迎，循颊车，上耳前，过客主人，循发际，至额颅；其支者，从大迎前，下人迎，循喉咙，入缺盆，下膈，属胃络脾；其直者，从缺盆下乳内廉，下挟脐，入气街中；其支者，起于胃口，下循腹里，下至气街中而合。以下髀关，抵伏兔，下膝膑中，下循胫外廉，下足跗，入中指内间；其支者，下廉三寸而别，下入中指外间；其支者，别跗上，入大指间，出其端。

语译：胃腑足阳明经脉，起于鼻梁凹陷部，旁纳足太阳经脉，入上齿龈内，复出环绕口唇，交叉于唇下沟的承浆穴处，再退沿腮下后方出大迎穴，沿颊车，上行耳前，过客主人穴处，沿发际到额颅；有一支脉，从大迎前下人迎部，沿喉咙入缺盆，下膈膜，入属胃腑，联络脾脏；直行的脉，从缺盆下行乳内部，再下夹脐而行，直至阴毛两侧的气街部；又一支脉，从胃的下口幽门部，走腹内，下至气街部，与前脉汇合，再由此下行至髀关直抵伏兔部，下至膝盖，沿胫骨前外侧至足面，入足中趾内侧与次趾之间；又一支脉，从膝下三寸别走中趾外侧；又一支脉，从足面走入足大趾，出大趾尖端，与足太阴经相接合。

2. 病候（是动、所生病）

原文：是动则病洒洒振寒，善伸，数欠，颜黑。病至则恶人与火，闻木声则惕然而惊，心欲动，独闭户塞牖而处，甚则欲上高而歌，弃衣而走，贲响腹胀，是为骭厥。是主血所生病者：狂疟温淫汗出，鼽衄、口喝唇胗、颈肿、喉痹，大腹水肿，膝膑肿痛，循膺、乳、气街、股、伏兔、骭外廉、足跗上皆痛，中指不用。气盛则身以前皆热，其有余于胃，则消谷善饥，溺色黄，气不足则身以前皆寒栗，胃中寒则胀满。

语译：本腑经脉如有异常变动，就会出现身上像凉水洒而打寒战，好伸腰挺足，屡屡呵欠，额部暗黑。病发时厌见人和火光，听到锯木的声音就发惊，心要跳动，只想关闭门窗独自住在屋内，甚则就会爬到高处歌唱，脱了衣服跑走，腹胀而鸣响如雷，这叫作"骭厥"。

凡自本腑经脉所主的血发生病变，疟疾、温病，因发高热而发狂，自汗出，鼻流清涕或出血，口角牵掣歪斜，口唇生疮，喉颈肿，因水停而腹肿大，膝髌部肿痛，沿侧胸乳部、气街、伏兔、骭外廉、足背等处皆痛，足中趾不能屈伸。

本经气盛的实证，则身前胸腹部都发热，胃热有余而消烁水谷，容易饿，小溲色黄。

本经气不足的虚证，则身前胸腹部都觉发冷、寒战，胃中有寒，就会胀满。

四、足太阴脾经

1. 循行部位

原文：脾足太阴之脉，起于大指之端，循指内侧白肉际，过核骨后，上内踝前廉，上腨内，循胫骨后，交出厥阴之前，上膝股内前廉，入腹属脾络胃，上膈，挟咽，连舌本，散舌下；其支者，复从胃，别上膈，注心中。

语译：脾脏足太阴经脉：起于足大趾尖端，沿大趾内侧赤白肉际，过大趾本节后的半圆骨，上行足内踝前方，再上腿肚，沿胫骨内侧后方，穿过足厥阴肝经的前面，上行股内侧的前缘，直抵腹内，入属脾脏，联络胃腑，上过膈膜，夹行咽喉部，连于舌根，散于舌下；有一支脉，从胃腑别行，上过膈膜，注于心中，与手少阴经相衔接。

2. 病候（是动、所生病）

原文：是动则病舌本强，食则呕，胃脘痛，腹胀，善噫，得后与气则快然如衰，身体皆重。是主脾所生病者，舌本痛，体不能动摇，食不下，烦心，心下急痛，溏瘕泄、水闭、黄疸，不能卧，强立股膝内肿厥，足大指不用。

语译：本脏经脉如有异常变动，就会出现舌根强硬，食后作呕，胃脘疼痛，腹内作胀，屡屡嗳气，如解大便或矢气后，就轻松得多，身体觉重。

如自本脏经脉发生的病症，为舌根疼痛，身体不能动摇，食物不下，心内烦扰，心下掣引作痛，大便稀薄或痢疾，或水闭于内而不能排泄，或面目一身尽黄，不能安睡，勉强站立则股膝内侧发肿而厥冷，足大趾不能运用。

五、手少阴心经

1. 循行部位

原文：心手少阴之脉，起于心中，出属心系，下膈络小肠；其支者，从心系，上挟咽，系目系；其直者，复从心系，却上肺，下出腋下，循臑内后廉，行太阴心主之后，下肘内，循臂内后廉，抵掌后锐骨之端，入掌内后廉，循小指之内出其端。

语译：心脏手少阴经脉，起于心中，出属心所系附之脉（心系），下过膈膜，联络小肠；分出的支脉，从心系上夹咽喉，联系于眼球后连于脑的脉络（目系）；直行的脉，从"心系"上行于肺部，下出腋窝下，沿上臂内侧后缘，从手太阴和厥阴的后方，沿小指内侧至尖端，与手太阳经相结合。

2. 病候（是动、所生病）

原文：是动则病嗌干心痛，渴而欲饮，是为臂厥。是主心所生病者，目黄，胁痛，臑臂内后廉痛厥，掌中热痛。

语译：本脏经脉如有异常变动，就会出现喉咙干，心痛，口渴欲饮，并且有"臂厥"的现象，两手交叉于胸前。

凡自本脏经脉开始发生的病变，则为眼睛发黄，胁肋疼痛，臑臂内侧后缘疼痛或厥冷，掌中热痛。

六、手太阳小肠经

1. 循行部位

原文：小肠手太阳之脉，起于小指之端，循手外侧上腕，出踝中，直上循臂骨下廉，出肘内侧两筋之间，上循臑外后廉，出肩解，绕肩胛，交肩上，入缺盆络心，循咽下膈，抵胃属小肠；其支者，从缺盆循颈上颊，至目锐眦，却入耳中；其支者，别颊上䪼抵鼻，至目内眦，斜络于颧。

语译：小肠手太阳经脉，起于小指外侧尖端，沿手外侧至腕，过锐骨直上，沿前臂下缘，出肘后内侧两筋之间，再沿上臂外侧后缘，出肩后骨缝，绕行肩胛相交于肩上，入缺盆，联络心脏，沿食管下膈膜至胃，下行入属小肠本腑；有一支脉，从缺盆沿颈上颊，至眼外角转入耳内；又一支脉，从颊别走眼眶下部，至鼻，行眼内角，斜行而络颧骨部，与足太阳经相衔接。

2. 病候（是动、所生病）

原文：是动则病嗌痛颔肿，不可以顾，肩似拔，臑似折。是主液所生病者，耳聋目黄颊肿，颈颔肩臑肘臂外后廉痛。

语译：本腑经脉如有异常变动，就会出现喉咙干，下颊肿，不能掉头回看，肩痛像被人拉拔，臑痛好像折断了一样。

凡自本经所主的液发生的病变，为耳朵聋，眼睛黄，颊部肿，颈、下颊、肩、臑、肘、臂的外侧后缘疼痛。

七、足太阳膀胱经

1. 循行部位

原文：膀胱足太阳之脉，起于目内眦，上额交巅；其支者，从巅至耳上角；其直者，从巅入络脑，还出别下项，循肩髆内，挟脊抵腰中，入循膂，络肾属膀胱；其支者，从腰中下挟脊贯臀，入腘中；其支者，从髆内左右，别下贯胛，挟脊内，过髀枢，循髀外从后廉下合腘中，以下贯踹内，出外踝之后，循京骨，至小指外侧。

语译：膀胱足太阳经脉，起于眼内眦角，上过额部，交会于巅顶；由此分出一支脉从巅至耳上角；直行的脉，从巅顶入里络脑，回出下行项后，沿肩髆内侧，夹行于脊柱两旁，直达腰中，并沿膂深入内，联络肾脏，入属膀胱本腑；更从腰中分一支脉，夹脊柱，穿过臀部，直入膝腘窝中；又一支脉，从左右肩髃骨，通过肩胛，夹脊柱，由内部下行至环跳穴处，沿股外侧后缘，向下汇合前一支脉于膝弯内，由此向下穿过足跟，出外踝之后方，沿小趾本节后圆骨，至小趾外侧尖端，与足少阴肾经脉相结合。

2. 病候（是动、所生病）

原文：是动则病冲头痛，目似脱，项似拔，脊痛腰似折，髀不可以曲，腘如结，踹如裂，是为踝厥。是主筋所生病者，痔疟狂癫疾，头囟项痛，目黄泪出鼽衄，项背腰尻腘踹脚皆痛，小指不用。

语译：本腑经脉如有异常变动，就会出现气上冲而头痛，眼珠像要脱出，项痛像抽拔，脊柱疼痛，腰像打断，股关节不能屈曲，膝腘中的筋像扎急，腿肚像要裂开，这叫作"踝厥"。

凡自本腑经脉所主的筋开始发生的病变，为痔疮、疟疾、癫疾，头、项部疼痛，眼睛发黄，流泪，鼻流清涕或吐血，项、背、腰、尻、腘、踹、脚等部均疼痛，足小趾不能运用。

八、足少阴肾经

1. 循行部位

原文：肾足少阴之脉，起于小指之下，邪走足心，出于然谷之下，循内踝之后，别入跟中，以上踹内，出腘内廉，上股内后廉，贯脊属肾络膀胱；其直者，从肾上贯肝膈，入肺中，循喉咙，挟舌本；其支者，从肺出，络心注胸中。

语译：肾足少阴经脉，起于足小趾下，斜走足心，出内踝前大骨下陷中，沿内踝骨后，转走足跟，由此上腿肚内侧，出膝弯内缘，通过脊柱，入属肾脏，联络膀胱；直行的脉，从肾脏直行贯过肝膈，入肺，沿喉咙，夹舌根；有一支脉，从肺出来，联络心脏，再灌注于胸中，与手厥阴经相衔接。

2. 病候（是动、所生病）

原文：是动则病饥不欲食，面如漆柴，咳唾则有血，喝喝而喘，坐而欲起，目肮肮如无所见；心如悬若饥状，气不足则善恐，心惕惕如人将捕之，是谓骨厥。是主肾所生病者，口热舌干，咽肿上气，嗌干及痛，烦心心痛，黄疸肠澼, 脊股内后廉痛, 痿厥嗜卧, 足下热而痛。

语译: 本脏经脉如有异常变动, 就会出现肚内觉饿而不想吃, 面色暗淡无华, 像漆柴一样滞黑, 咳吐带血, 喘息有声, 不能平睡, 坐不住而要起来, 眼睛似乎在看东西而又看不清楚, 心像挂在半空, 如饥饿的样子; 气虚的容易发生恐惧, 心惕惕跳动, 怕人来捕捉他, 这叫作 "骨厥"。

如自本脏经脉开始发生的病变, 为口热舌干, 咽部肿, 气向上逆, 喉咙作干而痛, 心内烦扰, 心痛, 黄疸, 痢疾, 脊股内部后缘疼痛, 痿废厥冷, 嗜睡, 足心热痛。

九、手厥阴心包经

1. 循行部位

原文: 心主手厥阴心包络之脉, 起于胸中, 出属心包络, 下膈, 历络三焦; 其支者, 循胸出胁, 下腋三寸, 上抵腋, 下循臑内, 行太阴少阴之间, 入肘中, 下臂行两筋之间, 入掌中, 循中指出其端; 其支者, 别掌中, 循小指次指出其端。

语译: 心包脏 (十二经合六脏六腑, 故称为脏) 手厥阴经脉, 起于胸中, 出属心包络, 下过膈膜, 接次联络上、中、下三焦; 有一支脉, 从胸走胁, 当腋缝下三寸处, 上行抵腋窝, 沿上臂内侧, 行于手太阴、手少阴两筋之间, 入肘中, 下行前臂掌侧两筋之间, 入掌中, 沿中指, 直达指尖; 又一支脉, 从掌内沿无名指直达指尖, 与手少阳经脉相接合。

2. 病候 (是动、所生病)

原文: 是动则病手心热, 臂肘挛急, 腋肿, 甚则胸胁支满, 心中憺憺大动, 面赤目黄, 喜笑不休。是主脉所生病者, 烦心心痛, 掌中热。

语译: 本脏经脉如有异常变动, 就会出现手心发热, 臂肘部拘挛, 腋下肿, 甚则胸胁部支撑胀满, 心中憺憺振动, 面色赤, 眼睛发黄, 喜笑不休。

凡自本脏经脉所主的 "脉" 开始发生的病变, 为心内烦扰, 心中痛, 掌心发热。

十、手少阳三焦经

1. 循行部位

原文：三焦手少阳之脉，起于小指次指之端，上出两指之间，循手表腕，出臂外两骨之间，上贯肘，循臑外上肩，而交出足少阳之后，入缺盆，布膻中，散落心包，下膈，循属三焦；其支者，从膻中上出缺盆，上项，系耳后直上，出耳上角，以屈下颊至𬇙；其支者，从耳后入耳中，出走耳前，过客主人前，交颊，至目锐眦。

语译：三焦腑手少阳经脉，起于无名指尖端，上出两指中间，沿手臂至腕部，出前臂外侧，两骨的中间，上穿过肘，沿上臂外侧上肩，交出足少阳经之后，经过缺盆向下，分布于两乳之间的膻中部，与心包脏相连络，下过膈膜，循属上、中、下三焦；有一支脉，从膻中出缺盆，上走项，连耳后，直上耳上角，由此屈而下行，绕颊至眼眶下；又一支脉，从耳后入耳中，出耳前，过客主人前，至眼外角，与足少阳经脉相接合。

2. 病候（是动、所生病）

原文：是动则病耳聋浑浑焞焞，嗌肿喉痹。是主气所生病者，汗出，目锐眦痛，颊痛，耳后肩臑肘臂外皆痛，小指次指不用。

语译：本腑经脉如有异常变动，就会出现听力不清，咽喉肿痛而闭塞。

凡自本腑经脉所主之"气"开始发生的病变，为自汗出，眼外角痛，颊痛，耳后肩臑肘臂外缘等皆痛，无名指不能运用。

十一、足少阳胆经

1. 循行部位

原文：胆足少阳之脉，起于目锐眦，上抵头角，下耳后，循颈行手少阳之前，至肩上，却交出手少阳之后，入缺盆；其支者，从耳后入耳中，出走耳前，至目锐眦后；其支者，别锐眦，下大迎，合于手少阳，抵于𬇙，下加颊车，下颈合缺盆以下胸中，贯膈络肝属胆，循胁里，出气街，绕毛际，横入髀厌中；其直者，从缺盆下腋，循胸过季胁，下合髀厌中，以下循髀阳，出膝外廉，下外辅骨之前，直下抵绝骨之端，下出外踝之前，循足跗上，入小指次指之间；其支者，别跗上，入大指之间，循大指歧骨内出其端，还贯爪甲，出三毛。

语译：胆足少阳经脉，起于眼外角，上行头角，下至耳后，沿颈走手少阳经之前至肩上，又交叉到手少阳经之后，入于缺盆；有一支脉，从耳后入耳内，出走耳前，至眼外角后方；又一支脉，从眼外角，下走大迎，与手少阳经会合，至眼眶下颊车之上，再下颈与前一脉相合于缺盆，然后向下走胸中，通过膈膜，联络肝脏，入属胆腑，沿胁里出少腹两侧气街部，绕阴毛之处，横入髀厌中；直行的脉，从缺盆下腋，沿胸过季胁，与前一支脉相会合于髀厌，再下沿髀关节的外侧，出膝外廉，下走外辅骨之前，直下至外踝上部的骨凹陷处，出外踝前，入足小趾侧第四趾内。又一支脉，由足背走大趾，沿大趾次趾侧的骨缝，至大趾尖端并回转过来穿过爪甲，至爪甲后的三毛处，与足厥阴经脉相接合。

2. 病候（是动、所生病）

原文：是动则病口苦，善太息，心胁痛不能转侧，甚则面有微尘，体无膏泽，足外反热，是为阳厥。是主骨所生病者，头痛颔痛，目锐眦痛，缺盆中肿痛，腋下肿，马刀侠瘿，汗出振寒，疟，胸胁肋髀膝外至胫绝骨外踝前及诸节皆痛，小指次指不用。

语译：本腑经脉如有异常变动，就会出现口苦，容易叹气，胸胁部位作痛，不能转动翻身，病重的，面部像有灰尘蒙住，全部肌肉失去脂润，足外侧发热，这叫作"阳厥"。

凡自本腑经脉所主的"骨"开始发生的病变，为头痛，下颊痛，眼外角痛，缺盆中肿痛，腋下肿，马刀侠瘿，自汗出而振寒，疟疾，胸、胁、肋、髀、膝等部的外侧直至胫骨绝骨、外踝前，以及诸关节皆痛，足四趾不能运动。

十二、足厥阴肝经

1. 循行部位

原文：肝足厥阴之脉，起于大指丛毛之际，上循足跗上廉，去内踝一寸，上踝八寸，交出太阴之后，上腘内廉，循股阴入毛中，环阴器，抵小腹，挟胃属肝络胆，上贯膈，布胁肋，循喉咙之后，上入颃颡，连目系，上出额，与督脉会于巅；其支者，从目系下颊里，环唇内；其支者，复从肝别贯膈，上注肺。

语译：肝脏足厥阴经脉，起于足大趾丛毛的边缘，沿足背上，至内踝前一寸处，再由内踝上八寸，交叉到足太阴之后，上膝弯内缘，沿股内侧，入阴毛中，环绕阴器，至少腹与胃经并行，入属肝脏，联络胆腑，上贯膈膜，散布胁肋，沿喉咙后面，过腭骨上窍，连于目系，出额部，与督脉会合于头顶中央。有一支脉，从目系下行颊里，环行唇内；又一支脉，从肝脏过膈膜，注于肺中，与手太阴肺经相衔接。

2. 病候（是动、所生病）

原文：是动则病腰痛不可以俯仰，丈夫㿉疝，妇人少腹肿，甚则嗌干，面尘脱色。是主肝所生病者，胸满呕逆飧泄，狐疝遗溺癃闭。

语译：本脏经脉如有异常变动，就会出现腰痛不能俯仰，男子"㿉疝"，女子少腹肿，病重者喉中干，面色如蒙灰尘而脱色。

凡自本脏经脉开始发生的病变，为胸中满闷，呕吐气逆，水泻完谷不化，狐疝、遗尿或小便不通。

十三、督脉

1. 循行部位

原文：督脉者，起于下极之俞，并于脊里，上至风府，入脑上巅，循额至鼻柱。

语译：督脉，起于尾闾骨端长强穴的会阴部，上循脊柱，至脑后凹陷中的风府穴，进入脑内，再上颠顶，沿额下行至鼻柱。

2. 病候

原文：督脉为病，脊强反折。

语译：本经的主要疾患为脊柱强直，角弓反张。

十四、任脉

1. 循行部位

原文：任脉者，起于中极之下，以上毛际，循腹里上关元，至喉咙，上颐循面入目。

语译：任脉起于中极之下会阴部，上出毛际的深部，沿腹内上过关元穴到咽喉，再上至颏下，走面部深入眼内。

2. 病候

原文：任脉为病，男子内结七疝，女子带下瘕聚。

语译：本经的主要疾病，在男子易患各种疝症，在女子易患赤白带下与腹中结块等症。

按：奇经八脉除任督二脉以外，还有冲脉、带脉、阴跷、阳跷、阴维、阳维六脉，虽各有经行的通路，但其腧穴已包括在十二经内。唯有任督二脉贯穿在人体前后正中，各有专穴，对某些全身症状疾患以及内脏慢性疾患，具有独特疗效，故古人将这两脉与十二经相提并论，发展成为十四经的体系。

以上十二正经的原文系根据《灵枢·经脉》语译，但任督二脉及十二经循行与病候关系，因《灵枢》原文未详腧穴，故按《难经》《针灸甲乙经》《十四经发挥》等文义加以汇总，与《灵枢》原文略有出入，特此说明。

歌诀：手肺少商中府起，大肠商阳迎香二，胃足承泣历兑三，脾布隐白大包四，手心极泉少冲来，小肠少泽听宫去，膀胱睛明至阴间，肾经涌泉俞府位，心包天池中冲随，三焦关冲丝竹空，胆家瞳子髎窍阴，肝经大敦期门至。